全国中医药行业高等教育"十四五"创新教材

医学实验教程

（第二版）

（供中医学、中西医临床医学、针灸推拿学等专业用）

主　编　王占波（河北中医学院）

马小顺（河北中医学院）

副主编　侯仙明（河北中医学院）

丁英钧（河北中医学院）

李进龙（河北中医学院）

许晓康（河北中医学院）

全国百佳图书出版单位

中国中医药出版社

·北 京·

图书在版编目（CIP）数据

医学实验教程 / 王占波，马小顺主编 .—2 版 .—
北京：中国中医药出版社，2023.2
全国中医药行业高等教育"十四五"创新教材
ISBN 978 - 7 - 5132 - 7878 - 2

Ⅰ . ①医… Ⅱ . ①王… ②马… Ⅲ . ①实验医学—高
等职业教育—教材 Ⅳ . ① R-33

中国版本图书馆 CIP 数据核字（2022）第 202728 号

中国中医药出版社出版

北京经济技术开发区科创十三街 31 号院二区 8 号楼
邮政编码 100176
传真 010-64405721
三河市同力彩印有限公司印刷
各地新华书店经销

开本 787×1092 1/16 印张 26 字数 587 千字
2023 年 2 月第 2 版 2023 年 2 月第 1 次印刷
书号 ISBN 978 - 7 - 5132 - 7878 - 2

定价 96.00 元
网址 www.cptcm.com

服 务 热 线 010-64405510
购 书 热 线 010-89535836
维 权 打 假 010-64405753

微信服务号 zgzyycbs
微商城网址 https://kdt.im/LIdUGr
官 方 微 博 http://e.weibo.com/cptcm
天猫旗舰店网址 https://zgzyycbs.tmall.com

全国中医药行业高等教育"十四五"创新教材

《医学实验教程》（第二版）编委会

主　编　王占波　马小顺
副主编　侯仙明　丁英钧　李进龙　许晓康
编　委　（按姓氏笔画排序）

丁　宁　马志红　师旭亮　刘彦明
刘　玉　李云峰　李文雅　杨胜昌
张　岩　张晓云　张　婧　陈苹苹
周晓红　贲　莹　姜秀娟　姚晓光
耿云云　贾智玲　夏建春　徐丙元
高永刚　梁文杰　董文军　戴　军

编写说明

实验教学是培养创新型人才的必要途径。实验教程是保障实验教学顺利进行的基本条件，也是学生动手能力和创新思维培养的基础。本实验教程紧密围绕培养目标，注重实际，重视原理，强调技术，体现科学性和简明扼要性，编写内容紧扣规划教材及教学大纲，有利于提高学生实践动手能力，培养学生创新思维和科学严谨的工作作风。

本实验教程包括医用生物学、组织胚胎学、生理学、生物化学、医学微生物学、人体寄生虫学、医学免疫学、病理学、病理生理学、药理学、医学统计学、物理诊断学、实验诊断学、外科学总论、中医诊断学、针灸学、推拿学课程。

本实验教程由河北中医学院相关教研室在多年实验教学经验基础上编写而成，供医学院校各专业学生使用。限于时间紧迫，经验不足，书中的缺点和错误在所难免，诚请同道提出宝贵意见，以便进一步修正提高，在此致谢！

《医学实验教程》编委会

2022 年 2 月 10 日

目　录

第一章　医用生物学 ▷▷▷▷

第一节　显微镜的构造和使用

【实验目的】
1. 掌握低倍镜和高倍镜的使用方法。
2. 了解普通光学显微镜的主要结构和功能。

【实验用品】
显微镜、擦镜纸、载玻片、盖片、滴瓶。

【实验内容】

（一）显微镜的构造

显微镜种类很多，我们重点学习普通光学显微镜的使用方法。

1. 机械部分

机械部分由镜座、镜柱、镜臂、镜筒、载物台等组成。

镜座：位于显微镜最下部，呈方形、马蹄形等，用于支持整个镜体。

镜柱：是镜座上方联系镜臂的直立部分，用以支持镜臂。

镜臂：镜柱上方略呈弓形的部分，有支持镜筒和载物台的作用。

载物台：是位于镜筒下的平台，方形或圆形。台正中有一通光孔。台上有固定载片的压片夹。有的有载片推进器，用以进行观察物的前后左右调节。

镜筒：位于镜臂前上方的圆筒，上端孔插目镜，下接物镜转换器。

物镜转换器：位于镜筒下端，是一个能旋转的圆盘，上面一般装有 3~4 个不同倍数的物镜。当调换物镜时，转动转换器，听到响声时即可（此时物镜和镜筒为一直线）。

调节器：在镜柱左右方各装有大小两对齿轮，上边一对较小，为细调节器。每转一周可使载物台上升或下降 0.1 mm，肉眼看不出载物台升降，转动他能在高倍镜下准确地对准焦点，以便观察标本不同深度的结构。

2. 照明及光学部分

照明及光学部分包括反光镜（光源）、聚光器、光圈、目镜、物镜等。

反光镜：在镜座上方，聚光器下，镜柱前方可转动的圆镜。有平、凹两面，可五方转动，用以反射任何方向的光源入聚光器，平面镜在光强时用，凹面镜在光暗时用。观察透明的物体时，光线要暗；观察染色较深的物体时，光线要强。

聚光器：是一组集中光线的透镜，用以增加视野亮度，位于载物台下方。左方有调节轮，旋转他可升降聚光器。上升时光线较强，下降时光线较弱。

光圈：在聚光器的底部有一圆环，其内装有十几张半月形薄金属片。在中心部分形成圆孔，孔的大小由伸出圆环外侧的把柄调节以改变光线的强弱。

目镜：装在镜筒上端，为短圆筒状。每架显微镜备有 3~4 个目镜。其上分别标有放大倍率如 5×（5 倍）、10×（10 倍）等符号。目镜内装有一指针，用以指示镜下观察标本的某一部位。

物镜：装在旋转盘上，一般分低倍镜、高倍镜和油浸镜三种。低倍镜管轴短，透镜直径较大，其上标有 4×或 10×等符号。高倍镜轴管长，透镜直径较小，其上标有 40×或 45×等符号。油浸镜的管轴最长，其上标有 100×符号。

把物镜和目镜的放大倍数相乘，就是这种显微镜的放大倍数。如目镜为 10×，物镜为 4×，这时显微镜的放大倍数为 10×4＝40，即为 40 倍。

显微镜是生物学和医学广泛使用的一种贵重的光学仪器。用他可以观察肉眼看不到的微细结构，医学生必须熟悉他的结构并严格掌握其使用方法。

（二）显微镜的使用方法

1. 低倍镜的使用方法

（1）准备：右手握住镜臂把显微镜从镜箱中取出后，再用左手托住镜座，靠胸前。将显微镜放在身前稍左侧。镜座与桌缘相距约二寸。再将转凳旋高，端坐操作。

（2）操作：首先向外转动粗调节器，使载物台略下降，再转物镜转换器，使低倍镜对准镜台中央圆孔，此时可听到固定卡扣碰撞声音，或手指感到阻力，证明低倍镜头已对准镜台中央孔，说明目镜与物镜已成一直线。然后向内旋粗调节器，使载物台上升，使物镜距载物台上的玻片 1 cm 左右的高度。

（3）对光：打开光圈，同时转动反光镜，两眼对准目镜（一定要双眼齐睁）。转动反光镜，对着光源取光（如利用日光源，应避免直接照射的光线，以免亮度太强影响观察并且对眼睛有害），直到视野（发亮的范围叫视野）完全发亮为止。这时观察光圈的大小对视野亮度的影响。

（4）装玻片：取一张玻片，将有盖片的一面向上，放在载物台上用压片夹夹好，然后将观察部分对准镜台中央圆孔。

（5）调节物距：首先转动粗调节器使低倍镜头距观察物约 0.5 cm（这时必须双眼离开目镜，从物镜侧面看着低倍镜下降的位置以防镜头撞压玻片），然后把双眼放在目镜上观察，同时转动粗调节器使载物台缓缓下降，直到视野出现物像为止，如物像不在视野中央，可稍移动玻片位置。注意玻片移动方向和物像移动方向是否一致。如光线强弱不适，可开关光圈或升降聚光器进行调节。

以上过程，必须反复练习，以达熟练之目的。

2. 高倍镜的使用方法

使用高倍镜之前，必须先在低倍镜下找到物像，后将准备放大的部分移到视野中央，并调到最清楚的程度，在此基础上方可进行下一步。从侧面注视物镜，将高倍镜转到镜台中央，对准聚光器，后用双眼观察，慢慢转动细调节器一周左右，直到物像清楚为止。严禁用粗调节器调节物距，以免压坏玻片，损坏物镜。

3. 油镜的使用方法

（1）使用时，将标本放于载物台上，用压片夹压好，先用低倍镜对好光，然后转动旋转盘换用油镜，将油镜放正，加镜油一滴于标本盖片上，这时一边从侧面观察，一边慢慢转动粗调节轮使载物台上升，使油镜头接触油滴，并使镜头几乎与标本片接触，但千万不可压住标本片，以免损坏镜头。

（2）用双眼在目镜观察，并慢慢向外转动粗调节轮使载物台下降，当视野中出现模糊的被观察物体时，再改用细调节轮向外转动到所观察物体清楚为止，如果视野不亮可将光圈放大。

（3）油镜使用后，必须用擦镜纸擦去镜头上的镜油。再用擦镜纸蘸一点二甲苯擦拭镜头，然后再用擦镜纸将镜头擦干，否则固定镜头的胶质能被二甲苯溶解，日久镜片则自行脱落。

4. 临时玻片观察

取叶表皮玻片，在低倍镜下可见很多细胞，有的细胞核很清楚，再换高倍镜仔细观察。反复移动玻片，熟练所需方位的移动，并比较低、高倍镜放大的清晰程度。

（三）使用显微镜的注意事项

1. 显微镜是贵重仪器，取显微镜时应以右手紧握镜臂，左手托住镜座或左手紧握镜臂，右手托住镜座，紧贴胸前，不能随便斜提或甩动，以防目镜筒滑出和反光镜脱落。

2. 应轻拿轻放，直立放置距桌缘约二寸处，以防碰翻落地。

3. 用镜前后必须用擦镜纸轻轻擦拭目镜、物镜，用绸布擦拭其他机械部分，切勿用粗布擦拭或口吹手抹。

4. 不得任意拆卸显微镜，如发生故障应立即告诉老师，不要随意取出目镜，以防灰尘落入物镜上影响观察。

5. 不得使水或其他化学药物落在物镜头上，或使镜头浸于水中和其他液体中（用油镜例外），不可用高倍镜看未加盖片的标本。

6. 装玻片时，把有盖片的一面向上，要使所观察物对准镜台孔中央，防止损坏物镜和玻片。

7. 对于单筒显微镜，观察时要双目同时用，切勿闭上一只眼睛，最好练习用左眼观察，右眼用手完成绘图。对于双筒显微镜，要注意瞳距与双筒筒心之间距离一样。低倍镜用粗调节器调整物距，而高倍镜则用细调节器，必须边观察、边调节，严禁闭目调节，以防损坏物镜及玻片。粗细调节器都不能只朝一个方向转动，只向上升粗调节器会使载物台脱落；反之，如果一直下降会损坏物镜和压坏玻片。

8. 用完显微镜后，转动粗调节轮使镜筒上升，并转动旋转盘使物镜离开通光孔，再下降镜筒，使物镜接近载物台，送还显微镜。在实验过程中，如不看标本片，也勿使镜头对准通光孔，以免压坏标本和损坏镜头。

第二节　细胞基本形态和结构的观察

【实验目的】

1. 了解生物细胞的基本形态结构。

2. 进一步练习使用显微镜。

3. 学习自制玻片的方法。

4. 学习光镜上绘图的方法。

【实验用品】

显微镜、载片、盖片、解剖器、擦镜纸、消毒牙签、碘液、滴管、刀片。

【实验内容】

（一）观察洋葱表皮细胞

1. 玻片的制作

用左手的拇指和食指轻拿载片的任何一侧，右手用纱布盖住上、下两面，轻轻来回擦，擦净后即可使用。先滴 2 滴碘液放在载片中央，再取洋葱鳞茎的肉状鳞叶，用刀片在鳞叶凹入的一面划成大小 2~3 mm 的小块，再用镊子撕下表皮，放在碘液处展开，加上盖片。加盖片时，先使盖片一侧边缘与碘液接触，盖片与载片成 45°角，然后轻轻放下盖片。

2. 低倍镜下观察

因表皮细胞无色，应先缩小光圈，将光线放暗些，可见排列整齐的不规则多角形细胞。每个细胞中有一个细胞核，细胞核和细胞壁之间为细胞质。选一个理想的细胞，移至视野中央换高倍镜仔细观察，可见细胞核被染成黄色。有的细胞核紧贴细胞膜，细胞壁和细胞膜不易分辨。是否可见核仁和液泡。

（二）观察口腔上皮细胞

1. 取消毒牙签，用其钝端在自己口腔颊部黏膜上，轻轻刮取少许上皮细胞，均匀地涂在载片中央，然后加一滴碘液，盖好盖片，先在低倍镜下观察，后换高倍镜。可见许多单个或成堆的扁平状或不规则的细胞，细胞表面有一层极薄的细胞膜，细胞中部有一圆形或椭圆形的细胞核，细胞核和细胞膜之间充满颗粒状物质即细胞质。

2. 绘图：绘 2~3 个人口腔黏膜上皮细胞图。

【生物学绘图方法】

1. 依据实物，力求精确。

2. 作图前，应对观察物仔细观察，了解并识别其内部构造及轮廓，拟初稿，比较核对其形状、大小及相互关系。经过修改、再用硬铅笔（H~2H）按初稿的痕迹细胞描出正图。线条应清楚明确，图像的浅深处分别用疏密细点表示。

3. 图下方写上观察物名称，图中注字的引线尽量在一侧，相互平行引出。

第三节 细胞亚微结构及有丝分裂的观察

【实验目的】
1. 了解细胞在有丝分裂过程中主要的形态变化。
2. 了解细胞的亚微结构。

【实验用品】
显微镜、洋葱根尖纵切、细胞亚微结构模型、兔脊髓神经节切片、蛙肝脏切片。

【实验内容】

（一）洋葱根尖细胞的有丝分裂

取洋葱根尖纵切制片：首先在低倍镜下观察，这一部分为洋葱根尖的生长区，这部分的细胞较小，排列紧密，细胞近似正方形。其中除间期外，有很多处于分裂期的细胞。然后转用高倍镜，仔细观察有丝分裂各期。

1. 前期 细胞核膨大，染色质变成丝状结构，再缩短变粗，形成染色体。核仁、核膜逐渐消失。

2. 中期 染色体排列在细胞的赤道部位，从细胞的一极观察染色体排列成星状，每条染色体已复制，因此染色体的数目比原来增加了一倍。

3. 后期 复制为二的染色体相互分离，向细胞两极移动，全部染色体分成数目相等的两组，分别集中于细胞的两极。两组之间有纺锤丝。

4. 末期 染色体形态逐渐消失，成为染色质。核膜、核仁逐渐出现。纺锤丝逐渐消失。在两个新核之间出现细胞板，最后形成两个新细胞，以进入间期。

（二）细胞的亚微结构观察

1. 细胞膜 观察液态镶嵌模型。

2. 内质网 观察两种内质网。

3. 高尔基体或线粒体 光学显微镜下，观察高尔基体和线粒体。

（1）高尔基体——兔脊髓神经节切片：将兔神经节制片标本置于低倍镜下观察，可以看到脊神经节内有许多圆形或椭圆形的神经细胞。在细胞中央有一圆形的细胞核，核的周围有弯曲的断断续续的网状结构呈深棕色，这就是高尔基体。高尔基体的位置一般都在细胞外围的某一方向，但神经细胞的高尔基体却是围在细胞核的周围。视野中也可能看到一些没有切到细胞核的细胞。其高尔基体分散在整个细胞质中，然后换高倍镜仔细观察。

（2）线粒体——蛙肝脏切片：取蛙肝脏切片标本在低倍镜下观察，在细胞内有深蓝色的线状物或颗粒状物，这就是线粒体。

第四节　小鼠骨髓细胞染色体标本的制备与观察

【实验目的】
1. 学习染色体制备方法。
2. 了解小白鼠染色体的基本形态特征及数目。

【实验用品】
注射器、镊子、解剖盘、解剖剪、滴管、离心管（10 mL）、离心机、试管架、载片、盖片、显微镜、小白鼠、0.04%秋水仙素、固定液（甲醇∶冰醋酸＝3∶1）、0.075M KCl 低渗液、Giemsa（吉姆萨）染液（10∶1）、0.85%NaCl 溶液。

【实验内容】

（一）取材

用颈椎脱臼法（断髓法）或乙醚将小白鼠处死。剪开后肢皮肤和肌肉，取出完整的股骨（从髋关节至膝关节），剪去两端，用 6 号针头吸取 4 mL 0.85%NaCl 溶液，冲洗骨髓腔数次，将骨髓细胞冲至离心管内，再加 1 mL 0.04%秋水仙素，用吸管混匀，置 37℃温箱或水浴锅温浴 30 分钟。

（二）离心

温浴后取出离心管，1000 转/分，离心 5 分钟，去上清液。

（三）低渗

向沉淀物加 5 mL 0.075M KCl 溶液，温浴 30 分钟。

（四）固定

1000 转/分离心 5 分钟，去上清液，加 5 mL 固定液（甲醇∶冰醋酸＝3∶1），用吸管混匀，固定 10 分钟。

（五）制悬液

1000 转/分离心 5 分钟，去上清液，留固定液数滴，并搅拌，制成悬液。

（六）滴片

用吸管滴 2~3 滴细胞悬液于预冷的载玻片上，用力吹一下，使细胞散开，自然干燥或酒精灯上烤干。

（七）染色

用吸管吸取 Giemsa 染液滴于干燥的载玻片上，染色 5~10 分钟，用自来水冲去玻片上的染液，干燥后镜检。

（八）观察

将制备好的玻片标本放在显微镜下观察，把染色的一面向上，先在低倍镜下观察，可见视野中有许多细胞核染成蓝紫色，部分细胞核膜完整，结构致密，染色体未形成，为间期细胞核。核膜已破裂，染色体散开，为分裂中期细胞。选择分散适度，染色体不重叠的分裂相，在高倍镜下进行观察，小鼠染色体均为端着丝粒染色体，$2n = 40$。正常情况下常规染色时，雄性小鼠有 3 个最短的染色体（1 对 19 号和 1 个 Y 染色体），而雌性小鼠只有 2 个最短的染色体（1 对 19 号染色体）。然后计数是否有 40 条染色体。

第五节　正常人染色体的 G 带核型分析

【实验目的】

1. 掌握核型分析的方法。

2. 了解核型分析的临床意义。

【实验用品】

正常女性染色体照片、剪刀、糨糊、牙签。

【实验内容】

1. 将照片全部染色体逐个剪下，注意要剪得整齐，可沿染色体的黑白边界剪下，也可留 1~2 mm 的白色边缘。

2. 将同源染色体配对，按各号染色体的 G 带特征分组排列，将所有常染色体分为 A~G7 组，编号为 1~22，性染色体（X 和 Y）可分别排列。

3. 用糨糊将已排好的染色体按组编号贴在实验报告纸上，注意着丝点应排在同一水平线上，短臂向上，最后写上报告结果。

正常女性核型：46，XX

正常男性核型：46，XY

4. 人类染色体 G 带特征

A 组

NO. 1

p（染色体短臂）：短臂近侧 1/2 有两条宽阔和浓染的深带，远侧有 3~4 条较窄较淡的带。

q（染色体长臂）：长臂有 5 条深带，中央的一条最宽最深，次缢痕紧贴着丝粒，着色甚深。

第 1 号染色体的鉴别并不困难，但如不注意，有时会把长、短臂颠倒。有两个明显的特征可用来区别长臂和短臂：其一是短臂远侧的一半几乎为浅染区；其二是深染的次缢痕位于长臂，且紧贴着丝粒。

NO. 2

p：可见 4 条深带，中间的两条深带稍微靠近些，着丝粒染色很浅。

q：可见 4~7 条带，接近着丝粒的 1/3 区段着色甚浅，其余的远侧区段上，带纹分布均匀，着色也深。

NO. 3

两臂近似对称："蝴蝶"为该染色体的独有特征，着丝粒及附近区段的着色相当深。

p：近侧部可见二条深带，远侧部可见三条深带，且中间的一条着色更深，而近端部的一条带较窄，着色也浅。

q：近侧部和远侧部一般各有一条较宽的深带，长臂远侧部深带的宽度明显大于短臂远侧部深带，这是鉴别长臂短臂之又一重要特征。

B 组

NO. 4

一般说，他比第 5 号染色体着色更均匀，且着色更深。

p：有 1~2 条深带。

q：可见均匀分布的 4 条深带，质量优良的标本中，近中段的二条带又各划分为二条深带。

NO. 5

p：大多呈现一条深带，比 4 号染色体的短臂的带窄而深些。

q：近侧部为一深带，中段可见三条深带，远侧部可见 1~2 条深带，其中末端的一条深带着色更浓。

区别 B 组中这二对染色体并不十分困难，鉴别的要点：①第 4 号染色体长臂上的深带分布的比第 5 号染色体均匀。②在显色不太好的情况下，第 4 号染色体长臂靠近着丝粒的深带始终是明显的，而第 5 号染色体的长臂靠近着丝粒的深带一般并不显现。

C 组

NO. 6

p：短臂中段为一明显宽阔的浅带，这是 6 号染色体特征，远侧和近侧各有一条深带，后者紧邻着丝粒。

q：可有 5~6 条深带，近侧有一条紧贴着丝粒，远侧末端的一条深带窄而且着色较浅。

NO. 7

p：短臂上有 2~3 条深带，处于中部的那条带通常着色很浅，有时不明显，远侧端的那条带着色很深，宛如"瓶盖"，为一末端带，这一特征对于鉴别第 7 号染色体最有价值。

q：长臂可见三条明显的深带，近侧部和中部的二条带着色深，带型也较宽，远侧一条带较浅。

NO. 8

染色体的外形使人感到他的带纹较为模糊。

p：短臂上一般可见到二条着色较深的带。

q：长臂上几条深带的界限不清楚，一般为 3 ~ 4 条，近侧部的深带即便出现，着色也是不深的。可是远侧部的深带则是始终引人注目的。

NO. 9

p：短臂可见一条深带，有时他们融合为一条较宽的带。

q：长臂上有两条明显的深带，次缢痕通常不着色且往往是多态性的；在有些标本上呈出特有的狭长而扭曲的"颈部区"，有时在远侧端出现另一较狭的深带。

NO. 10

p：短臂上大多不呈现明显的深带，在较好的标本上，短臂上可出现二条深带，但远侧部的那条带比近侧部的带着色要浅。

q：有明显的三条深带，与第 8 号染色体不同，近侧部的深带着色更深些，另二条深带较为靠近，这些是使他与第 8 号染色体相区别的另一些特征。

NO. 11

他与第 12 号染色体甚相似，着丝粒均为深染。

p：短臂的近中部可见二条深带（有时融合为一条），在较好的标本上，在远侧部可出现另一条不太深的带。

q：长臂的近中部有两条深带，在近侧部的深带与着丝粒之间有一相当宽大的浅带，他比第 12 号染色体上相应的浅带要宽得多。

在较好的标本上，在远侧端尚可见到一条着色浅的带。

NO. 12

从外表看，这一对染色体似乎比第 11 号染色体更宽阔些。

p：短臂的中部一般仅见一条深带。

q：长臂上大多可见到三条深带，中间的一条最宽，这三条深色带形成的深色区明显大于第 11 号染色体的相应区段，这是区别这两对染色体的又一重要特征，如果标本好，在远侧部尚可见到 1 ~ 2 条着色较淡的浅带。

D 组

NO. 13

随体和短臂深染。

q：长臂上可见 4 条深带，第 4 条深带较窄，色亦较淡；第 2 条深带最宽，第 3 条次之，有时第 2、3 和 4 带融合在一起。

NO. 14

随体和短臂深染。

q：长臂近侧有 2 条深带，中段仅有一条较浅且窄的深带，而远端有一条明显的深带，后者常有助于区别 14 号与其他 D 组染色体。

NO. 15

着丝粒和短臂均为深染。

q：长臂近侧部 1/2 处有一着色甚深的宽带，近侧部可有另一较狭的深带，在几乎接近末端处往往有一着色不很深的带。

E 组

NO. 16

p：短臂通常着色较浅，但在较好的标本上可见 1~2 条着色不甚深的带。

q：长臂的近中部有一明显的深带，在较好的标本上，远侧部可见另一条着色不太深的带。

NO. 17

p：短臂中部通常为一狭的深带。

q：长臂的远侧部通常可见一较宽的深带，在较好的标本上，他显现为两条狭的深带。在这些深带与着丝粒紧贴的深带之间为一相当宽的浅带。

NO. 18

p：短臂上有一条窄的深带。

q：长臂的近侧和远侧各有一条明显的深带，近侧者要宽一些和浓染一些。

F 组

NO. 19

这组核型中着色最浅的一对染色体，着丝粒周围为深色带，其余均为浅色带，在某些标本上，短臂中部可有一着色较浅的带，长臂上可有 1~2 条着色不太深的带。

NO. 20

着丝粒的染色不如第 19 号染色体深，短臂上有一显著的深带，而长臂上几乎无染色，故有"头重脚轻"之感，有时在长臂上出现二条着色较深的带。

G 组

NO. 21

他比第 22 号染色体着色更深一些，外形更小一些；长臂贴着丝粒处为一深染的宽带。

NO. 22

着丝粒染色比 21 号染色体更深些，长臂上紧贴着丝粒处一小的深带。紧靠着丝粒的深带比第 21 号染色相应带要小得多，这是区别这二对染色体的主要特征。

X 染色体：正中着丝粒染色体，按其长度应界于 6 号和 7 号染色体之间，着丝粒通常为深染。

p：短臂中部有一条明显的深带，犹如"竹节状"，在优良的标本中，在其两侧还各有一条着色较浅的带。

q：长臂上有 4 条深带，尤以近侧部的那条深带最为突出，且最宽，在处理不好的标本上，往往只看见短臂中段的深带和长臂中深带，这两条深带到着丝粒的距离几乎是对称的。

Y 染色体：按大小可归入 G 组，但其变异甚大。

p：短臂一般不着色。

q：长臂的远侧部 1/7 处是核型中着色最深的区段，但其长度变化不一，有时整个长臂被染成深色，在处理较好的标本上，可见到两条深带。

第六节　人类 X 染色质的观察

【实验目的】

掌握观察与鉴别 X 染色质的简易方法，识别其形态特征及所在部位，为进一步研究人类染色体的畸变与疾病提供参考条件。

【实验用品】

灭菌玻璃片、60%冰醋酸、45%冰醋酸、改良苯酚品红、酒精棉球。

【实验原理】

1949 年，加拿大学者 Barr 等人在雌猫的神经元细胞核中首次发现一种染色较深的浓缩小体，而在雄猫则没有这种结构。进一步研究发现，除猫外，其他雌性哺乳动物（包括人类）也同样有这种显示性别差异的结构。而且不仅是神经元细胞，在其他细胞的间期核中也可以见到这一结构，称之为巴氏小体，也称为 X 染色质。

正常女性的间期细胞核中紧贴核膜内缘有一个染色较深，大小约为 1 μm 的三角形或椭圆形小体，即 X 染色质。间期核内 X 染色质的数目总是比 X 染色体的数目少 1。正常女性有两条 X 染色体，因此只有一个 X 染色质；若有三条 X 染色体，就会有两个 X 染色质，依此类推。正常男性只有一条 X 染色体，所以没有 X 染色质。

Lyon 假说的要点如下：①雌性哺乳动物体细胞内仅有一条 X 染色体是有活性的。另一条 X 染色体在遗传上是失活的，在间期细胞核中螺旋化而呈异固缩为 X 染色质。②X 染色体的失活是随机的。异固缩的 X 染色体可以来自父方或来自母方。但是，一旦某一特定的细胞内的一个 X 染色体失活，那么此细胞而增殖的所有子代细胞也总是这一个 X 染色体失活，即原来是父源的 X 染色体失活，则其子女细胞中失活的 X 染色体也是父源的。因此，失活是随机的，但是恒定的。③X 染色体失活发生在胚胎早期，大约在妊娠的第 16 天。在此以前的所有细胞中的 X 染色体都是有活性的。

剂量补偿：由于雌性细胞中的两个 X 染色体中的一个发生异固缩（也称为 Lyon 化现象），失去活性，这样保证了雌雄两性细胞中都只有一条 X 染色体保持转录活性，使两性 X 连锁基因产物的量保持在相同水平上。这种效应称为 X 染色体的剂量补偿。

需要指出的是，失活的 X 染色体上基因并非都失去了活性，有一部分基因仍保持一定活性，因此 X 染色体数目异常的个体在表型上有别于正常个体，出现多种异常的临床症状。如 47, XXY 的个体不同于 46, XY 的个体；47, XXX 的个体不同于 46, XX 的个体，而且 X 染色体越多时，表型的异常就越严重。

【实验内容】

(一) 口腔颊部黏膜细胞巴氏小体观察

刮取颊部黏膜上皮细胞（用灭菌玻璃片）→涂片（两片45°角）→60%冰醋酸固定5分钟→吸去冰醋酸，用改良苯酚品红染色1~2分钟→压片→镜检。

(二) 发根细胞巴氏小体观察

拔取带毛囊头发一段→45%冰醋酸解离5分钟→剥取毛囊→染色2~3分钟→压片观察。

在女性间期细胞核内侧靠近核膜处有约 1 μm 大小的反光极强的颗粒状亮点，即为巴氏小体。材料不同，观察结果可能有不同，且必须和核仁区别开来（核仁往往离核膜较远或接近核中央部位）。

Y 染色质：正常男性的间期细胞用荧光染料染色后，在细胞核内可出现一荧光小体，直径为 0.3 μm 左右，称为 Y 染色质。Y 染色体长臂远端部分为异染色质区，可被荧光染料染色后发出荧光。这是男性特有的，女性细胞中不存在。细胞中 Y 染色质的数目与 Y 染色体的数目相同。如核型为 47，XYY 的个体，细胞核中有两个 Y 染色质。

第二章　组织胚胎学　▷▷▷

第一节　实验方法及注意事项

1. 实验室的实验台上有显微镜和电脑，两者配合使用。

2. 使用前准备：显微镜可以揭下防尘罩，放入抽屉内。插上电源，打开开关。电脑是由实验主讲老师控制的，学生不用自行开机和关机，如果有问题可以向老师报告解决。

3. 对光：用物镜转换器将 10×物镜对准聚光器中心，再用手拉动目镜筒滑板，使双眼视野重合在一起。

4. 放置标本：将所要观察的标本由切片盒内取出，先肉眼观察标本组织的外形、大小、颜色及切片有无破损，然后将盖玻片朝上把切片平放于载物台上，固定好。调整切片位置使组织标本对准聚光器中心进行观察。

5. 低倍镜观察：用粗螺旋调节直到视野内图像清晰为止。低倍镜主要用于观察组织、器官的基本结构的全貌。由于视野的限制，所以要通过前后左右的调节来观察整张切片的大体的结构情况，然后选择典型的结构进行观察。

6. 高倍镜观察：首先在低倍镜下把要观察的结构调至非常清晰，并且移动视野把整张切片上的结构全面观察，之后再把要观察的部分移至视野中央，然后用物镜转换器转换 40×镜头，再用细螺旋调节。

7. 在显微镜下的图像调清晰后，电脑上打开同步看图的软件系统，显示器上就可显示出显微镜下的图像，可以通过调节显微镜的细螺旋和光线强弱来使要观察的图像清晰为止。

8. 可以按照在显微镜下的标本图像来画图，也可依电脑显示器的图像画图。也可用杀毒后的 U 盘把想要的图复制，下次上课时把画好的图交给老师。

9. 一定要学会两只眼睛同时观察。这样做的好处有两个，既可以使视野变大，又可以使观察变得很轻松。

10. 每次更换切片后，应遵循正确的观片程序。先用肉眼观察切片的形状、颜色，再用低倍镜，上、下、左、右观察切片的全貌，最后选择重点部位高倍镜观察。注意将标本有盖玻片的面向上，以防压碎切片甚至损坏物镜。显微镜或切片如有损坏及时向老师报告。

11. 每次实验课后，取下切片，下移载物台。整理好导线，罩上防尘罩。一定记住关闭显微镜光源。

12. 每次实验课前，应先复习理论课的内容，翻阅实验指导，为上好实验课做好充分的准备，这是提高实验效果的关键。

13. 绘图应本着实事求是的原则，按照实验课上看到的镜下结构绘制，一般绘制高倍镜下的结构，细胞的胞质和核必须清晰地画出，避免不必要的夸张，更不可抄袭图谱。

14. 标本一般是组织或器官的一部分，由于切片的部位和方向不同，可以观察到不同的形态结构，因此要边观察边思考，正确理解整体与局部、立体与平面、结构与功能的关系。另外，切片中的一些人工假象，并非组织结构，包括染色残留的染料，因切片刀锋的缺口造成的标本的刀痕，在制作中人为出现的裂缝、皱褶、气泡等。

第二节　　单层扁平上皮

【实验目的】
掌握单层扁平上皮的正侧面结构。

【实验方法】
石蜡切片，HE 染色（内皮）；动物肠系膜，铺片，银染法（间皮）。

【实验内容】

（一）间皮

1. 肉眼观察
镀银染色肠系膜铺片呈一小块方形棕黄色组织，色深的纹理为肠系膜中的毛细血管，淡黄色部位是单层扁平上皮。

2. 低倍镜观察
可见黄色背景上显现出许多不规则的黑色或棕色网格。

3. 高倍镜观察
细胞呈多边形，两相邻细胞交界处呈棕色锯齿状，细胞中央有一圆形或椭圆形白色明亮区域即为未着色细胞核的位置。若稍转动细螺旋，可见到与此相同的另一层细胞，这是因为肠系膜的两面都被覆有一层单层扁平上皮。

（二）内皮

1. 肉眼观察
标本为取材于动物的中动脉，HE 染色，横切面，管腔面衬有一层上皮即内皮。

2. 低倍镜观察
血管壁内表面可见一层较薄的扁平细胞即内皮。

3. 高倍镜观察

扁平细胞胞质菲薄，染色淡。核扁椭圆，紫蓝色，略突向管腔。

【思考题】

单层扁平上皮的分类如何？间皮和内皮的区别在哪里？

第三节　单层柱状上皮

【实验目的】

掌握单层柱状上皮的侧面结构。

【实验方法】

石蜡切片，HE 染色（胆囊）。

【实验内容】

（一）肉眼观察

本片为胆囊一侧壁之横切片。

（二）低倍镜观察

可见黏膜形成许多分支的皱襞，上皮附于其表面。

（三）高倍镜观察

上皮细胞呈柱状，核呈椭圆形，位于细胞基部，其长轴与细胞长轴相平行。

【思考题】

单层柱状上皮的分布和功能有哪些？

第四节　复层扁平上皮

【实验目的】

掌握未角化的复层扁平上皮侧面结构。

【实验方法】

石蜡切片，HE 染色。

【实验内容】

（一）肉眼观察

食管横切，可见管壁内表面凹凸不平，紧靠腔面的紫蓝色深染细胞即为复层扁平上皮。

（二）低倍镜观察

在管腔面找到复层扁平上皮，其细胞层数约为数十层，基底面呈波浪状，以结缔组织连接。游离面较为平整。结缔组织形成乳头突到基底层的凹面。从基底面到游离面，细胞分界不清，但可从细胞核的形态变化观察其特点。

（三）高倍镜观察

从上皮的基底层向表层观察。基底细胞：立方或矮柱状，排成一层，细胞小，核椭圆形，排列紧密，染色较深。中层细胞：多边形，排成数层，细胞大，核亦大而圆位于细胞中央。表层细胞：逐渐变为扁平形，染色浅，核也相应变扁，且与上皮表面平行。

【思考题】

复层扁平上皮的分类，并仔细观察上皮内各层细胞形态的不同。

第五节　变移上皮

【实验目的】

观察变移上皮的组织结构。

【实验方法】

HE 染色，石蜡切片。

【实验内容】

（一）肉眼观察

标本为浅红色长方形，是收缩状态的膀胱壁，凹凸不平染色深的一面为膀胱壁的内表面。

（二）低倍镜观察

沿膀胱内表面（紫蓝色层），变移上皮细胞层数较多，可见细胞排成5~6层。

（三）高倍镜观察

表层细胞较大，呈立方形或椭圆形，胞质表面深染，核圆形，少数细胞可见双核，此为盖细胞；中间数层细胞为多边形或倒梨形，核椭圆形；基底层细胞呈低柱状或立方形，细胞核椭圆形，排列紧密。

【思考题】

变移上皮内各层细胞形态有何不同？

第六节　气　管

【实验目的】

观察假复层纤毛柱状上皮，腺上皮，透明软骨的组织结构。

【实验方法】

HE 染色，石蜡切片。

【实验内容】

(一) 肉眼观察

拿起切片，肉眼透光观察，切片上标本是气管的横断面，其中有较厚的紫蓝色的部分为透明软骨，这一侧是气管的外膜。另一侧即是气管的黏膜，也就是气管的腔面，腔面的薄层组织为假复层纤毛柱状上皮。在黏膜和透明软骨之间的部分为黏膜下层，腺体位于此处。

(二) 低倍镜观察

1. 假复层纤毛柱状上皮 假复层纤毛柱状上皮表面和基底面均较整齐，基膜很明显，但是细胞核的位置高矮不一，上皮的表面可见有一层纤毛。

2. 腺上皮 位于气管黏膜下层的结缔组织中，可见许多圆形泡状结构，即是腺泡，每个腺泡有一层锥体形细胞（腺上皮）围成。腺上皮分为两种。

3. 透明软骨 找到气管内染成蓝色的透明软骨。

透明软骨：软骨基质嗜碱性染成蓝色，其中看不到纤维成分。位于软骨边缘的软骨细胞胞体小，呈扁圆形，愈近软骨中央则细胞愈大，并成群分布。

基质：着色蓝红不一。不同部位基质的染色情况与该处硫酸软骨素的含量有关：硫酸软骨素呈嗜碱性，含量越多，嗜碱性越强，染蓝色越深；含量越少，染色越浅。含胶原纤维较多处为嗜酸性，呈粉红色。

软骨细胞：位于软骨陷窝内。靠近软骨边缘的细胞较小，扁椭圆形，单独存在，多平行于软骨表面排列。软骨深部，细胞呈圆形或椭圆形，体积增大，成组排列，每组有数个细胞，称同源细胞群。

软骨囊：为包绕软骨细胞周围的新生软骨基质，含硫酸软骨素较多，故嗜碱性较强，切片中所见多呈环形。

(三) 高倍镜观察

1. 假复层纤毛柱状上皮

柱状细胞：是顶端较宽、基部较窄的高柱状细胞，细胞体达到腔面；核较大，位置较高，呈椭圆形，染色较浅；细胞的表面具有一排清晰而整齐的纤毛。

锥体形细胞：位于上皮基部，细胞界限不明显；核较小，位置较低，呈椭圆形，染色较深。细胞顶端不达腔面。

梭形细胞：是两端尖而中间较粗的细胞，胞质着色较深；核呈椭圆形，较窄，位于中央。

杯状细胞：细胞顶端达到上皮表面，形似高脚酒杯状，其顶部圆形较大，底部较细窄。较窄部分可见核，着色较深，呈三角形或不规则形；顶部圆形部分被染成淡蓝色或空泡状（空泡是细胞产生的分泌颗粒经制片被溶解形成）。

2. 腺上皮

浆液性腺上皮：上皮呈锥体形，着色较红，核圆形，位于细胞基部，由此细胞围成的腺泡称为浆液性腺泡。

黏液性腺上皮：上皮呈锥体形，着色较浅，淡蓝，核扁圆形，位于细胞基部，由此细胞围成的腺泡称为黏液性腺泡。

两种腺上皮共同组成的腺泡称为混合性腺泡。

3. 透明软骨

靠近周边的软骨细胞越小越幼稚，扁圆形，单个存在，越靠近软骨中部越大越成熟，一般为圆形或椭圆形。成群分布，细胞中央有深染的细胞核。胞质微嗜碱性，生活状态时，软骨细胞充满在整个陷窝内，但在制片过程中细胞收缩，故在标本中常见细胞与软骨囊之间有裂隙，从而显示陷窝的一部分。

【思考题】

1. 上皮组织有何共同结构特点？各类上皮镜下如何识别？

2. 上皮组织游离面、基底面和侧面都有哪些特化结构？其结构特点和功能意义如何？

3. 在显微镜下如果区别浆液性腺细胞和黏液性腺细胞？

4. 镜下三种软骨如何区别？

第七节 结缔组织

【实验目的】
掌握胶原纤维、弹性纤维、成纤维细胞、巨噬细胞、肥大细胞和毛细血管的结构。

【实验方法】
石蜡切片，HE 染色或台盘蓝注入醛品红染色。

【实验内容】

（一）肉眼观察

标本染成红色，组织疏松网状，有的可见毛细血管。

（二）低倍镜观察

选择组织较薄的地方，可见纤维纵横交错，排列疏松，纤维间分布有许多细胞。

（三）高倍镜观察

1. 胶原纤维 数量甚多，呈粗细不等的淡红色带状，相互交织排列。

2. 弹性纤维 为棕褐色，较细，多单根走行。

3. 成纤维细胞 为疏松结缔组织中最基本的细胞，数量较多。细胞界限不清，只能见到细胞核。细胞质有时隐约可见，大都模糊不清。核椭圆形，染色浅。

4. 肥大细胞 圆形或卵圆形，胞质充满紫色颗粒。

5. 巨噬细胞 胞体不规则，细胞界限不清，胞质中可见大小不等、分布不均的蓝色颗粒。核小而圆，染色深。

6. 毛细血管 毛细血管的结构简单清晰，有的管腔内可见到有红细胞，周边的粉红色的线条是内皮细胞的胞质，平行间隔排列的内皮细胞核呈长梭形，略突向腔内，周细胞的核突向腔外。

在纤维与细胞之间的间隙中，充满着无定形的基质。

【思考题】

1. 结缔组织有何共同特点？三种纤维各有何结构特点？各需什么染色？
2. 疏松结缔组织的细胞有何结构特点和功能？

第八节 脂肪组织

【实验目的】
掌握脂肪组织的结构。

【实验方法】
石蜡切片，HE 染色。

【实验内容】

（一）肉眼观察

切片呈长条状，根据染色深浅分三部分：表面紫蓝色一面为表皮，靠近表皮的浅染区是真皮，真皮深面染色更浅的部分是皮下组织，由大量脂肪组织和少量疏松结缔组织构成。

（二）低倍镜观察

找到圆形空泡状的脂肪细胞。许多空泡状的脂肪细胞聚集成团，被结缔组织包裹形成脂肪小叶。

（三）高倍镜观察

脂肪细胞较大，呈圆形、椭圆形或多边性。胞质呈空泡状，胞核及少量胞质被挤到细胞一侧，呈梭形，紫蓝色。

【思考题】
脂肪组织的分类，有何区别？

第九节　血涂片

【实验目的】

掌握血液有形成分的形态与机能，并能辨认各种成熟的血细胞。

【实验方法】

血涂片，瑞氏法（Wright）染色。

【实验内容】

（一）肉眼观察

标本是血液的涂片，呈粉红色。

（二）低倍镜观察

镜下可见密集橘红色无核的红细胞，散在有蓝色的点是白细胞的核，可以选择有蓝色核较多的视野转到高倍镜下观察。

（三）高倍镜观察

血细胞有三类：红细胞、白细胞和血小板。白细胞有核，红细胞和血小板均无核。

血细胞由多至少依次是红细胞、血小板、中性粒细胞、淋巴细胞、单核细胞、嗜酸性粒细胞和嗜碱性粒细胞。

1. 红细胞

数量最多，圆盘形，无核，中心淡染，被染成橘红色或红色。边缘染色较深，中央染色较浅。

2. 有粒细胞

中性粒细胞：较易找到。在白细胞中数目最多，圆形，3~5个分叶核，胞质染色浅，其中含有细小淡染的中性颗粒。

嗜酸性粒细胞：数目较少，胞质中含有许多粗大而均匀排列的橘红色的颗粒。核多为两叶，呈"八"字形。

嗜碱性粒细胞：数目很少，很难找到。细胞大小和中性粒细胞相近。核染色较浅，分叶或呈"S"形或不规则，常被颗粒覆盖。胞质中含有大小不等，分布不均匀的紫蓝色颗粒。

3. 无粒细胞

淋巴细胞：数目较多，血液中淋巴细胞大部分为小淋巴细胞，小部分为中淋巴细胞。小淋巴细胞核圆或一侧有小凹陷，深染。胞质很少，天蓝色。

单核细胞：体积最大的白细胞，圆形或椭圆形，胞质灰蓝色，核为肾形、椭圆形或马蹄形。

4. 血小板

不规则的胞质小块，染成浅紫红色，三五成群，在血小板中央有小的蓝紫色颗粒。

【思考题】

血液有形成分包括哪些？他们的正常值、百分比、形态结构特点和功能如何？

第十节　骨骼肌

【实验目的】

掌握骨骼肌的形态结构。

【实验方法】

HE 染色。

【实验内容】

（一）肉眼观察

切片上有两块组织标本（也有的是一块），长带状的是骨骼肌纵断面，椭圆形的是骨骼肌横断面。

（二）低倍镜观察

纵断面标本中可见长带状的骨骼肌纤维平行排列，横断面的骨骼肌纤维呈圆形或不规则形。肌纤维的胞质嗜酸性，染成粉红色。

（三）高倍镜观察

纵切面：呈带状，在肌纤维边缘，肌膜内方有许多纵行排列的扁卵圆形细胞核，注意不要与周围结缔组织的细胞核相混。整个肌纤维上有清楚的横纹显示。

横切面：呈不规则形或圆形，胞浆中可见许多红色小点为肌原纤维的横断面。肌膜下有一至数个紫蓝色圆形的细胞核。

【思考题】

骨骼肌高倍镜下的微细结构如何？

第十一节　心　肌

【实验目的】

掌握心肌的形态结构，与骨骼肌相区别。

【实验方法】

HE 染色和铁苏木精染色。

【实验内容】

（一）肉眼观察

为红色的或者紫蓝色的组织。

（二）低倍镜观察

可见许多肌纤维，分支相连成网，网眼之间有结缔组织和血管。心肌纤维的纵断面可见心肌纤维分支连接成网，胞质嗜酸性染成粉红色，核卵圆形位于中央。其横断面呈圆形或不规则形，有的有核，呈圆形位于肌纤维中央。

（三）高倍镜观察

HE染色的标本：纵断面上心肌纤维呈短柱状，并有分支相连成网。心肌纤维的横纹不如骨骼肌的明显，并可见深染为细线状的闰盘。核卵圆形，位于细胞中央。核周有较丰富的肌浆。

横断面可见核的周围染色较浅。心肌纤维之间有少量的结缔组织及丰富的毛细血管。

铁苏木精染色的标本：可以清楚地观察到心肌纤维的横纹及闰盘。闰盘被染成蓝黑色，相邻两个闰盘之间为一个心肌细胞，其中央常见1个细胞核。

【思考题】

心肌和骨骼肌组织结构的区别？

第十二节　脊神经节

【实验目的】

熟悉脊神经节的组织结构。

【实验方法】

脊神经节，HE染色。

【实验内容】

（一）肉眼观察

标本是一块淡粉色的组织。

（二）低倍镜观察

结缔组织被膜，神经节内的神经节细胞被神经纤维和结缔组织分隔成群。神经纤维大多为有髓神经纤维。

（三）高倍镜观察

神经节细胞大小不一，但结构相似。胞体大而圆，由胞体发出一个突起多被切断。

核居中，大而圆，染色浅，核仁明显。胞质内尼氏体呈紫蓝色细颗粒状。在神经节细胞体周围，有一层扁平或立方形的卫星细胞包围，细胞分界不清。

【思考题】

神经胶质细胞有哪些？结构如何？

第十三节　神经细胞

【实验目的】

掌握神经元的形态结构。

【实验方法】

脊髓横断面，HE 染色。

【实验内容】

（一）肉眼观察

脊髓中央染色略深，呈蝴蝶形，即为灰质，灰质以外部分为白质。灰质的一端较宽为脊髓的前角，另一端较细为脊髓的后角。

（二）低倍镜观察

在前角内可找到较大的神经元的胞体。选择一个突起较多而又切到细胞核的神经细胞在高倍镜下仔细观察。

（三）高倍镜观察

胞体大，形态不规则，胞体发出的突起常被切断。核位于细胞体中央，大而圆形，染色淡，核仁明显。胞质内可见许多大小不等的紫蓝色小块，即为尼氏体。如突起内有尼氏体，为树突。轴突及轴丘内无尼氏体。

【思考题】

1. 神经元的组织结构，如何区分树突和轴突？
2. 为何在轴突内没有尼氏体？

第十四节　神经纤维

【实验目的】

掌握有髓神经纤维的构造。

【实验方法】

HE 染色或锇酸染色法。

【实验内容】

（一）HE 染色标本

1. 肉眼观察 标本是坐骨神经的纵断面。

2. 低倍镜观察 可见许多粉红色平行排列的神经纤维束。

3. 高倍镜观察 神经纤维中央染成紫红色的线状结构为轴突；轴突两边呈泡状或网格状结构部分为髓鞘；髓鞘外缘染成浅红色的细线状结构为神经膜，并可见蓝色的椭圆形施万细胞胞核。神经纤维上每隔一段距离，神经膜向内凹陷，髓鞘中断形成一个狭窄区即为郎飞结，两郎飞结之间的一段神经纤维为一个结间体。

（二）锇酸染色标本

1. 肉眼观察 标本染黑色其中长形的为纵断面，圆形的为横断面。

2. 显微镜观察 纵断面的有髓神经纤维平行排列，髓鞘染成黑色线条状。观察单根的神经纤维。

（1）轴突在纤维中央，呈淡黄色。

（2）髓鞘：在轴突周围，染成黑色，可见其中有斜行的髓鞘切迹。

（3）朗飞结：髓鞘中断处即朗飞结。

横断面的有髓神经纤维，髓鞘为大小不等的黑色圆环状结构，其中央的轴突呈淡黄色。

【思考题】

有髓神经纤维的构成，中枢和周围神经系统的髓鞘是如何构成的？

第十五节 淋巴结

【实验目的】
掌握淋巴结的组织结构。

【实验方法】
石蜡切片，HE 染色。

【实验内容】

（一）肉眼观察

圆形，椭圆形，豆形，一侧凹陷为门，外周着色较深的为皮质，中央深浅不一的为髓质。

（二）低倍镜观察

纵观整个切片后，再从被膜向实质深层逐次观察。

1. 被膜 表面有薄层结缔组织构成的被膜，有时可见穿通的输入淋巴管。被膜的结缔组织伸入实质中，形成小梁，切片上呈不同的断面，染成粉红色。

2. 皮质　由浅层皮质、副皮质区及皮质淋巴窦组成。

（1）浅层皮质：由淋巴小结及弥散淋巴组织组成。淋巴小结大小不等，其数量因功能状态而异。中央染色较浅的部分为生发中心，小结周边染色较深，可以见到小结帽。有的淋巴小结，其生发中心明显地在正中切面上由内向外可区分出暗区、明区和小结帽三部分。

暗区是生发中心的内侧部分。明区是生发中心的外侧部分。小结帽位于朝向被膜侧，常呈新月形，覆于明区顶部，由密集的小淋巴细胞构成，着色深暗。

（2）副皮质区（胸腺依赖区）：位于皮质的深层，为一片弥散的淋巴组织，无明显的界限。

（3）皮质淋巴窦：位于淋巴小结与被膜之间以及淋巴小结与小梁之间，染色较浅。

3. 髓质　由髓索和髓窦组成。

（1）髓索：由淋巴组织形成的条索状结构，染色较深，互相连成网状。

（2）髓窦：位于髓索与髓索之间以及髓索与小梁之间。

（三）高倍镜观察

1. 生发中心　位于淋巴小结的中央，染色较浅；此处的细胞体积较大，核大，着色浅；主要由大、中淋巴细胞和巨噬细胞组成。

2. 毛细血管后微静脉　位于副皮质区（胸腺依赖区）内，可见毛细血管后微静脉的纵断或横断面，特点是内皮细胞为立方形或矮柱状，管腔内有时可见淋巴细胞，他是淋巴细胞再循环中淋巴细胞从血液返回淋巴组织的通道。

3. 淋巴窦　淋巴窦壁由扁平的内皮细胞组成，窦内有散在的星状内皮细胞、巨噬细胞和淋巴细胞，要仔细辨认。

4. 髓索　由密集的淋巴细胞、网状细胞和巨噬细胞构成。

5. 淋巴小结　淋巴细胞密集，还有巨噬细胞和网状细胞。

【思考题】
淋巴结皮质的结构如何？镜下如何观察？能在镜下看到哪些结构？

第十六节　脾

【实验目的】
掌握脾的组织结构。

【实验方法】
石蜡切片，HE染色。

【实验内容】

（一）肉眼观察

标本一侧的表面有被染成粉红色的被膜。被膜以下是实质，他的大部分呈红紫色，是红髓；其中散在分布的深蓝紫色的部分是白髓。在红髓中可见粉红色的团块或条状物，是脾小梁。

（二）低倍镜观察

1. 被膜与小梁　被膜较厚，由致密结缔组织构成，内含平滑肌纤维。被膜表面覆有间皮。脾实质中可见小梁的不同断面，大小不等。有的小梁内可见小梁动脉或小梁静脉。

2. 白髓　在脾实质内可见许多散在的染成深蓝色的细胞集团，即脾白髓。

（1）淋巴小结：位于动脉周围淋巴鞘的一侧。小结中央常可见生发中心。

（2）动脉周围淋巴鞘：在淋巴小结的一侧可见 1~2 个小动脉，为中央动脉，其周围所包绕的薄层淋巴组织，即动脉周围淋巴鞘。

3. 边缘区　位于白髓和红髓交界处，淋巴细胞较白髓稀疏，但较红髓密集。中央动脉侧支末端在此区膨大，形成小的血窦称边缘窦。

4. 红髓　是位于白髓之间的粉红色部分，由脾索和脾窦组成。

（1）脾窦：为不规则间隙。大小不等，窦壁衬有杆状内皮细胞。

（2）脾索：是在脾窦之间富含血细胞的淋巴组织索，并互相连续成网。

（三）高倍镜观察

1. 白髓　主要由密集的淋巴细胞组成，故染成紫蓝色。动脉周围淋巴鞘是围绕在中央动脉及其分支周围的淋巴组织。脾小体的结构与淋巴结中的淋巴小结相似，分布于动脉周围淋巴鞘的一侧。

2. 红髓　因含有丰富的血细胞，故呈红色。红髓内有许多大小不等的不规则裂隙，即为脾血窦。脾血窦由杆状内皮细胞围成，切片中杆状内皮细胞往往被横切，因而核呈圆形，突向血窦腔内。脾血窦之间的组织即为脾索，与淋巴结中的髓索结构相似，但在脾索中含有大量血细胞。

3. 边缘区　位于白髓和红髓交界处，除淋巴细胞外还含有巨噬细胞及血细胞。

【思考题】

1. 淋巴结和脾脏在结构上有何异同？

2. T 淋巴细胞和 B 淋巴细胞的来源、分布和功能有何差异？

第十七节 胃

【实验目的】
掌握胃底四层膜的结构。重点观察并掌握胃底黏膜结构并联系其机能。
【实验方法】
石蜡切片，HE 染色。
【实验内容】

(一) 肉眼观察

为一长条形组织，一面高低不平，染为紫色，是黏膜面。

(二) 低倍镜观察

1. 黏膜 上皮是单层柱状上皮，上皮形成许多凹陷为胃小凹。上皮下为固有层，由结缔组织构成。其中大部分由胃底腺占据，结缔组织则很少，被挤在腺体之间。固有层下可见平滑肌，为黏膜肌层。

2. 黏膜下层 位于黏膜肌层下方，由疏松结缔组织组成。其中常见较大的血管。

3. 肌层 为平滑肌，内斜、中环、外纵三层平滑肌。但层次不易分清。在环行和纵行肌之间可见肌间神经丛。

4. 浆膜 由间皮和薄层疏松结缔组织组成。

(三) 高倍镜观察

上皮：单层柱状上皮，细胞呈柱形，细胞核呈椭圆形，位于基底；顶部细胞质内充满黏原颗粒，因在制片中溶解而呈空泡状。在固有层内有很多胃底腺的断面。

胃底腺：(普通染色标本上，不能显示嗜银细胞)

1. 主细胞 是胃底腺的主要细胞，数目最多，细胞呈柱状，细胞核圆形，位于细胞的底部，胞质嗜碱性。细胞的顶端胞质中含大量的酶原颗粒。这种细胞分泌胃蛋白酶原，故又称胃酶细胞。

2. 壁细胞 较主细胞少，细胞体较大，呈圆形、三角形或者锥体形，细胞核圆形，位于细胞的中央，细胞质嗜酸性，染成红色。此细胞分泌盐酸，故又称盐酸细胞。

3. 颈黏液细胞 主要位于胃底腺的颈部，夹在其他细胞之间。细胞界限不易分清；细胞呈楔形、柱状或烧瓶状，细胞核呈扁圆形，位于基底部，胞质染色甚浅，故须仔细观察，方可辨认。

【思考题】
消化管的结构共性是什么？如何鉴别消化管的各部分？

第十八节 十二指肠

【实验目的】

掌握十二指肠的组织结构。

【实验方法】

石蜡切片，HE染色。

【实验内容】

（一）肉眼观察

此切片上的标本是十二指肠的横切面，圆形中央的腔面是黏膜层，为紫蓝色，有的切片在十二指肠的一侧还有一个组织标本是胰腺。

（二）低倍镜观察

1. 黏膜 黏膜表面有许多不规则的指状突起，即绒毛。在切片中绒毛往往被切断，见到的是绒毛的纵、横、斜切面。固有膜内有许多肠腺，同样肠腺也被切成各种不同形状的断面，此外，还可见到集合淋巴小结，他可从固有膜伸入黏膜下层使黏膜肌层不完整。

2. 黏膜下层 为疏松结缔组织。有大量的十二指肠腺，为黏液性腺。

3. 肌层 内环行和外纵行平滑肌。

4. 外膜 纤维膜或浆膜（十二指肠后壁为纤维膜）。

（三）高倍镜观察

仔细观察下列结构：

1. 黏膜上皮 为单层柱状，在上皮游离面有染色深而发亮的纹状缘。夹在柱状细胞之间的空泡状细胞，为杯状细胞。

2. 固有膜 在绒毛固有膜中央有纵行的毛细淋巴管称中央乳糜管，管壁为单层扁平上皮。此外，在固有膜中还可见有散在的纵行平滑肌纤维、毛细血管。

3. 肠腺 在HE切片中小肠腺仅见柱状细胞和杯状细胞，其形态与上皮相同。潘氏细胞和肠的内分泌细胞看示教。

4. 十二指肠腺 其腺细胞为黏液性细胞，呈矮柱状。细胞核扁圆形，靠近细胞基部。细胞质染色浅，腺导管由单层柱状上皮组成，管腔较大并穿过黏膜肌层开口于肠腺之底部或绒毛之间。

【思考题】

比较胃和小肠的组织结构。

第十九节 肝 脏

【实验目的】

通过一个肝小叶和门管区的观察来了解肝的整个结构。

【实验方法】

石蜡切片，HE 染色。猪肝和人肝。

【实验内容】

（一）肉眼观察

标本呈现一片红色的组织，人肝和猪肝的结构基本相同，由于猪肝的肝小叶之间的结缔组织很发达，肝小叶分界非常清楚，故可以先观察猪肝的结构，在此基础上，然后了解人肝的结构。

（二）低倍镜观察

1. 猪肝

肝实质被结缔组织分隔成许多境界清晰的区域，呈多边形，即肝小叶。猪肝的肝小叶分界清楚，小叶中央为中央静脉，与中央静脉相通的间隙是肝血窦，血窦之间粉色的条索状结构是肝索。邻近的几个肝小叶之间结缔组织较多，内含有三种管道的区域是门管区。

2. 人肝

（1）被膜：标本的一侧可见到一层粉红色的致密结缔组织构成的被膜，其表面覆盖着一层间皮。

（2）肝小叶：人肝小叶之间的结缔组织很少，所以小叶界限是不明显的。镜下可见有许多圆形的小腔，为中央静脉，其周围有许多粉色小条向四周呈辐射状排列，为肝板。肝板之间的间隙是肝血窦。

（3）门管区：是几个相邻肝小叶之间的结缔组织，内有三种管道，即小叶间动脉、小叶间静脉和小叶间胆管。

（三）高倍镜观察

1. 肝小叶

（1）中央静脉：管壁薄，由一层内皮细胞及少量结缔组织围成，壁上有肝血窦的开口。

（2）肝细胞板：互相吻合成网，由多边形肝细胞组成。肝细胞的胞质嗜酸性，细胞核圆形，多数肝细胞有一个核，位于细胞中央。部分肝细胞有 2 个核。

（3）肝血窦：窦腔不规则，窦壁由内皮细胞组成。窦腔中含有胞体较大、具有突起的星形细胞，即肝巨噬细胞。

2. 门管区

（1）小叶间胆管：管壁由单层立方上皮或低柱状上皮组成，细胞核圆，排列整齐。

（2）小叶间动脉：管腔小而圆，壁较厚，内皮外有数层环行平滑肌。

（3）小叶间静脉：管腔大而不规则，且壁很薄。内皮外有少量散在的平滑肌。

小叶下静脉：在肝小叶之间有时可见单独走行的小静脉，其口径较中央静脉的大，管壁稍厚（周边的结缔组织稍多一些）。

【思考题】

肝的细微结构及功能意义如何？

第二十节　胰　腺

【实验目的】

掌握胰的外分泌部和内分泌部的结构。

【实验方法】

石蜡切片，HE 染色。

【实验内容】

（一）肉眼观察

标本外形不规则，实质内大小不等的小区域，即为胰腺小叶。

（二）低倍镜观察

镜下可见结缔组织分隔的若干小叶，小叶内大部分是染色较深的浆液性腺泡（外分泌部），其中散在腺泡之间有染色淡、大小不一的细胞团，即为胰岛（内分泌部）。

（三）高倍镜观察

1. 腺泡　由单层锥体形细胞构成，核椭圆形，位于基底部，细胞质的顶部含有嗜酸性的酶原颗粒，染紫红色，基部染成紫蓝色。在腺泡腔中可见有数目不定的卵圆形细胞核，即泡心细胞，因泡心细胞的胞质较少，染色浅，故在切片中只能见到核。腺泡之间有扁平形上皮或立方上皮围成的闰管。

2. 胰岛　染色浅的细胞团，细胞之间有毛细血管。胰岛中三种细胞在 HE 染色的切片中不能区分。

【思考题】

胰的外分泌部有何结构特点？内分泌部由哪几种细胞构成？

第二十一节　中等动静脉

【实验目的】

1. 掌握中动脉和中静脉的构造。

2. 熟悉中动脉和中静脉在结构上的异同。

【实验方法】

石蜡切片，HE 染色。

【实验内容】

（一）肉眼观察

标本中有两个较大的血管横断面。管壁较厚，管腔较圆较小的是中动脉。管壁较薄，管腔较大不规则的是中静脉。

（二）低倍镜观察

动脉腔小，圆，壁厚；静脉腔大，不规则，壁薄。

（三）高倍镜观察

1. 中动脉

内皮是位于腔面的单层扁平上皮，可见到胞核突向腔内。内皮下的薄层结缔组织是内皮下层，可有胶原纤维，弹性纤维和少量平滑肌。内弹性膜是一层波浪状发亮的粉红色带状结构。中膜最厚，主要由数十层环形平滑肌构成。平滑肌间夹杂有弹性纤维和胶原纤维。外膜稍薄，主要由结缔组织构成，在与中膜交界处可见外弹性膜，但不如内弹性膜明显，外膜中有小血管、淋巴管和神经分布。

2. 中静脉

管腔扁或圆，壁薄，无内弹性膜。中膜由平滑肌组成，但层数少，排列稀疏。外膜较中膜厚，其内可见小血管，称营养血管。外膜无外弹性膜。近中膜处有时见纵行平滑肌的横断面。

【思考题】

大、中、小动脉的构造有什么不同？各与其功能有何关系？

第二十二节　肺

【实验目的】

掌握肺的导气部和呼吸部组织结构。

【实验方法】

石蜡切片，HE 染色。

【实验内容】

（一）肉眼观察

组织疏松，形似海绵状，其中大的管腔为小支气管及血管的断面。

（二）低倍镜观察

肺由大量肺泡及各级支气管构成，在切片上他们常被切成各种不同切面，他们之间连续分支的情况则不易见到，故要根据他们的管径大小及其管壁结构的比较来加以区别。

（三）高倍镜观察

1. 胸膜 一侧有胸膜覆盖，但有的切片上可缺如。其由间皮和薄层结缔组织组成。

2. 小支气管 管壁结构类似于气管壁，但分层不明显。黏膜上皮为假复层纤毛柱状，含少量杯状细胞；上皮外侧的结缔组织内可见少量腺体、散在的透明软骨片及间断的平滑肌束。

3. 细支气管 开始部分其结构与小支气管相同。当管径变小，管壁变薄时，上皮为假复层纤毛柱状上皮。杯状细胞减少，腺体和软骨片极少或无，平滑肌纤维相对增厚。

4. 终末细支气管 切面上管腔收缩呈星状，黏膜上皮为单层柱状纤毛上皮，杯状细胞、腺体和软骨片完全消失，平滑肌形成完整的环。

5. 呼吸性细支气管 管壁直接与肺泡相连，缺乏完整的管壁，管壁上皮为单层立方或柱状，上皮下有少量平滑肌环绕。

6. 肺泡管 管壁上有大量肺泡开口，在相邻肺泡开口处，呈结节样膨大。

7. 肺泡囊 由几个肺泡共同开口处，其壁就是肺泡壁。

8. 肺泡 为多面形或半圆形的薄壁囊泡，开口于呼吸性细支气管、肺泡管和肺泡囊。肺泡腔面衬有一层肺泡上皮细胞，其中Ⅰ型肺泡上皮细胞呈扁平状，胞质很薄，不易辨认，可根据其凸向肺泡腔的扁平的细胞核来确定；Ⅱ型肺泡上皮细胞呈圆形或立方状，核圆居中，胞质着色浅。

9. 肺泡隔 是相邻肺泡之间的结缔组织。肺泡隔内可见许多毛细血管的断面。隔内或肺泡腔中可见尘细胞，细胞呈椭圆形或不规则形，胞质内含有棕黑色颗粒。

【思考题】

1. 肺的导气部和呼吸部各由哪些结构组成？
2. 结合镜下观察，说明肺泡上皮和肺泡隔的结构。

第二十三节 肾

【实验目的】

掌握肾组织结构。

【实验方法】

石蜡切片，HE 染色。

【实验内容】

（一）肉眼观察

肉眼观察标本表层染色深（皮质），深层染色浅（髓质）。

（二）低倍镜观察

1. 被膜 很薄，致密结缔组织组成。

2. 皮质 注意辨认皮质迷路和髓放线。

皮质迷路：是球形的肾小体和近、远曲小管横切面的所在部位。

髓放线：皮质迷路之间的一些纵或斜切面的肾小管和集合管构成。

3. 髓质 位于皮质深层，主要为肾小管直部、细段和集合管的不同形状切面。

（三）高倍镜观察

1. 肾小体

呈圆球形。

（1）血管球：位于肾小体中央，镜下可见大量毛细血管切面及一些蓝色细胞核，但不易区分为哪一种细胞的核。

（2）肾小囊：为双层囊，衬在肾小体外周的单层扁平上皮，构成肾小囊壁层；包在血管球毛细血管表面的为肾小囊脏层（足细胞），因与毛细血管内皮紧密相贴，所以不易分清。

（3）肾小囊腔：肾小囊壁层与脏层之间较窄的腔隙为肾小囊腔。

2. 肾小管

（1）近端小管曲部：位于肾小体附近，数目较多，可见各种断面，管腔小而不规则，管壁细胞为锥体形，细胞界限不清，核圆形，位于细胞基部，胞质嗜酸性较强，染成粉红色，较好的切片可见细胞游离面的刷状缘。

（2）远端小管曲部：也位于肾小体附近，但数量较少，管腔大而不规则，管壁较薄，由立方上皮构成，染色淡，细胞界限较清楚，核圆形位于细胞中央。有时在肾小体血管极附近可见远曲小管切面，其靠近血管极侧的上皮细胞排列比较紧密，细胞呈柱状，核呈椭圆形排列紧密，此即致密斑。

（3）近端小管直部及远端小管直部：位于髓放线及髓质内，结构分别与近端小管曲部、远端小管曲部相似，细胞呈立方或锥体形，胞质嗜酸性。

（4）细段：位于髓质，管腔较小，由单层扁平上皮构成，含核部位较厚，胞核向管腔内隆起。注意与毛细血管区别：毛细血管腔内多有红细胞，且内皮较细段上皮薄，核扁，染色深。

3. 集合管

分布于髓放线内或髓质内，管腔较大，管壁由单层立方上皮或单层柱状上皮构成，细胞核圆而居中，细胞界限清楚，染色较淡。

【思考题】

1. 近曲小管和远曲小管有何结构上的异同？

2. 肾小体在什么位置找到？

第二十四节　甲状腺和甲状旁腺

【实验目的】

掌握甲状腺和甲状旁腺的组织结构。

【实验方法】

石蜡切片，HE 染色。

【实验内容】

（一）肉眼观察

标本上有两个腺体，大的为甲状腺，染色红，甲状腺的一侧有一个小腺体，染成紫色，为甲状旁腺。

（二）低倍镜观察

1. 甲状腺

（1）被膜：结缔组织。

（2）实质：主要是由滤泡构成。滤泡数量很多，大小不一，滤泡腔内充满染成粉红色的胶体物质。毛细血管和少量结缔组织分布于滤泡之间。

2. 甲状旁腺

（1）被膜：由薄层结缔组织组成。

（2）实质：腺细胞排列成团、索状。团、索之间的少量结缔组织内有丰富的毛细血管。

（三）高倍镜观察

1. 甲状腺

（1）滤泡：滤泡上皮细胞形状有扁平的、立方形或者柱状的（随功能状态不同而有高低变化），细胞质着色浅，核呈圆形。滤泡腔内胶状物，是一种碘化的糖蛋白（甲状腺球蛋白）。

（2）滤泡旁细胞：该细胞体积较大，呈圆形或椭圆形；细胞核较大呈圆形，着色较浅，细胞质染色也较浅。细胞或嵌在滤泡壁上或成团分布于滤泡之间的间质中。

（3）间质：结缔组织组成。位于滤泡之间。含有丰富的毛细血管及三五成群的滤泡旁细胞。

2. 甲状旁腺

（1）主细胞：占绝大多数。细胞较大呈多边形，界限不易分清；细胞核呈圆形，胞质染色较浅。

（2）嗜酸性细胞：较少，单个或数个细胞散在于主细胞之间，细胞较大，核小而圆，胞质强嗜酸性。

【思考题】

甲状腺的组织结构如何？镜下的滤泡上皮细胞和滤泡旁细胞如何区别？

第二十五节　肾上腺

【实验目的】

掌握肾上腺皮质和髓质组织结构的特点。

【实验方法】

石蜡切片，HE 染色。

【实验内容】

（一）肉眼观察

肉眼观察切片上是一圆形的红色的组织。

（二）低倍镜观察

1. 被膜　由结缔组织组成。被膜外附有脂肪组织。

2. 实质

（1）皮质：位于被膜下方，由于细胞排列和染色不同依次分为三带。

球状带：位于被膜之下，较薄，细胞排列成球团状，染色较深。

束状带：位于球状带的内方，最厚，细胞排列成条索状，染色较浅。

网状带：紧靠髓质，较薄，细胞排列呈网状，染色较深。

（2）髓质：位于腺体中央，较薄，染成浅棕黄色的细胞为嗜铬细胞，细胞排列成团、索状，在髓质中央还可见到中央静脉。

（三）高倍镜观察

1. 皮质

（1）球状带细胞：体积较小，呈多边形、矮柱状或立方形，细胞核圆形着色深，胞质染色较深，在细胞团之间有窦样毛细血管。

（2）束状带细胞：体积较大，呈多边形或立方形，细胞核圆形，色浅位于中央，可见双核；细胞质，着色浅，含有大量空泡（脂滴被溶解所致）。在细胞束之间有窦样毛细血管。

（3）网状带细胞：体积较束状带细胞小，呈圆形或立方形，染色较深，细胞索吻合成网状，网眼中有窦样毛细血管。

2. 髓质

（1）嗜铬细胞（髓质细胞）：体积较大，呈多边形，细胞界限不清；细胞核圆形，较大，染色浅；如用含铬盐的固定液固定材料起嗜铬反应，则胞质中含有棕黄色嗜铬颗粒。细胞成团、索状排列，其间夹有少量结缔组织及血管。

（2）交感神经节细胞：如在合适的切片部位，可见散在的、体积较大的细胞为交感神经节细胞，其胞质中含有细颗粒状的尼氏体，细胞核大、圆形，核仁清楚。

（3）中央静脉：管壁厚薄不匀，在较厚处纵行平滑肌束明显。

【思考题】

肾上腺的皮质和髓质内可见到哪些结构？

第二十六节　脑垂体

【实验目的】

掌握脑垂体组织结构的特点。

【实验方法】

石蜡切片，HE 染色。

【实验内容】

（一）肉眼观察

标本一侧染色深的部分是远侧部，另一侧染色浅的部分是神经部，两者之间为中间部，远侧部上方为结节部。

（二）低倍镜观察

结缔组织的被膜，实质有三个部分。远侧部内大量腺细胞成团或索状排列，细胞间有丰富的血窦。中间部位于远侧部与神经部之间，若干个大小不等的滤泡，滤泡壁为单层立方上皮，滤泡腔内有红色胶质。神经部染色浅，主要由无髓神经纤维和神经胶质细胞组成。

（三）高倍镜观察

1. 远侧部

（1）嗜酸性细胞：数量较多，较大，为圆形或多边形，胞质内含有粗大的嗜酸性颗粒，染成红色。

（2）嗜碱性细胞：数量少，是远侧部最大的一种细胞，胞质内含有嗜碱性颗粒，染成蓝紫色，核圆形。

（3）嫌色细胞：数量最多，一般常成群存在，细胞较小，核圆形，胞质色浅，细胞界限不清楚。

2. 中间部

大小不等的滤泡，滤泡腔内含有粉红色的胶质，滤泡间也散在一些嫌色细胞和嗜碱性细胞。

3. 神经部

可见窦状毛细血管和无髓神经纤维。

（1）神经纤维：数量多，切面方向不一，为无髓神经纤维，染成粉色。

（2）垂体细胞：即神经部的神经胶质细胞，位于神经纤维之间，有的胞质内常含有黄褐色的色素颗粒。

（3）赫令体：呈嗜酸性，为大小不等均质状团块。

（4）血管：在薄层结缔组织之间有丰富的窦状毛细血管。

【思考题】

镜下如何区分垂体各部的结构？

第二十七节　指　皮

【实验目的】

掌握表皮和真皮结构。

【实验方法】

石蜡切片，HE 染色。

【实验内容】

（一）肉眼观察

表面紫蓝色的是表皮，与表皮紧密相连的为真皮，真皮深部与皮下组织相连。

（二）低倍镜观察

先分出表皮和真皮。

表皮由角化的复层扁平上皮组成，其基部与真皮交界处凹凸不平。可按染色的不同，由表皮浅部向深部观察。表面深红色很厚的为角质层，此层中可见到有连续成串的腔隙即为螺旋状行走的汗腺导管的断面。其下面依次为透明层（片中可能不明显）及颗粒层（此层的细胞质内含有深蓝色的颗粒）。颗粒层的深部为多边形细胞组成的棘层。最深部内有一层低柱状排列的细胞为基底层。

表皮的深层为真皮，由致密结缔组织组成，近基底层处染色较浅，纤维细密的称乳头层，其深部为网状层，纤维粗大成索，染色较红。两者间无明显的分界。在网状层内可见到汗腺的分泌部和导管部。

（三）高倍镜观察

注意观察表皮各层的细胞形态、层次及结构特点。

角质层：较厚，为数十层角质细胞层，细胞界限不清，呈均质状，细胞分界不清，已无胞核，染成红色。此层中有连续成串的腔隙，即为螺旋状行走的汗腺导管切面。

透明层：细胞界限不清，染成均匀粉红色，见不到胞核。

颗粒层：细胞呈梭形，细胞内含大小不等、形状不一的强嗜碱性透明角质颗粒。

棘层：5~10层细胞，细胞较大呈多边形，其表面有许多细短的棘状突起。细胞之间借其棘状突起相连，调节暗光后隐约可见相邻细胞之间的突起互相连接。

基底层：一层立方或柱状细胞。细胞界限不清，排列紧密，胞质嗜碱性。

真皮中的汗腺分泌部盘曲成团，故在切片中成群存在，上皮为单层立方或柱状细胞，在上皮和基膜之间有肌上皮细胞。导管部管腔较小，染色较深，由2~3层低柱状细胞组成。

皮下组织在真皮深部，较为疏松，除见到汗腺、血管和神经的断面外，并有大量的脂肪组织存在。

【思考题】

表皮各层在镜下你都看到了哪些结构？

第二十八节　睾　丸

【实验目的】

掌握睾丸的组织结构和精子发生、睾丸间质细胞的形态特点。

【实验方法】

石蜡切片，HE染色。

【实验内容】

（一）肉眼观察

肉眼可见切片上圆形断面，是睾丸的切片；睾丸外表面包有一层染成红色的被膜，膜内侧疏松，主要是生精小管断面。

（二）低倍镜观察

1. 睾丸被膜　由外向内可见以下结构。

（1）鞘膜：由单层扁平上皮和少量结缔组织组成。

（2）白膜：很厚，由致密结缔组织组成，其内侧含有血管。白膜下可见大量生精小管断面。部分标本可见鞘膜腔。

2. 生精小管 被膜之下见许多圆或卵圆形小管为生精小管。

（三）高倍镜观察

重点观察生精小管和间质细胞。生精小管外围粉红色较厚的基膜，紧贴基膜外侧的为肌样细胞，呈长扁形状。生精小管由复层上皮构成，含各级生精细胞和支持细胞。

1. 精原细胞 紧贴基膜，细胞较小，核大，卵圆形或圆形，常见核仁，核着色可深可浅。

2. 初级精母细胞 位于精原细胞内侧，有 1~3 层，细胞大，核最大而圆，色深，以染色质呈粗网状者最易识别。

3. 次级精母细胞 在初级精母细胞内侧，体积较小，形态与初级精母细胞相似，但核略小而染色较浅，数量较少。

4. 精子细胞 在初级或次级精母细胞内侧排成多层，细胞较小，胞质少，核呈圆形，着色较深。

5. 精子 位于管壁游离面或管腔中央，头部呈深蓝色点状，尾部不易看清。

6. 支持细胞 单个分散在各级生精细胞之间，胞体轮廓不清。核多位于细胞基部，呈不规则形、椭圆形或三角形，染色浅，核仁大而明显。

7. 间质细胞 位于生精小管之间的结缔组织内，常成群分布，细胞大，圆形或多边形，核圆位于中央或偏位，染色深，核仁明显，胞质嗜酸性。

【思考题】
简述生精小管的结构，说明男性精子的发育过程。

第二十九节 卵 巢

【实验目的】
掌握卵巢的结构和卵泡发育过程的结构变化。
【实验方法】
石蜡切片，HE 染色。
【实验内容】

（一）肉眼观察

标本为卵圆形，表面光滑，其内可见大小不等的空泡即为卵泡，髓质狭小，为疏松结缔组织，含血管、神经等。

（二）低倍镜观察

分清皮质与髓质。
1. 被膜 包围在皮质的外面，从外向内有以下结构。
（1）表面上皮：单层扁平上皮或单层立方上皮。

（2）白膜：由薄层致密结缔组织组成。

2. 皮质　占卵巢结构的大部分，由各期发育的卵泡、黄体和结缔组织组成。

3. 髓质　主要是由疏松结缔组织组成，内有许多大小不等的血管，在卵巢门部附近可见少许平滑肌纤维。

（三）高倍镜观察

重点观察各期发育的卵泡。

卵巢表面被覆着一层立方上皮。上皮下为薄层的致密结缔组织，称白膜。白膜下为卵巢的皮质，其中可见各种不同发育阶段的卵泡，髓质范围狭小，位于中央，由疏松结缔组织组成，内有丰富的血管与神经。

1. 原始卵泡　位于白膜下，数量多，体积小。中央是一个大而圆的初级卵母细胞，核圆形，染色浅，核仁明显，初级卵母细胞周围有一层扁平的卵泡细胞。

2. 初级卵泡　随着卵泡的发育生长，其形态结构演变如下。

（1）初级卵母细胞亦增大。

（2）初级卵母细胞周围逐渐出现粉红色均质状的透明带。

（3）卵泡细胞由单层扁平渐变成立方，而后变成复层。

3. 次级卵泡　形态结构演变如下。

（1）卵泡细胞之间出现大小不等的腔隙，有的已合并扩大成卵泡腔，卵丘逐渐突入卵泡腔。

（2）透明带周围出现放射冠。

（3）围绕卵泡周围的结缔组织形成卵泡膜，分内外两层，内层比较疏松，富于血管和细胞，外层纤维较多。

4. 成熟卵泡　结构与晚期生长卵泡相似，唯体积增大，向卵巢表面隆起。因成熟与排卵时间十分接近，故切片中往往见不到成熟卵泡。

注意：在切片中，初级卵母细胞的核常未切到。又由于切片经卵泡的部位不同，可能卵丘未切到，只能看到中空的卵泡；如果卵泡腔未切到，则只能看到一群卵泡细胞团。

5. 闭锁卵泡　是一些退化的卵泡，大小不等，数量颇多，可出现在卵泡发育的各个阶段。其特征是卵母细胞发生核固缩，胞质溶解，透明带皱缩或断裂，卵泡壁塌陷。

6. 黄体　有的卵巢实质内可见体积较大，密集成团的黄体。黄体由许多多边形黄体细胞组成，细胞含有许多类脂颗粒，由于类脂颗粒在切片制作过程中被溶解，故呈空泡状。黄体中血管丰富。粒黄体细胞体积大，染色浅，位于黄体中央。膜黄体细胞体积小，染色深，位于黄体周边。

【思考题】

1. 卵巢分泌雌激素及孕激素的细胞有哪些？

2. 你都看到了哪些卵泡？结构如何？

第三十节 子宫（增生期）

【实验目的】

掌握子宫的结构及增生期的子宫内膜的组织结构。

【实验方法】

石蜡包埋，横断面切片。

【实验内容】

（一）肉眼观察

标本上着色深的一侧为黏膜面。

（二）低倍镜观察

1. 内膜 可见上皮及固有层。固有层内有各种断面的子宫腺，腺管较直，腺腔较规则。

2. 肌层 由很厚的平滑肌组成。肌纤维分层排列，血管很多。

3. 浆膜 结缔组织和间皮。

（三）高倍镜观察

着重观察子宫内膜。

1. 上皮为单层柱状上皮，由纤毛细胞和分泌细胞组成。

2. 固有层由结缔组织组成，内含有大量梭形的基质细胞，子宫腺上皮为单层柱状，腺细胞着色深，腺腔窄。还可见到许多血管断面。

【思考题】

简述子宫内膜的结构及其周期性变化。

第三十一节 子宫（分泌期）

【实验目的】

与增生期作比较，观察分泌期的子宫内膜的组织结构变化。

【实验方法】

石蜡切片，HE 染色。

【实验内容】

（一）肉眼观察

表面染成紫色的一层是内膜。

（二）低倍镜观察

与增生期子宫内膜对比，分泌期的内膜有如下改变。

1. 内膜 较增生期增厚，呈海绵状。

2. 子宫腺 扩张、弯曲、腺腔扩大，断面呈星形，腔内有分泌物储存。

3. 血管 镜下可见成串的小动脉横断面，为弯曲走行伸入到内膜浅层的螺旋动脉。

（三）高倍镜观察

着重观察子宫内膜。

1. 上皮 为单层柱状，少数细胞有纤毛。

2. 固有层

（1）基质细胞：体积较大，核椭圆形，染色质细小，胞质着色浅。

（2）子宫腺：亦为单层柱状上皮，腺细胞较增生期变高变大，染色较浅，腺腔扩大呈星形。

（3）血管：小动脉即螺旋动脉，管腔圆而小，壁厚。内膜浅层的窦样毛细血管充血扩张。在功能层可见成串的小动脉的切面。

【思考题】

简述子宫内膜的增生期和分泌期在显微镜下最明显的区别是什么？

第三十二节 胚 胎

胚胎学实验课学习主要通过以下方法完成，包括模型、陈列标本、图解、照片及相关的影片资料等，以下只是描述模型。其他方法在课上由实验主讲老师提供。

1. 卵裂

受精卵，卵裂球。有三个极体存在，接着还有卵裂成 2 个卵裂球的模型以及卵裂成 3 个卵裂球的模型。

2. 桑椹胚

受精卵经过多次分裂后形成的一个实心细胞团。外形似桑椹。

3. 胚泡

模型中一个大的腔为胚泡腔，胚泡壁的一层单层细胞为滋养层。腔的一端有一群细胞，为内细胞群，内细胞群表面的滋养层为极端滋养层。此时透明带消失，整个体积较前增大。

4. 二胚层胚盘的形成（一组模型）

二胚层期：胚泡进一步演变，内细胞群中，出现两个腔隙，靠近极端滋养层的为羊膜腔，位于羊膜腔腹侧的为卵黄囊。羊膜腔的底（外胚层）和卵黄囊的顶（内胚层）构成胚盘。滋养层内面和羊膜腔、卵黄囊外面皆覆盖有胚外中胚层，其间的腔隙为胚外体腔，连接羊膜腔和滋养层的部分胚外中胚层变窄变细称体蒂。

绒毛膜：模型的细胞滋养层增生，一部分细胞加入合体滋养层，向表面伸出指状突起，由此滋养层改称为绒毛膜。

5. 三胚层胚盘的形成（一组模型）

胚盘背侧为外胚层，腹侧为内胚层，在胚盘尾端中轴线上，外胚层细胞向腹侧增生内陷，在内、外胚层间形成一条细胞索为原条，以原条为始基向两侧，向前，向后伸展，在内、外胚层之间形成胚内中胚层。

胚盘正中纵切面：在胚盘尾侧内外胚层之间有原条，其尾端有泄殖腔膜，原结前方内外胚层之间有脊索，脊索头端有口咽膜。

6. 三胚层形成与胚层分化（一组模型）

（1）胚体的形成：在胚体形成过程中，胚盘中轴生长速度快于两端，头尾生长速度又快于两侧，结果胚体向背侧隆起，胚盘边缘向腹侧包卷，形成头褶、尾褶和侧褶，使扁平的胚盘变为圆柱状的胚体。口咽膜和生心区转到腹侧，体蒂和泄殖腔膜也移向腹侧。第8周末，胚体外表可见眼、耳、鼻和上下肢芽，已初具人形。

（2）胚层分化

外胚层的分化：受精后19天，脊索背面的外胚层增厚形成神经板，神经板两侧缘向背方隆起形成神经褶，其中央下凹为神经沟。两侧神经褶在中线靠拢愈合成神经管，神经管头尾两端各有一孔，即前、后神经孔。在神经管背外侧的一些细胞形成神经嵴。其余部分的外胚层分化为表皮等器官。

中胚层分化：神经管两侧的中胚层，形成纵列的细胞索为轴旁中胚层，轴旁中胚层不久横裂为块状的体节。体节外侧为一狭长的细胞带即间介中胚层。间介中胚层的外侧部分为侧中胚层。侧中胚层又分为背侧的体壁中胚层和腹侧的脏壁中胚层，二者之间的腔为胚内体腔。侧中胚层在口咽膜前缘相会，成为生心区。

内胚层的分化：当胚体形成时，内胚层卷折成原始消化道，他将演化为消化管、消化腺和下呼吸道等器官的上皮。

7. 胎膜和胎盘

（1）蜕膜：子宫内膜中有胚泡植入后，改称蜕膜。蜕膜分为三部分，包在胚泡表面的称包蜕膜；位于胚泡底部的称底蜕膜；除底蜕膜和包蜕膜以外的子宫蜕膜称壁蜕膜，当胎儿继续长大时，包蜕膜和壁蜕膜融合，子宫腔消失。

（2）胎膜

羊膜：由羊膜上皮和胚外中胚层组成。

卵黄囊：由内胚层和胚外中胚层组成，在此模型中已很小。位于胚体腹面的腔囊，在脐带形成时包入脐带内。

绒毛膜：由滋养层和胚外中胚层构成，朝向底蜕膜的一端的绒毛特别发达，分支很多，称丛密绒毛膜，是组成胎盘的胎儿部分，其余的绒毛膜其绒毛退化，称平滑绒毛膜。

尿囊：在卵黄囊顶部尾侧的内胚层突入体蒂内的小囊，为最小的囊状结构。

脐带：连于胚胎脐部与丛密绒毛膜之间的索状结构。由羊膜向胚体腹部包卷而成，连接于胎儿和胎盘之间，表面有羊膜被覆。

（3）胎盘：由母体的底蜕膜及胎儿的丛密绒毛膜组成。从模型上辨认胎盘隔、固定绒毛、胎盘小叶和绒毛间隙，并联系胎儿血液循环和母体血液循环的关系。胎盘呈圆盘状，有两个面，胎儿面光滑，表面有羊膜覆盖，有脐带附着；母体面粗糙，为底蜕膜，可见许多胎盘小叶。

【思考题】

1. 受精的时间、地点、过程及意义。

2. 桑椹胚、胚泡的形成时间及其结构。

3. 胚泡植入的定义、时间、过程、位置。

4. 胚盘的形成。

5. 三胚层形成及其分化。

6. 胎盘的结构和功能。

第三章　生理学 ▷▷▷

第一节　生理学实验基础知识

一、常用手术器械

（一）手术刀

用于切开皮肤和脏器。

（二）剪刀

1. 粗剪刀用于剪毛、皮肤、小的骨骼、较厚的肌肉等较粗硬组织。
2. 手术剪刀用于剪皮下组织、较薄的肌肉、神经、血管等较软的组织。
3. 眼科剪刀（小剪刀）用于剪细小部位的神经、血管、软组织等。

（三）镊子

1. 手术镊（大镊子）用于夹捏组织和牵拉切口处的皮肤。
2. 眼科镊（小镊子）用于夹捏细小部位的软组织。

（四）止血钳

除用于止血外，有齿的用于提起皮肤，无齿的用于分离皮下组织。蚊式止血钳适用于分离小血管及小神经周围的结缔组织。

（五）骨钳

用于打开颅腔和骨髓腔时咬切骨质。

（六）颅骨钻

开颅钻孔用。

（七）动脉夹

用于暂时阻断动脉血流。

（八）气管插管

急性动物实验时用于插入气管，以保证呼吸道畅通。

（九）血管插管

动脉插管在急性动物实验时插入动脉，另一端接记录装置，以记录血压。静脉插管插入静脉后固定，以便于在实验过程中，随时用注射器通过插管向动物体内注射各种药物和溶液。直形插管插入动脉和静脉，以进行器官灌流实验，小型直形插管也做放血使用。

（十）玻璃针

用于分离神经和血管等组织。

（十一）蛙心夹

使用时将一端夹住心尖，另一端借缚线连于杠杆或换能器，以进行心脏活动的描记。

二、生理学实验常用溶液及配制方法

在生理学实验中，常用的生理溶液有生理盐水、任氏液（Ringer）、乐氏液（Locke）及台氏液（Tyrode）。这些生理溶液是为了在进行离体器官或组织实验时，使标本尽可能处于近似在体内的环境中，以保证其正常的功能活动。而用于灌流组织的液体，其电解质成分、晶体渗透压、pH 值、缓冲能力、温度及营养物质浓度应与组织液相近。不同的动物组织器官对氧和营养物质等内环境成分的需求有一定差异，各种实验的目的也不尽相同，所以，各种生理溶液的成分也有所不同。其成分及配制见表 3-1、表 3-2。

表 3-1　常用生理溶液的成分

药品名称	浓度（g/1000 mL）				
	任氏溶液（两栖类）	乐氏溶液（哺乳类）	台氏液（哺乳类）	生理盐水（两栖类）	生理盐水（哺乳类）
氯化钠（NaCl）	6.5	9.0	8.0	6.5	9.0
氯化钾（KCl）	0.14	0.42	0.2	—	—
氯化钙（$CaCl_2$）	0.20	0.24	0.2	—	—
碳酸氢钠（$NaHCO_3$）	0.20	0.1~0.3	1.0	—	—
磷酸二氢钠（NaH_2PO_4）	0.01	—	0.05	—	—
氯化镁（$MgCl_2$）	—	—	0.1	—	—
葡萄糖（Glucose）	2 g（可不加）	1.0~2.5	1.0~2.5	—	—
蒸馏水	加至 1000 mL				

配制生理溶液的方法是先将各成分分别配成一定浓度的基础液（表 3-2），然后按表所示分量混合。

表 3-2 基础溶液的浓度及其在各种生理溶液中的分量

成分	浓度（%）	任氏溶液（mL）	乐氏溶液（mL）	台氏溶液（mL）
氯化钠（NaCl）	20	32.5	45.0	40.0
氯化钾（KCl）	10	1.4	4.2	2.0
氯化钙（CaCl$_2$）	10	1.2	2.4	2.0
磷酸二氢钠（NaH$_2$PO$_4$）	1	1.0	—	5.0
氯化镁（MgCl$_2$）	5	—	—	2.0
碳酸氢钠（NaHCO$_3$）	5	4.0	2.0	20.0
葡萄糖（Glucose）	5	2 g（可不加）	1.0~2.5 g	1.0 g
蒸馏水		加至 1000 mL		

注意：在配制任氏液和台氏液时，应先将原液混合并加入蒸馏水，最后再逐滴加入氯化钙，同时要边加边搅拌，以免形成不溶解的钙盐沉淀。另外，葡萄糖应在用前临时加入，以免滋长细菌。

三、常用血液抗凝剂

（一）肝素

肝素的抗凝作用很强，常用来作为全身抗凝剂，特别是在进行微循环方面动物实验时肝素的应用更有其重要意义。

纯的肝素 10 mg 能抗凝 100 mL 血液（按 1 mg 等于 100 IU，10 IU 能抗凝 1 mL 血液计）。如果肝素纯度不够高或已过期，所用的剂量应增大 2~3 倍。用于试管内抗凝血时，一般可配成 1%肝素生理盐水溶液，取 0.1 mL 加入试管内，加热 100℃烘干，每管能使 5~10 mL 血液不凝固。用于动物全身抗凝血时，一般剂量为：

大鼠：2.5~3.0 mg/200~300 g 体重

家兔：10 mg/kg 体重

狗：5~10 mg/kg 体重

（二）草酸盐合剂

配方：草酸铵 1.2 g，草酸钾 0.8 g，甲醛溶液 1.0 mL，蒸馏水加至 100 mL，配成 2%溶液，每毫升血加草酸盐合剂 0.1 mL（相当于草酸铵 1.2 mg，草酸钾 0.8 mg）。用前根据取血量将计算好的合剂量加入玻璃容器内烘干备用。如取 0.5 mL 于每只试管中，烘干后每管可使 5 mL 血不凝固。此抗凝剂最适合做红细胞比容测定，能使血凝过程中所必需的钙离子沉淀，达到抗凝的目的。

（三）枸橼酸钠

常配成 3%~5% 水溶液，也可直接用粉剂。每毫升血加 3~5 mg，即可达到抗凝的目的。枸橼酸钠可使钙失去活性，故能防止凝血。但其抗凝作用较差、碱性较强，不宜做化学检查用，可用于红细胞沉降速度测定。急性血压实验中所用的枸橼酸钠为 5%~6% 溶液。

（四）草酸钾

每毫升血加 1~2 mg。如配制成 10% 水溶液，每管加 0.1 mL 则可使 5~10 mL 血液不发生凝固。

四、实验报告写作要求

（一）示教实验或自己操作的实验，每人均要写出报告。学期开始时，准备好统一规格的报告纸，学期末将全部报告汇集成册，交负责教师考核。

（二）实验报告必须按时完成，由组长汇集交负责教师评阅。

（三）按照每一实验的具体要求，认真写出实验报告。写报告应注意文字简练、通顺，书写清楚、整洁，正确使用标点符号。每次写实验报告的要求如下：

1. 注明姓名、班次、组别、日期。

2. 实验题目。

3. 实验目的。

4. 实验方法：一般不必详细描述。如果实验仪器或方法临时有所变更，或因操作技术影响观察的可靠性时，可作简短说明。

5. 实验结果：是实验中最重要的部分。应将实验过程所观察到的现象忠实、正确地记述。实验中的每项观察都应随时记录。实验结束后，根据记录填写实验报告，不可单凭记忆，否则容易发生错误或遗漏。

6. 讨论和结论：是实验后实验报告中最重要的部分。实验结果的讨论是根据已知的理论知识对结果进行解释和分析。要判断实验结果是否为预期的，如果出现非预期的结果，应该考虑和分析其可能的原因。实验结论是从实验结果中归纳出一般的、概括性的判断，也就是这一实验所能验证的概念、理论的简明总结。结论中一般不需要罗列具体的结果。在实验结果中未能得到充分证据的理论分析不应写入结论。

实验结果的讨论和结论的书写是富有创造性的工作，应该严肃认真，不应盲目抄袭书本。参考课外读物，应注明出处。

第二节　坐骨神经-腓肠肌标本制备

【实验目的和原理】

两栖类动物的一些基本生命活动和生理功能与恒温动物相近似，而其离体组织所需的生活条件比较简单，易于控制。因此常用蟾蜍或蛙坐骨神经-腓肠肌标本来观察兴奋性、兴奋过程、刺激的一些规律以及骨骼肌的收缩特点等，故坐骨神经-腓肠肌标本的制备方法是机能学实验的一项基本操作技术。本实验的目的是掌握蟾蜍或蛙坐骨神经-腓肠肌标本的制备方法。

【实验对象】

蟾蜍或蛙。

【实验器材和药品】

蛙板、玻璃针、粗剪刀、手术剪、镊子、探针、蛙钉、小烧杯、锌铜弓、任氏液。

【实验步骤】

（一）破坏脑脊髓

取蟾蜍一只。左手握住蟾蜍，用食指压住头部前端使头前俯（图3-1），右手持探针从枕骨大孔垂直刺入，然后向前刺入颅腔，左右搅动捣毁脑组织；将探针抽回原处（不要将探针完全抽出），再向后刺入椎管捣毁脊髓。此时如蟾蜍的四肢松软，呼吸消失，表示脑脊髓已完全破坏，否则应按上法再捣毁。

（二）剪除躯干上部及内脏

在骶髂关节水平以上0.5~1 cm处剪断脊柱。左手握蟾蜍后肢，拇指压住骶骨，使蟾蜍头胸与内脏自然下垂，右手持剪刀，沿两侧剪除其内脏及头胸部（注意勿损伤坐骨神经），仅留下后肢、骶骨、部分脊柱及由他发出的坐骨神经（图3-2）。

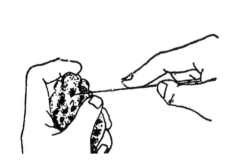
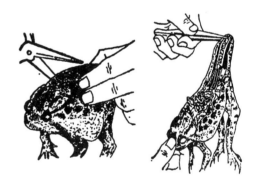

图3-1　破坏蟾蜍脑脊髓的方法　　　　图3-2　剪除躯干上部及内脏

（三）剥皮

左手握脊柱断端，剪除肛门周围的皮肤（注意：不要握住或接触神经），向下剥掉全部后肢的皮肤（图3-3），将标本放在盛有任氏液的小烧杯中。

（四）清洗

将手及用过的剪刀、镊子等全部手术器械洗净，再进行下述步骤。

（五）分离两腿

用镊子从背位夹住脊柱将标本提起，剪去向上突出的骶骨（注意勿损伤坐骨神经），然后沿正中线用剪刀将脊柱分为左右两半，再从耻骨联合中央剪开骨盆，这样两腿即完全分离。将两腿浸入盛有任氏液的小烧杯中。

（六）制作坐骨神经–腓肠肌标本

取一腿放在蛙板上，按下面的步骤制备标本。

1. 暴露坐骨神经（自下而上） 将标本背侧向上放置，用蛙钉将其固定在蛙板上，再循坐骨神经沟（股二头肌及半膜肌之间的裂缝处）用玻璃针将此肌沟划开，分开两侧的肌肉，暴露出坐骨神经之大腿部分，再用玻璃针小心地在大腿根部沿神经的走行向上穿至腹侧，在确认玻璃针上面无坐骨神经后，用小剪刀将玻璃针上面的肌肉及结缔组织剪断，暴露出整根坐骨神经（图3-4）。

2. 游离坐骨神经（自上而下） 用玻璃针沿脊柱游离坐骨神经至腘窝上方，剪断其沿途发向肌肉的所有分支。

3. 分离并结扎腓肠肌 分离腓肠肌跟腱，并穿线结扎，在结扎线的远侧剪断跟腱，将腓肠肌游离至腘窝处。

4. 去除多余组织，完成坐骨神经–腓肠肌标本 用玻璃针挑起已游离的坐骨神经，再用粗剪刀在坐骨神经根部保留神经发出部的约1 cm脊柱剪去其余部分，将游离干净的坐骨神经搭于腓肠肌上，在膝关节周围剪掉全部大腿肌肉，并用剪刀将股骨刮干净，然后在膝关节以上1 cm处剪断股骨，再在膝关节下方剪去胫骨，这样就制得一个具有附着在股骨上的腓肠肌并带有支配腓肠肌的坐骨神经的标本（图3-5）。

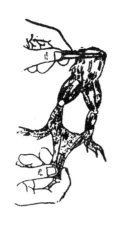

图3-3 剥皮

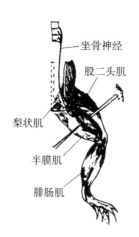

图3-4 坐骨神经分离暴露后的位置

坐骨神经
股二头肌
梨状肌
半膜肌
腓肠肌

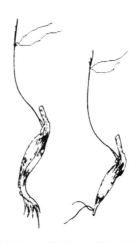

图3-5 坐骨神经小腿标本及坐骨神经腓肠肌标本

（七）用锌铜弓检查标本

用经任氏液沾湿的锌铜弓迅速接触坐骨神经干，如腓肠肌发生明显而灵敏的收缩，则表示标本的兴奋性良好。将制备好的标本放入盛有任氏液的烧杯中，待其兴奋性稳定后再进行实验。

（八）刺激标本、观察反应

依次给予标本下列刺激，观察其对刺激的反应性及反应特点：①用锌铜弓快速接触坐骨神经干，观察反应；②用大镊子夹捏神经干的脊柱端，观察反应；③用烧热的大头针快速接触坐骨神经干，观察反应；④将少许晶体盐洒在仍完好的神经干上，再滴加一滴任氏液使其溶解，观察反应。

【注意事项】
1. 尽量用器械操作，忌用金属器械触、夹神经。
2. 操作过程中防止过度牵拉神经。
3. 用任氏液保持神经湿润。

【思考题】
1. 什么叫兴奋性、刺激、反应？
2. 兴奋性与刺激的关系？

第三节 血液凝固

【实验目的和原理】

血液流出血管后，很快就会凝固。血液凝固可以分为内源性凝血和外源性凝血两条途径。内源性凝血系统是指参与凝血过程的因子存在于血浆中，而外源性凝血系统是指在组织因子参加下的血液凝固过程。

本实验在事先暴露血管的情况下直接从动脉取血，由于血液几乎没有和组织因子接触，其凝血过程主要由内源性凝血系统发动。比较内源性与外源性凝血系统，其主要区别是：①外源性凝血系统所需凝血因子的种类及凝血步骤较少，因此血液凝固的时间短；②内源性凝血系统所需凝血因子的种类及凝血步骤较多，因此血液凝固的时间较长，而且需要有血小板参加。

本实验的目的是了解血液凝固的基本过程及加速或延缓血凝的一些因素。

【实验对象】

家兔。

【实验器材和药品】

兔类手术器械一套，小烧杯 1 个，玻棒或竹签，清洁试管 6 个（准备了各种不同的实验条件），秒表或手表，冰块若干（置烧杯内），液状石蜡 0.5 mL（置小试管内），肝素 8 IU（置小试管内），草酸钾 1~2 mg（置小试管内），棉纤维少许（置小试管内），塑料管一段，2%的氯化钙溶液。

【实验步骤】

（一）麻醉、固定

取家兔一只，称体重，按每千克体重 5 mL 由耳缘静脉缓慢注入 20%氨基甲酸乙酯溶液（3~5 分钟内注完）。麻醉适度后，将家兔背位固定于手术台上。

（二）颈部手术

1. 剪去颈部毛（从甲状软骨到胸骨上缘间） 沿正中线逐层切开颈部皮肤、皮下组织和肌肉约 5~7 cm 长。用止血钳分离、暴露气管。将气管上方的肌肉拉开，即可在气管两侧见到透明的颈动脉鞘（图 3-6）。

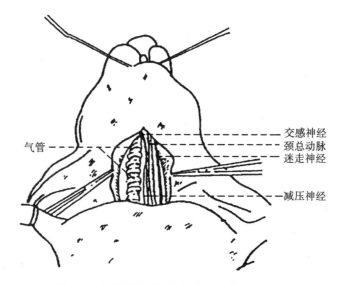

图 3-6 兔颈部主要神经和血管示意图

2. 分离动脉并插管放血 用玻璃针沿动脉走行方向划开颈动脉鞘，分离颈总动脉，并在其下方穿二条细线，将颈总动脉远心端结扎，用动脉夹夹住动脉的近心端，结扎处与动脉夹之间的距离至少要在 2 cm 左右。用眼科剪刀在靠近远心端结扎线的动脉上作一斜形切口，约切开管径的一半，然后将塑料管向心脏方向插入血管（注意勿接触动脉夹），快速结扎固定。打开动脉夹，依次向六个试管中分别放入约 2 mL 血液。将剩余的血液注入小烧杯内，并马上用玻棒或竹签搅动。

（三）观察凝血过程及加速和延缓血凝的因素

放血后的 6 支试管分别由专人观察，每隔 30 秒倾斜试管一次，观察血凝是否发生（血液是否流动，直至血液不再流动为止）。记录凝血时间，将结果填入表 3-3 中。加入草酸钾溶液的试管内的血液 30 分钟后如果仍不凝固，滴入 2%的氯化钙溶液 2~3 滴，观察血液是否凝固。

注入小烧杯内的剩余血液，用玻棒或竹签搅动后，观察血液的凝固现象。取出玻棒或竹签，观察缠绕在尖端的纤维蛋白，将其用水洗净后会怎样？经过这样处理的血液是否还会发生凝固？

表 3-3 影响血凝的因素

实验条件		凝血时间	分析
粗糙面	放棉花少许		
	用液状石蜡涂试管内表面		
温度	于室温中（对照）		
	放在冰浴中		
放肝素 8 IU（加血后摇匀）			
放草酸钾 1~2 mg（加血后摇匀）			

【注意事项】

1. 分离动脉和动脉内插管放血是本实验成败的关键，注意轻柔操作，钝性分离。
2. 放在冰浴中的试管，放置宜快速及时，否则影响结果。

【思考题】

1. 简述血液凝固的基本过程。
2. 内源性和外源性凝血有什么区别？
3. 加入草酸钾的血液，再加 Ca^{2+} 为什么会发生凝固？

第四节 出血时间与凝血时间的测定

【实验目的和原理】

出血时间是从针刺皮肤毛细血管破损后，血液自行流出到自行停止所需的时间。当毛细血管和小血管受伤时，受伤的血管可立即收缩，局部血流减慢；同时血小板黏着于血管的损伤处并释放出血管活性物质，使毛细血管发生较广和较持久的收缩，使出血停止。故测定出血时可以了解毛细血管功能及血小板功能是否正常。凝血时间是指血液流出体外至发生凝固所需的时间。凝血时间只反映血液本身的凝固是否正常，与血小板的数量及毛细血管的脆性关系较小。本实验旨在学习测定出血、凝血时间的方法。

【实验对象】

人。

【实验器材和药品】

一次性采血针，吸水纸，秒表，玻片，75%酒精棉球。

【实验步骤与观察项目】

（一）出血时间的测定

1. 以75%酒精棉球消毒耳垂或手指端皮肤后，用一次性采血针垂直刺入2~3 mm深，让血液自然流出，勿施压力。自血流出时计算时间。

2. 每隔半分钟用吸水纸吸干流出的血液一次。注意吸水纸勿接触伤口。

3. 记录开始出血至止血的时间，或计算吸水纸上的血点数并以2除之，即为出血时间。此方法测定的正常值为1~4分钟。

（二）凝血时间的测定

以75%酒精棉球消毒耳垂或手指端皮肤后，用一次性采血针刺入2~3 mm深，让血液自然流出。将血置于玻片上，每隔半分钟用针尖挑血一次，直至挑起细纤维状的血丝，即表示开始凝血。记录开始流血至挑起细纤维的时间即为凝血时间。采用玻片法测定时正常人的凝血时间为2~8分钟。

【注意事项】

挑动血液时应沿一定方向，勿多方向挑动以致破坏血液凝固的纤维蛋白网状结构，易造成不凝的假象。

【思考题】

血液从伤口流出为什么会凝固？

第五节　血型鉴定

【实验目的和原理】

为确保输血的安全，输血前必须认真做好血型鉴定试验。如果稍有疏忽，就会影响伤病员的生命安全。血型鉴定是将受试者红细胞分别加入含抗A单克隆抗体与抗B单克隆抗体的血清中，观察有无凝集现象，从而测知受试者红细胞上有无凝集原A或B。根据红细胞上所含凝集原种类可将血型分A、B、AB、O四种基本血型。本实验的目的主要是学习血型鉴定的方法，掌握ABO血型鉴定的原理。

【实验对象】

人。

【实验器材和药品】

一次性采血针，玻片，含抗A或抗B单克隆抗体的血清，玻棒（或竹签），75%酒精，棉签。

【实验步骤】

1. 将含抗A、抗B单克隆抗体血清各一滴，滴在玻片的两端，做好标记。

2. 用75%酒精棉签消毒耳垂或手指端皮肤，用一次性采血针刺破皮肤，用玻棒两端各沾血少许，分别滴于玻片两端与血清搅匀。

3. 10分钟后用肉眼观察有无红细胞凝集，判断结果（图3-7）。若有疑问，可重新检测一次。

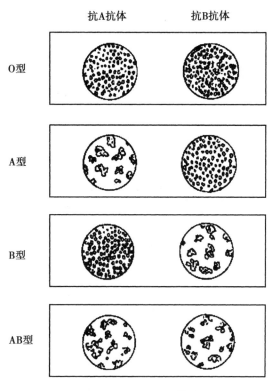

图3-7　血型的鉴定

【注意事项】

1. 肉眼看不清凝集现象时，应在显微镜下观察。

2. 分清玻棒的两端，不能用同一端在两种血清中搅拌。

【思考题】

1. 已知A型血，如何测定其他血型？

2. 在没有含抗A、抗B抗体的标准血清的情况下，你能否判断供血者与受血者之间可否输血？

第六节　蛙类心搏起源的分析

【实验目的和原理】

心肌组织具有兴奋性、自律性、传导性和收缩性四大生理特性。心脏的特殊传导系统具有自动节律性，但各部分的自律性高低不同，哺乳动物心脏以窦房结的自律性为最高，被称为心脏起搏点（两栖类动物的心搏起点是静脉窦）。正常人的心脏兴奋每次都由窦房结发出，通过特殊传导系统依次传到心房肌和心室肌，引起心肌兴奋。因此，每一个心动周期中，心脏兴奋的产生、传导和恢复过程中的生物电变化的方向、途径、次序和时间等都有一定的规律。本实验的目的是观察蟾蜍或蛙心搏起点静脉窦的自律性活动与心房肌和心室肌活动之间的关系，体会静脉窦在蟾蜍或蛙心脏活动中的主导地位。

【实验对象】

蟾蜍或蛙。

【实验器材和药品】

蛙类手术器械一套、蛙板、缝合线、小烧杯、任氏液。

【实验步骤】

（一）破坏脑和脊髓 （方法见第二节）

（二）暴露心脏、 识别相关结构

破坏脑和脊髓后，将蟾蜍或蛙仰卧固定在蛙板上。用剪刀剪开胸骨表面皮肤并沿中线剪开胸骨，可见心脏包在心包中。仔细剪开心包暴露心脏，参照图3-8识别静脉窦、心房、心室和主动脉等。于主动脉下方穿线备用，将蟾蜍或蛙心翻向上方，于背面找到静脉窦与心房交界处的半月形白线（窦房沟）。

（三）观察项目

1. 分别观察和记录静脉窦、心房和心室每分钟跳动次数以及跳动顺序。

2. 提起已穿好的备用丝线，在窦房沟处沿着半月形白线结扎以阻断静脉窦和心房之间的传导。观察心房和心室的跳动是否停止？静脉窦是否仍在跳动？

3. 心房、心室如恢复跳动，则分别计数单位时间内静脉窦、心房和心室的跳动次数，并观察他们的跳动是否一致。

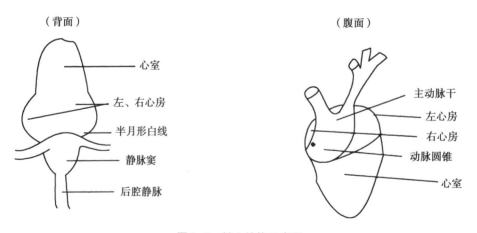

图3-8　蛙心结构示意图

【结果】

按表3-4报告观察结果。

表 3-4　结扎前后心跳频率的比较

实验条件	跳动次数（次/分）		
	静脉窦	心　房	心　室
结扎窦房沟前			
结扎窦房沟后			

【注意事项】

随时滴加任氏液于心脏表面使之保持湿润。

【思考题】

1. 心脏哪些部位有自律性？

2. 什么是正常起搏点、潜在起搏点和异位起搏点？

第七节　蛙心灌流

【实验目的和原理】

心脏的自动节律性活动，需要有一个合适的理化环境。一旦适宜的环境被干扰或破坏，心脏的活动就会受影响。心脏受自主神经支配：交感神经兴奋时，其末梢释放去甲肾上腺素使心肌收缩力增强，传导速度加快，心率加快，心输出量增多；而心迷走神经兴奋时，其末梢释放乙酰胆碱，使心肌收缩力减弱，心率减慢，心输出量减少。蟾蜍或蛙心脏离体后，用理化特性近似于其血浆的任氏液灌流，心脏在一定时间内可保持节律性收缩与舒张。改变灌流液的成分，相当于改变了心肌细胞的内环境，心脏跳动的频率和幅度就会随之发生改变。

本实验目的是用离体蛙心灌流的方法观察钠、钾、钙三种离子以及酸碱度和自主神经递质对心脏活动的影响。

【实验对象】

蟾蜍或蛙。

【实验器材和药品】

RM6240 生理信号采集处理系统、张力换能器、蛙心夹、蛙心插管、试管夹、缝合线、双凹夹、万能支架台、蛙类手术器械、滴管两只、任氏液、0.65% NaCl、1% KCl、3% 乳酸、2.5% NaHCO$_3$、3% CaCl$_2$、1∶10000 肾上腺素、1∶10000 乙酰胆碱等溶液。

【实验步骤】

（一）离体蟾蜍心脏的制备

1. 取蟾蜍一只，破坏脑和脊髓（方法见第二节），暴露心脏。用眼科剪刀仔细剪开心包膜。

2. 在主动脉干下穿一条缝合线，打一松结备用。用眼科剪刀在松结上方动脉圆锥的根部剪一小斜口，将盛有少量任氏液的蛙心插管由此插入，插至动脉圆锥时，略向后退，在心室收缩时，沿心室后壁方向向下插，经主动脉瓣插入心室腔内。如果插管已插入心室可见插管中液面随心搏而上下波动（如果液面不动，可将插管旋转90°以免插管口斜面贴在心室壁上，阻塞管口）。确定插管已插入心室后，则将松结线扎紧并固定在插管的横管上，以免插管脱落。

3. 剪断主动脉的左右分支。轻轻提起蛙心插管以抬高心脏。用一条线在静脉窦与后腔静脉交界处做一结扎（注意不要结扎静脉窦）。将心脏周围的组织剪掉，将心脏游离出来。

4. 吸去蛙心插管内的血液，并用任氏液反复冲洗，直到无血液残留为止。

（二）连接实验装置

用试管夹将插管固定在万能支架台上，心室舒张期将与张力换能器相连的蛙心夹夹住心尖。换能器的连线应与插管中轴在同一直线上，即与地面垂直。

连接线路：将张力换能器输出线接在 RM6240 系统的第一通道上（此步骤实验室已连接就绪）。

（三）观察项目

启动 RM6240 生理信号采集处理系统，从主菜单栏的"实验"选项中，选择实验项目"循环→蛙心灌流"（参数已预先设置好），点击纪录按钮走纸记录（按钮如图 3-9），如有必要可适当调整连线的张力，使蛙心收缩曲线至最理想观察形态。

1. 描记正常心搏曲线

描记一段正常心搏曲线，注意观察心跳频率和强度以及心脏收缩舒张程度。曲线的幅度代表心脏收缩的强弱；曲线的疏密代表心率的快慢；曲线的规律性代表心跳的节律性；曲线的基线位置代表心室舒张的程度。

2. 不同离子对心脏活动的影响

（1）0.65% NaCl 的影响：吸出插管内全部灌流液，换入 0.65% NaCl，观察心搏曲线变化。待效应明显后吸出 0.65% NaCl 溶液，用新鲜任氏液换洗数次，直至曲线恢复正常。

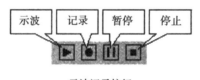

图 3-9　示波记录按钮

（2）3% $CaCl_2$ 的影响：加 1~2 滴 3% $CaCl_2$ 于插管内的新鲜任氏液中，观察心搏曲线变化。待效应明显后用任氏液换洗数次，至曲线恢复。

（3）1% KCl 的影响：加 1~2 滴 1% KCl 于插管内的新鲜任氏液中，观察心搏曲线变化。待效应明显后用新鲜任氏液换洗数次，直至曲线恢复正常。

3. 神经递质的影响

（1）1∶10000 肾上腺素的影响：加 1~2 滴 1∶10000 肾上腺素于插管内的新鲜任氏液中，观察心搏曲线变化。待效应明显后用新鲜任氏液换洗数次，直至曲线恢复正常。

（2）1∶10000 乙酰胆碱的影响：加 1 滴 1∶10000 乙酰胆碱于插管内的新鲜任氏液中，观察心搏曲线变化。待效应明显后用新鲜任氏液换洗数次，直至曲线恢复正常。

4. 酸碱度的影响

加 1 滴 3% 乳酸于插管内的新鲜任氏液中，观察心搏曲线变化。待效应明显后，再加 2~4 滴 2.5% $NaHCO_3$，观察心搏曲线变化。

【结果】

表 3-5　记录与报告实验结果

顺序	观察项目	药量	心肌收缩强度改变（定性）	心率（次/分）
1	任氏液	灌流		
2	0.65% NaCl	灌流		
3	3% $CaCl_2$	1~2 滴		
4	1% KCl	1~2 滴		
5	1∶10000 肾上腺素	1~2 滴		
6	1∶10000 乙酰胆碱	1 滴		
7	3% 乳酸	1 滴		
8	2.5% $NaHCO_3$	2~4 滴		

实验结束后编辑实验记录，并打印心搏曲线。

【注意事项】

1. 制备蛙心标本时，勿伤及静脉窦。

2. 当每种化学药物作用已明显时，应立即将蛙心插管内液体吸出并用任氏液换洗数次，以免心肌受损。须待心跳恢复正常后才能进行下一实验项目（但加乳酸溶液后，等心跳变化明显时，立即加入 $NaHCO_3$ 溶液）。

3. 每次换液时，蛙心插管内液面应保持相同高度。

4. 吸任氏液的吸管和吸蛙心插管内溶液的吸管要分开，不可混淆，以免影响实验效果。不同药物的吸管也不可混淆。

5. 随时滴加任氏液于心脏表面使之保持湿润。

6. 每次滴加药物或换液时均应打标记。

7. 固定换能器时，应稍向下倾斜，以免自心脏滴下的液体流入换能器内。

【思考题】

1. 分析各项实验结果产生的原因。

2. 试述影响心脏生理特性的因素及其机制。

第八节 人体动脉血压的测定

【实验目的和原理】

动脉血压指的是流动的血液对动脉血管壁所施加的侧压力。在一个心动周期中，动脉血压随着心脏的射血与充盈过程不断变化。心室收缩动脉血压升高到的最高值为收缩压；心室舒张动脉血压下降到的最低值为舒张压。人体动脉血压测定的最常用方法是袖带法，他是利用袖带压迫动脉造成血管瘪陷，并通过听诊器听取由此产生的"血管音"来测量血压的。测量部位一般多在肱动脉。血液在血管内流动顺畅时通常没有声音，但当血管受压变狭窄或时断时通使血液发生湍流时，则可发生所谓的"血管音"。用充气袖带缚于上臂加压，使动脉被压迫关闭，然后放气，逐步降低袖带内的压力。当袖带内的压力超过动脉收缩压时，血管受压血流被阻断，此时听不到声音，也触不到远端的桡动脉脉搏；当袖带内的压力等于或略低于动脉收缩压时，有少量血液通过压闭区，在其远端血管内引起湍流，于此处用听诊器可听到血管壁震颤音并能触及脉搏，此时袖带内的压力即为收缩压，其数值可由压力表或水银柱读出；在血液间歇地通过压闭区的过程中一直能听到声音；当袖带内的压力等于或略低于舒张压时，血管处于通畅状态，失去了造成湍流的因素而无声响，此时袖带内的压力即为舒张压。

机体在运动状态下血压升高，且以收缩压升高为主。运动时动脉血压的变化是许多因素影响的综合结果。

本实验的目的是学习袖带法测定动脉血压的原理和方法，测定人体肱动脉的收缩压与舒张压，并观察运动对血压的影响。

【实验对象】

人。

【实验器材】

血压计、听诊器、手表。

【实验步骤】

（一）熟悉血压计的构造

血压计有数种，常用的有水银式、表式和数字式等。水银式检压计包括三个部分：袖带、橡皮球和测压计。在使用时先驱净袖带内的空气，打开水银柱根部的开关。

（二）测定动脉血压

1. 受试者端坐位，脱去一侧衣袖，静坐 5 分钟。

2. 受试者前臂伸平置于桌上，令上臂中段与心脏处于同一水平。

3. 将袖带缚于上臂，其下方距肘窝 2 cm，松紧度适宜。于肘窝处触及动脉搏动，将听诊器的胸件放在此处。

4. 一手轻压听诊器胸件，一手紧握橡皮球向袖带内充气使水银柱上升到听不到"血管音"时，继续打气使水银柱继续上升 20 mmHg。随即松开气球螺帽，徐徐放气，以降低袖带内压，在水银柱缓缓下降的同时仔细听诊。当突然出现"崩崩"样的声音（血管音）时，血压计上的水银柱刻度即代表收缩压。

继续缓慢放气，这时声音发生一系列的变化，先由低而高，再由高突然变低钝，而后则完全消失。在声音由强突然变弱这一瞬间，血压计上水银柱的高度即代表舒张压。

表 3-6 运动对动脉血压的影响

班级：　　　　性别：

姓名	年龄	运动前			运动后即刻			运动后 5 分钟		
		收缩压	舒张压	心率	收缩压	舒张压	心率	收缩压	舒张压	心率
样本数										
均值										
标准差										
P 值										

（三）观察运动对血压的影响

1. 测定安静坐位状态下的心率、血压。

2. 做快速下蹲运动 1 分钟，速度可控制在男：40 次/分；女：30 次/分。

3. 测定运动后即刻、5 分钟的心率和血压。

（四）整理与分析结果

实验结束后分男女两组将每人运动前、后的收缩压和舒张压填于表 3-6 中。分别求出各组数据的均值和标准差,并试用"Microsoft excel"做 t 检验,比较男、女两组之间和运动前后血压变化有无显著性差异。

【注意事项】

1. 室内要保持安静,以利于听诊。

2. 袖带不要绕得过紧或过松。

3. 动脉血压通常连续测 2~3 次,一般取两次较为接近的数值为准。重复测定时,须将袖带内的气体放尽,使压力降至零位,而后再加压测量。

4. 上臂应与右心房同高;听诊器胸件放在肱动脉的位置上不能接触过紧或过松。

5. 如血压超过正常范围,让受试者休息 10 分钟后再作测量。受试者休息期间可将袖带解下。

6. 正确使用血压计,开始充气前打开水银柱根部的开关,使用结束后应关上开关,以免水银溢出。

【思考题】

1. 何谓动脉血压、收缩压、舒张压、脉搏压和平均动脉压?其正常值各是多少?

2. 运动前后血压有何变化?其机制如何?

第九节 心音听诊

【实验目的和原理】

心音是由心脏瓣膜关闭和心肌收缩引起的振动所产生的声音。用听诊器在胸壁前听诊,在每一心动周期内可以听到两个心音。第一心音:音调较低(音频为 25~40 次/秒)而历时较长(0.12 秒),声音较响,是由房室瓣关闭和心室肌收缩振动所产生的。由于房室瓣的关闭与心室收缩开始几乎同时发生,因此第一心音是心室收缩的标志,其响度和性质变化,常可反映心室肌收缩强弱和房室瓣膜的机能状态。第二心音:音调较高(音频为 50 次/秒)而历时较短(0.08 秒),较清脆,主要是由半月瓣关闭产生振动造成的。由于半月瓣关闭与心室舒张开始几乎同时发生,因此第二心音是心室舒张的标志,其响度常可反映动脉压的高低。将听诊器胸件置于受试者心前区的胸壁上,可直接听取心音。结合触诊心尖搏动或颈动脉脉搏,初步掌握心音听诊方法、正常心音的特点及其产生原因,为临床心音听诊奠定基础。

【实验对象】

人。

【实验器材和药品】

听诊器。

【实验方法与步骤】

受试者静端坐,胸部裸露。

检查者戴好听诊器,注意听诊器的耳具应与外耳道开口方向一致(向前)。以右手的食指、拇指和中指轻持听诊器胸件紧贴于受试者胸部皮肤上,依次由左房室瓣听诊区

→主动脉瓣听诊区→肺动脉瓣听诊区→右房室瓣听诊区，仔细听取心音，注意区分两心音。临床常用的心音听诊区见图 3-10。

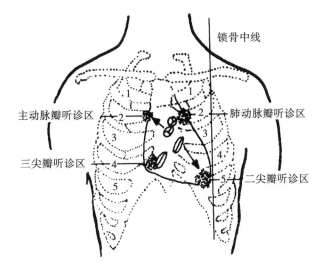

图 3-10　心脏各瓣膜在胸壁上的投影点及其听诊部位

1. 二尖瓣听诊区　正常在心尖部，即左锁骨中线内侧第五肋间处。心脏扩大时，则以心尖搏动最强点为二尖瓣听诊区。该处所听到的杂音常反映二尖瓣的病变。

2. 主动脉瓣听诊区　有两个听诊区，即胸骨右缘第二肋间隙及胸骨左缘第三、四肋间处，后者通常称为主动脉瓣第二听诊区。主动脉瓣关闭不全的早期，舒张期杂音常在主动脉瓣第二听诊区最响亮。

3. 肺动脉瓣听诊区　在胸骨左缘第二肋间隙，由肺动脉瓣病变所产生的杂音在该处听得最清楚。

4. 三尖瓣听诊区　在胸骨下靠近剑突稍偏右或稍偏左处。

如难以区分两个心音，可同时用手指触诊心尖搏动或颈动脉脉搏，此时出现的心音即为第一心音。然后再从心音音调高低、历时长短认真鉴别两心音的不同，直至准确识别为止。

【注意事项】

1. 实验室内必须保持安静，以利听诊。

2. 听诊器耳具应与外耳道方向一致。橡皮管不得交叉、扭结或与他物摩擦，以免发生摩擦音影响听诊。

3. 如呼吸音影响听诊，可令受试者暂停呼吸片刻。

【思考题】

第一心音和第二心音是怎样形成的？他们有何临床意义？

第十节 心血管活动的神经体液调节

【实验目的和原理】

心血管活动是在神经体液因素调节下进行的。各种内外感受器的传入信息经过心血管中枢的整合处理，通过调制交感和副交感神经的紧张性活动而改变心输出量和外周阻力，使动脉血压得到调节。心交感神经兴奋时，其末梢释放去甲肾上腺素，作用于心肌细胞膜上的 β_1 受体，通过正性变力、变时和变传导作用，使心输出量增加；心迷走神经兴奋时，其末梢释放乙酰胆碱，激活心肌细胞膜上的 M 受体，通过负性变力、变时和变传导作用，使心输出量减少。支配血管的交感缩血管神经兴奋时，通过末梢释放去甲肾上腺素，主要激活皮肤和内脏血管平滑肌细胞膜上的 α 受体，使平滑肌收缩，血管口径变小，外周阻力加大。

肾上腺髓质释放的肾上腺素和去甲肾上腺素是调节心血管活动的两种主要体液因素。肾上腺素对 α 和 β_1 受体都有激活作用，可使心跳加快加强，心输出量增加；他对血管的作用要看被作用的血管壁上哪一种受体占优势。一般来说，在整体条件下，小剂量肾上腺素主要引起体内血液重新分配，对外周阻力影响不大。但大剂量的肾上腺素也可引起外周阻力升高。去甲肾上腺素主要激活 α 受体，引起外周阻力增高而升高血压。

本实验采用家兔颈动脉插管法，直接测量血压，观察某些神经与体液因素对心脏与血管活动的调节作用。

【实验对象】

家兔。

【实验器材和药品】

RM6240 生理信号采集处理系统、兔手术台、哺乳类动物手术器械、血压换能器、动脉插管、动脉夹、万能支架台、双凹夹、保护电极、刺激电极、注射器（1 mL、5 mL、20 mL）、有色丝线、纱布、20%氨基甲酸乙酯、肝素（1000 IU/mL）、1∶10000 去甲肾上腺素、1∶10000 乙酰胆碱、5∶100000 肾上腺素、生理盐水、棉球。

【实验步骤】

（一）家兔称重、麻醉与固定

将20%氨基甲酸乙酯（5 mL/kg）从兔耳缘静脉缓慢注入（3~5 分钟内注完）。麻醉后将家兔仰卧位固定于手术台上。

（二）手术操作

1. 颈部手术 剪去颈部毛（从甲状软骨到胸骨上缘间），在颈部沿正中线切开皮肤约5~7 cm。用止血钳分离皮下组织和肌肉，暴露气管。将气管上方的肌肉拉开，即可在气管两侧见到透明的颈动脉鞘（图3-6）。

2. 分离动脉和神经 颈动脉鞘内含颈总动脉、迷走神经、交感神经及减压神经。

迷走神经最粗,交感神经较细,减压神经最细(如毛发粗细)。先不要打开颈动脉鞘,仔细辨认三条神经,特别是减压神经,然后用玻璃针纵向划开颈动脉鞘,沿神经走向分离神经。先分离最细的减压神经,穿二条细线。再分离交感神经和迷走神经,各穿一条线。若右侧神经分离正确,左侧可以不分离。在右侧颈总动脉下穿一条线,左侧颈总动脉下穿两条线以便动脉插管。每条神经和动脉游离长度 2~3 cm,并穿不同颜色的线以便区分。手术过程中均须注意及时止血。

3. 体内抗凝 完成上述操作后,耳缘静脉注入肝素溶液(1 mL/kg)。

4. 动脉插管 在动脉插管内充满肝素化生理盐水,并用胶管把插管连接在换能器上的三通管上备用(注意管内不应含有气泡)。将左侧颈总动脉远心端结扎,用动脉夹夹闭动脉的近心端,结扎点与动脉夹之间的距离至少要在 2 cm 左右。将近心端线打一松结,用眼科剪刀在动脉上靠近远心端结扎线处做一斜形切口,约切开管径的一半,然后将动脉插管向心脏方向插入血管,将上述打松结的线扎紧插管尖嘴部,再在插管中部打结固定。保持插管与动脉方向一致,以防插管刺破血管。手术部位用温热的盐水纱布覆盖。

(三)实验装置连接

将血压换能器固定在万能支架台上,其输出端连接到 RM6240 系统的第一通道上。打开换能器三通上的开关,除去动脉夹。启动 RM6240 系统,从主菜单栏的"实验"选项中选择实验项目"循环→兔动脉血压调节"点击记录按钮记录血压曲线。调节相关参数,使记录曲线的位置、幅度和波距趋于合理。

(四)观察项目

1. 正常血压曲线 动脉血压随心室的收缩和舒张而变化(图 3-11)。心室收缩时血压上升,心室舒张时血压下降,这种血压随心动周期波动称为心搏波(一级波),与心率一致。此外,动脉血压随呼吸而变化,吸气时血压先下降后上升,呼气时先上升后下降,这种波动称为呼吸波(二级波),故与呼吸节律一致。有时还可以看见一种低频率的缓慢波动,称为三级波,其产生原因未完全清楚,可能与血管运动中枢紧张性的周期性变化有关。

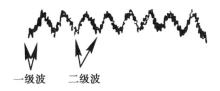

一级波 二级波

图 3-11 兔动脉血压曲线

2. 夹闭右侧颈总动脉 用动脉夹夹闭右侧颈总动脉 15 秒,观察血压有何变化。

3. 牵拉颈总动脉 手持左侧颈总动脉远心端的结扎线,向心脏方向轻轻拉紧,然后有节奏地（2 秒）往复牵拉，持续 5~10 秒，观察血压变化。

4. 刺激减压神经 用保护电极刺激右侧完整的减压神经，观察血压变化。然后用二条丝线在神经中部分别结扎并于两结扎间将神经剪断，用上述同样的方法分别刺激减压神经的中枢端（即头侧端）与末梢端，观察血压的变化。

5. 刺激迷走神经末梢端 结扎右侧迷走神经，于结扎线头侧将神经剪断，然后用保护电极刺激末梢端，观察血压有何变化。

6. 静脉注射肾上腺素 从耳缘静脉注入 5∶100000 浓度的肾上腺素 0.3 mL，观察血压和兔耳血管扩张程度的变化。

7. 静脉注射去甲肾上腺素 从耳缘静脉注入 1∶10000 浓度的去甲肾上腺素 0.3 mL，观察血压的变化。

8. 静脉注射乙酰胆碱 从耳缘静脉注入 1∶10000 浓度的乙酰胆碱 0.1 mL，观察血压的变化。

【结果及分析】

按表 3-7 描述实验结果。

表 3-7　实验结果和分析表

顺序	观察项目	血压变化（定量）及机理分析
1	正常曲线	
2	夹闭右侧颈总动脉 15 秒	
3	牵拉左侧颈总动脉头侧端	
4	刺激右侧完整减压神经	
5	刺激右侧减压神经外周端	
6	刺激减压神经中枢端	
7	刺激右侧迷走神经外周端	
8	静脉注射肾上腺素	
9	静脉注射去甲肾上腺素	
10	静脉注射乙酰胆碱	

【注意事项】

1. 麻醉药注射要缓慢，全部药量在 3~5 分钟内注完，不能过量。

2. 在整个实验过程中，均须保持动脉插管与颈总动脉平行，以免刺破动脉。

3. 每观察一个项目必须待血压平稳后，才能进行下一个项目的观察。

4. 每次注射药物后应立即注入 0.5 mL 生理盐水，以防止药液残留在针头及局部静脉中，影响下一药物的效应。

【思考题】

1. 动脉血压是如何保持相对稳定的?

2. 试述降压反射的过程与生理意义。

第十一节 呼吸运动的调节

【实验目的和原理】

正常情况下的节律性呼吸运动以及在各种生理状态下呼吸运动所发生的适应性改变都有赖于神经机制的调节作用。延髓呼吸中枢在正常呼吸运动调节中发挥重要作用，是调节节律性呼吸运动的基本中枢所在地。而来自呼吸道和肺部本身的刺激、呼吸肌本体感受性刺激及血液中化学成分改变的刺激所引起的反射活动，是实现正常节律性呼吸的重要保证。本实验的目的在于学习呼吸运动的记录方法，观察神经及体液因素对呼吸运动的影响，验证呼吸运动的调节机制。

【实验对象】

家兔。

【实验器材和药品】

RM6240 生理信号采集处理系统、兔手术台、万能支架台、哺乳类动物手术器械一套、气管插管、呼吸（张力）换能器、注射器（20 mL、5 mL 各 1 只）、50 cm 长胶管 1 条、20%氨基甲酸乙酯溶液、3%乳酸溶液、CO_2 气囊、生理盐水、纱布、丝线、棉球等。

【实验步骤】

（一）麻醉固定

取家兔一只，称体重，按每千克体重 5 mL 由耳缘静脉缓慢注入 20%氨基甲酸乙酯溶液。麻醉适度后，将家兔仰卧位固定于手术台上。

（二）颈部手术

颈部剪毛，沿正中线做一 4~5 cm 切口，切开皮肤、皮下组织，用止血钳钝性分离气管上方肌肉，暴露气管。在喉下方将气管与食管钝性分开，在气管下穿线备用。于甲状软骨下方 2 cm 处的两个气管软骨之间切开 1/3~1/2 气管圆周，并向上切开 2 个软骨环，呈倒 T 字形切口。用干棉球将气管内血液及分泌物擦干净，向肺方向插入气管插管，并结扎固定。在气管旁，两侧颈动脉鞘内找到迷走神经，将其分离并穿线备用。用纱布覆盖手术野。

（三）制作膈肌片

上腹部剪毛，于正对剑突的位置做一个 2~3 cm 纵向切口，逐层切开皮肤、皮下组织和腹壁肌肉（腹白线处），暴露出剑突，用粗剪刀将剑突与胸骨之间的骨性联系切断（勿切断肌肉联系）。

（四）连接实验装置

准备一条一尺多长的粗丝线，两端分别连接自制的金属小钩（用大头针弯成），将其一端钩住剑突下方的肌束，另一端钩在张力换能器的感应片上，调节换能器的位置使丝线拉直并具有一定的张力。张力换能器连接到 RM6240 系统的第一通道上。启动系统，从主菜单栏的"实验"选项中，选择"呼吸→呼吸运动调节"，点击记录按钮记录呼吸运动曲线。如有必要可适当进行参数调整，使呼吸曲线至最理想观察状态。

（五）观察项目

1. 描记正常呼吸曲线　分辨出呼吸曲线中吸气波、呼气波。

2. 增加吸入气 CO_2 浓度对呼吸运动的影响　将事先准备好的 CO_2 气囊接近于气管插管外口处，相距约 1 cm，使 CO_2 气体缓慢放出，以增加吸入气体中 CO_2 的含量，观察呼吸运动及呼吸曲线的变化，出现明显效应即刻停止。待呼吸曲线恢复正常后再进行下一项。

3. 缺 O_2 对呼吸运动的影响　将事先准备好的缺 O_2 瓶与气管插管外口相连，以减少吸入气的 O_2 含量，观察呼吸运动及呼吸曲线的变化。出现明显效应后去除缺 O_2 瓶，待呼吸曲线恢复正常后再进行下一项。

4. 增大无效腔对呼吸运动的影响　将气管插管外口的一端与一条 50 cm 长胶管相连，另一端封闭，以增大无效腔，观察呼吸运动及呼吸曲线的变化。

5. 加大气道阻力对呼吸运动的影响　用镊子或血管钳缩窄与气管插管相连的橡皮管的口径约 2/3，另一端封闭，观察呼吸频率和幅度的变化。

6. 乳酸对呼吸运动的影响　耳缘静脉注入 3% 乳酸溶液 2 mL，观察呼吸运动及呼吸曲线的变化。

7. 迷走神经在呼吸运动中的作用　先剪断一侧迷走神经，再剪断另一侧迷走神经，分别观察呼吸运动的变化，最后用不同刺激频率刺激一侧迷走神经中枢端，观察呼吸运动的变化。

【结果及分析】

报告实验结果曲线和分析数据，并按表 3-8 描述实验结果。

表 3-8　实验结果曲线和分析数据

顺序	观察项目	呼吸运动的变化（频率、幅度）及机理分析
1	正常呼吸运动	
2	吸入 CO_2	
3	缺 O_2	
4	增大无效腔	

续表

顺序	观察项目	呼吸运动的变化（频率、幅度）及机理分析
5	加大气道阻力	
6	静脉注射3%乳酸2 mL	
7	剪断一侧迷走神经	
8	剪断另一侧迷走神经	
9	刺激一侧迷走神经中枢端	

【注意事项】

1. 气管插管时，一定要将气管内的血液与分泌物清理干净后方能插管。

2. 每项观察，都应在上一项实验结果基本恢复正常以后进行。

【思考题】

1. 什么是肺牵张反射？其感受器及传入神经是什么？

2. 血液中二氧化碳和氢离子浓度升高时，刺激呼吸兴奋的途径各是什么？

3. 缺氧与二氧化碳增多对呼吸影响的机制有何不同？

第十二节　影响尿生成的因素

【实验目的和原理】

尿生成过程包括肾小球滤过，肾小管和集合管的重吸收与分泌三个环节。凡影响上述过程的因素都可以影响尿液的生成。本实验的目的是观察影响尿生成的若干因素，并分析其作用机制。

【实验对象】

家兔。

【实验器材和药品】

哺乳类动物手术器材，兔手术台，膀胱漏斗、注射器若干、小烧杯、纱布、棉球、缝合线、生理盐水、头皮针、动脉夹、20%氨基甲酸乙酯溶液、20%葡萄糖溶液、1∶10000 去甲肾上腺素、垂体后叶素、呋塞米、尿糖定性实验用品（班氏试剂、酒精灯、试管、试管夹）或尿糖检验试纸、输液架。

【实验步骤】

（一）麻醉固定

从兔耳缘静脉注射20%氨基甲酸乙酯5 mL/kg（1 g/kg）进行麻醉。将兔仰卧固定在手术台上，剪去下腹部兔毛。

（二）腹部手术

在耻骨联合上缘沿腹白线向上做一个长 2~3 cm 的切口，将膀胱移出体外。在膀胱顶部血管较少的部位做一个小切口，放置膀胱漏斗后结扎。使漏斗出口处低于膀胱水平，用小烧杯接由漏斗出口流出的尿液。手术完毕后，用盐水纱布覆盖腹部创口。

（三）连接输液装置

从耳缘静脉进针（用动脉夹固定）缓慢输入生理盐水（3~5 滴/分）维持液路通畅。

【观察项目】

1. 记录正常尿量（滴/分）。

2. 调整输液速度，静脉快速输入生理盐水 20~30 mL（按 20 滴/毫升计算，在 10 分钟内输完），观察尿量有何变化。

3. 收集 2 滴尿液进行尿糖定性试验，然后静脉注射 20% 葡萄糖溶液 5 mL，观察尿量的变化。在尿量明显增多时，再做一次尿糖定性实验。

4. 静脉注射 1∶10000 去甲肾上腺素 0.5 mL，观察尿量有何变化。

5. 静脉注射呋塞米 1 mL，观察尿量变化。

6. 静脉注射垂体后叶素 2 单位，观察尿量有何变化。

附：尿糖定性方法①试管法：收集 2 滴尿液于试管中，加入 2 mL 班氏试剂，用试管夹夹住试管上端，在酒精灯上加热至沸，观察试剂颜色变化，判断结果。②试纸法：将尿糖试纸条的纸片部分浸入尿液中 2 秒钟，取出后 30~60 秒与试纸包装上的标准色板对照，判定结果。

【结果及分析】

列表记录各项实验中尿量的变化，并分析出现这些变化的机制。

【注意事项】

1. 实验前给兔多食菜叶。

2. 本实验需多次静脉给药，应从头皮针接口处注入药液，注药后立即接通输液管，给予维持量输入生理盐水（3~5 滴/分），防止针头内凝血。

3. 手术操作应轻柔，避免创伤性尿闭。腹部切口不可过大，剪开腹膜时应避免损伤内脏（尤其是膀胱），勿使肠管外露。

4. 观察结果一般为 3~5 分钟，有的项目（如呋塞米）可在 5 分钟以上。

5. 每一药物作用高峰过后，要计尿量作为对照，再做下项实验。

6. 试管法做尿糖定性试验时，试管口勿对着人。

【思考题】

影响尿生成的因素有哪些？是如何影响的？

第十三节 反射弧分析

【实验目的和原理】

反射是机体在中枢神经系统参与下对刺激发生的反应过程。反射活动的结构基础是反射弧。反射弧由感受器、传入神经、神经中枢、传出神经和效应器五个部分组成。实现反射的必要条件是反射弧的完整性。反射弧的任何一部分受到破坏，反射活动均不能实现。本实验的目的是分析反射弧的组成，并探讨反射弧的完整性与反射活动的关系。

【实验对象】

蛙或蟾蜍。

【实验器材和药品】

蛙类手术器械一套、万能支架台、铁夹、刺激电极、棉球、培养皿、宽口瓶、$0.5\% \sim 1\% H_2SO_4$ 溶液。

【实验步骤与观察项目】

取少量 $0.5\% \sim 1\% H_2SO_4$ 溶液置于培养皿内，以备刺激用。宽口瓶（或玻璃杯）内装适量清水，用以清洗皮肤。取蟾蜍1只，沿两侧鼓膜前缘连线处将其上颌剪除，用干棉球压迫创口止血。在右侧大腿背面剪开皮肤，在股二头肌和半膜肌之间分离出坐骨神经，穿两条线备用。用铁夹夹住蟾蜍下颌，将其悬吊于万能支架台上。

1. 用培养皿中的硫酸溶液，将蟾蜍的左后趾端（约二三个趾节）浸入硫酸溶液中，观察有无屈肌反射发生。随即用清水洗去皮肤上的硫酸，并用纱布擦干。

2. 在左小腿下部作一环行皮肤切口，将切口以下皮肤全部剥干净，重复步骤1，观察结果。

3. 用培养皿中的硫酸溶液，将蟾蜍的右后趾端（约二三个趾节）浸入硫酸溶液中，观察有无屈肌反射发生。随即用清水洗去皮肤上的硫酸，并用纱布擦干。

4. 在右侧坐骨神经上用线做两个结扎，在两条结扎线之间切断右坐骨神经，重复步骤3，观察结果有何不同。

5. 分别连续电刺激右坐骨神经的中枢端和外周端，观察有何反应。

6. 用金属探针捣毁脊髓，重复步骤3，观察有无反应。

【注意事项】

1. 每次用硫酸溶液刺激后，接触硫酸溶液的部位用清水洗净后方能进行下一项实验。

2. 进行到观察项目2时，左后肢足趾皮肤一定要剥除干净。剥除方法：于踝关节处环形剪开皮肤，然后将足部皮肤向下撕掉。

【思考题】

上述各观察项目中，哪一项反射弧完整？不完整者，缺少反射弧的哪一部分？

第四章 生物化学 ▷▷▷

第一节 概 述

生物化学与分子生物学是当代生命科学领域中一门重要的基础学科。自 20 世纪初期，作为一门独立的学科从生理学独立出来后，生物化学与分子生物学技术迅速发展，已成为 21 世纪生命科学的带头学科，他所涵盖的基础理论、基本知识、基本技术与生物学及医学各学科领域密切相关，其理论与技术的发展，极大地推动了生命科学的发展。生物化学及分子生物学实验手段不仅推动了本学科的进展，而且被其他相关学科广泛利用，促进了各学科的共同发展。任何一种新的进展都是以实验为基础的，每一项重要理论的提出，都源于实验，而又回过来指导实验。理论在指导实验的同时，向实验提出了新的要求，理论与实验二者相辅相成，促进了整个学科的发展。所以，生物化学及分子生物学实验在整个生物化学及相关学科的发展上，都起着决定性的作用。因此，实验部分在生物化学这门学科学习中占有重要地位。他是医学院校学生必修的一门独立的基础实验技术课程。对于每一位医学生来说，学习并掌握各种生物化学及分子生物学实验技术是极为重要的，他在生命科学基础研究领域具有广泛应用价值。

本课程主要侧重于给学生以基本的实验方法和技能的训练，让学生了解并掌握生物化学的四大基本实验技能，即：分光光度法、离心法、层析法和电泳法。同时为提高学生应用生物化学原理和方法，解决实际问题为目标，从加强基础的观点出发，侧重于学生基本技能、综合能力、创新能力三个层次的培养，引进一些新近发展起来的、重要的生物化学及分子生物学研究技术，通过实验，巩固和加深基础理论知识，引导学生拓展所学的内容，提高学生的独立思考、观察、分析问题和解决问题的能力，培养学生的创新意识、科学素养和科研能力，为今后的科学研究打下坚实的生物化学基础。

一、实验前的准备

1. 提前复习好有关课堂讲授的理论。
2. 根据实验计划，认真预习实验内容。
3. 明确本实验的目的，掌握实验设计的原理。
4. 了解操作关键步骤和初步判断实验的预期结果。

二、实验时的注意事项

1. 实验时自觉遵守实验室纪律，保持室内安静。

2. 严格遵守实验规则，注意保持实验台面及仪器整洁，公用仪器及试剂不得随意搬动。

3. 必须严肃认真，严格按照实验步骤和操作规程进行操作，仔细观察，综合分析实验所出现的现象与结果，并认真进行实验记录。

4. 如果实验结果与理论不相符时，必须进行科学分析，找出可能的原因并重做，直到结果正确为止。

5. 试剂用后放回原处，严禁瓶盖及药勺混杂。标准试剂不可用潮湿吸管或滴管与之直接接触，取出后不得再行放入原瓶。

6. 使用玻璃仪器时，要稳拿轻放，尽量避免损坏。使用分光光度计、离心机、电泳仪等贵重仪器时，必须先熟悉使用方法，不得随意开动。

7. 多余的重要试剂和各种有污染的液体和凝胶，要按教师要求进行回收，如昂贵的 Sephadex 凝胶，经溴化乙锭（EB）污染的琼脂糖凝胶及其电泳缓冲液等，用后必须及时回收，不得丢弃。

8. 实验用过的滤纸、玻璃碴、火柴梗、棉花等固体废弃物不得丢弃在水池内，以防阻塞水管。强酸强碱必须倒入废液缸或稀释后排放。

三、实验后注意事项

1. 及时清洗试管等仪器，整理实验台面，打扫室内卫生。

2. 如有仪器损坏，应填写"仪器损坏单"交给老师，说明损坏原因，以便吸取教训。

3. 离开实验室必须关好门窗，切断电源、水源，以确保安全。

四、实验记录及实验报告

实验是在理论指导下的科学实践，目的在于经过实践掌握科学的观察方法和技能，培养科学思维、分析判断和解决实际问题的能力。也是培养探求真知、尊重科学事实和真理的学风，培养科学态度的重要环节。

（一）实验记录

记录实验中观察到的现象、结果和数据，及时地记录在记录本上。原始数据必须准确、简练、详尽、清楚。记录时不能夹杂主观因素，在定量实验中观测的数据，可设计一定的表格，依据仪器的精确度记录有效数字。

完整的实验记录包括实验日期、实验题目、目的、操作、结果。

（二）实验报告

每次实验结束后，应及时整理和总结实验结果及记录，按照规定的格式和内容写出实验报告，并按时上交。实验报告内容包括：

1. 实验名称、实验日期、姓名、班级、学号。

2. 实验目的、主要仪器和材料。

3. 实验原理：用自己的语言表达，不要照抄实验讲义。

4. 操作步骤：简述实验操作过程。

5. 计算与结果：如实记录观察到的实验现象和数据，对数据进行运算。

6. 讨论：对实验结果、出现的现象及问题进行科学分析，经过自己思考，得出明确的结论。

五、安全注意事项

1. 低沸点有机溶剂，如乙醚、石油醚、酒精、丙酮等均系易燃物品，使用时严禁明火，远离火源，若要加热时，须用水浴加热，不可直接在火上加热。

2. 若发生失火，首先将一切易燃物品移至远处，然后将火扑灭。根据火灾原因，选择灭火方式，可用湿布或工作服盖上扑灭，或取沙扑灭。若乙醚、油类等比水轻而易燃之物品着火时，切勿用水，火势大者速取灭火器灭之。

3. 若发生酸、碱灼伤事故，先用大量自来水冲洗，酸灼伤者用饱和 $NaHCO_3$ 溶液中和，碱烧伤者用饱和 H_3BO_3 溶液中和。

4. 凡属发烟或产生有毒气体的化学实验，均应在通风柜内进行，以免对人体造成危害。

第二节 生物化学实验的基本技能

一、玻璃仪器的使用

（一）玻璃仪器的清洗

生化实验常用各种玻璃仪器，其清洁程度直接影响实验结果的准确性。因此，清洁玻璃仪器不仅是实验前后的常规工作，也是一项重要的技术性工作。清洗玻璃仪器的方法很多，需根据实验要求、污物的性质和沾污程度选用合适的清洁方法。

1. 新购玻璃仪器的清洗

新购玻璃仪器，其表面附有碱质，可先用肥皂水或清洗剂刷洗，再用自来水冲净后，浸泡于1%～2%盐酸中过夜，再用流水冲洗，最后用蒸馏水冲洗2～3次，烘干备用。

2. 使用过的玻璃仪器的清洗

（1）一般性玻璃仪器：如试管、烧杯、锥形瓶等，先用自来水刷洗后，用肥皂水或去污粉刷洗，再用自来水反复冲洗，去尽肥皂水或去污粉，最后用蒸馏水冲洗 2~3 次，烘干备用。

（2）容量分析仪器：如吸量管、滴定管、容量瓶等，一般先用自来水冲洗，待沥干后，再用铬酸溶液浸泡数小时，然后用自来水充分冲洗，最后用蒸馏水淋洗 2~3 次，倒置于清洁处晾干。

（3）比色杯：用完后立即用自来水冲洗干净，再用蒸馏水反复冲洗。冲洗洗不净时，先用盐酸或适当溶剂冲洗，再用自来水冲洗。决不可用强碱清洗，因为强碱会腐蚀抛光的比色皿，也不可用试管刷或粗布擦拭。

上述所有玻璃器材洗净后，以倒置后器壁不挂水珠为干净的标准。

3. 使用重铬酸钾洗液（简称洗液）时的注意事项

（1）需用洗液浸泡的容器，在浸泡前应尽量沥干，否则会因洗液被稀释而降低洗液的氧化力。

（2）容器壁上附有大量油类、有机物时，应先除去，以免使洗液还原失效。

（3）洗液的酸性和氧化性很强，使用时应格外小心，防止滴落在皮肤或衣物上造成灼伤或烧坏。

（4）洗液颜色由深棕色变为绿色时，说明洗液已经失效，应停止使用，更换新液。

重铬酸钾洗液的配制

取重铬酸钾 50 g 溶于 50 mL 蒸馏水中，加热至沸，使其尽量溶解。冷却后再将 500 mL 浓硫酸慢慢加入，边加边搅拌。（此时可产生高热。为防止容器破裂，应选用耐酸搪瓷缸或耐高温的玻璃器皿，切忌用量筒及试剂瓶等配制。）为防止洗液吸收空气中的水分而被稀释变质，洗液应贮存于带盖的容器中。当清洁效力降低时，再加入少量重铬酸钾及浓硫酸就可继续使用。

（二）玻璃仪器的干燥

1. 晾干

不急用的玻璃仪器洗净后，可沥尽水分，倒置于无尘的干燥处，让其自然风干。

2. 加热烘干

一般玻璃仪器洗净并沥尽水分后，可置于电烘箱中烘烤，温度控制在 100℃ ~ 110℃，烘烤 1 小时左右。但计量仪器不宜在高温下烘烤。有盖（塞）的玻璃仪器，如容量瓶、称量瓶等，应去盖（塞）后烘烤。

（三）吸量管的使用

吸量管和微量移液器均为用来转移一定体积溶液的量器。

1. 吸量管的种类

生化实验中常用的有三种，最常用的是刻度吸量管（图 4-1）。

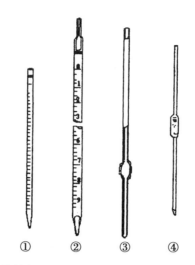

①②刻度吸量管　③奥氏吸量管　④移液管

图 4-1　三类吸量管简图

（1）刻度吸量管：这类吸量管带有许多分刻度，刻度标记有自下而上（读数从下而上逐渐增大）和自上而下（即读数从上而下逐渐增大）两种，供量取 10 mL 以下的任意体积的液体之用。其规格有 0.1 mL、0.2 mL、0.25 mL、0.5 mL、1 mL、2 mL、5 mL 和 10 mL。

刻度吸量管有两种，一种是刻度刻到尖端的，放液时需将吸管尖端残留液体吹出，这种吸量管在管上端有的标明"吹"字。值得注意的是有些标有"快"字，表明此吸量管检校时，已校正过尖端残留液的误差，故不能吹出管尖残留液体。另一种是刻度不刻到尖端的，放液时不需将吸管尖端残留液体吹出。

（2）奥氏吸量管：这类吸量管的特点是在同一容量的各类吸量管中，其容量表面积最小，故准确性最高。奥氏吸量管上只有一个刻度。放液时残留于吸管尖端的液体必须吹出。常用于量取黏度较大的液体（如血液等），其规格有 0.5 mL、1 mL、2 mL、3 mL、5 mL 等。

（3）移液管：又称移液吸量管。每个移液管上只有一个刻度。放液时任其自然流出后，让吸管尖端接触容器内壁 15~30 秒，吸管尖端残留液体不得吹出。其规格有 10 mL、20 mL、25 mL、50 mL 等。

2. 吸量管的正确使用方法

（1）执管：将中指和拇指拿住吸量管上部，食指按住吸量管上口控制流速。

（2）取液：把吸量管尖端插入液体内，用洗耳球吸取液体至所取容量的刻度上端 1~2 cm 处，然后迅速用食指按紧吸量管上口，控制吸管内液体不再流出（图 4-2）。

（3）调准刻度：将吸量管提出液面，吸液后应尽量使吸量管保持垂直，使右眼与刻度等高，稍微轻抬食指，使液面缓慢降落至所需刻度，此时液体凹面、视线和刻度应在同一水平面上，并立即按紧吸量管上口。

（4）放液：将吸量管插到需加试剂的容器中，让尖端与容器内壁靠紧，松开食指

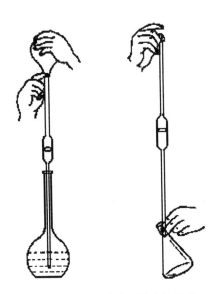

图 4-2　吸液与放液时的姿势简图

让液体自然流出（注意：此时，吸管尖端不要插入容器内的原有液体之内，以免污染吸量管及试剂）。

（5）洗涤：吸取血液、血清等黏滞性大的液体的吸量管，用后应立刻用自来水冲洗干净。如果吸取一般试剂的吸量管可不必马上冲洗，待实验完毕后，用自来水冲干净，晾干水分，再浸泡于酪酸洗液中，数小时后，再用自来水冲净，最后用蒸馏水冲洗，晾干备用。

3. 使用刻度吸量管的注意事项

①选择适当规格的吸量管；②仔细看清吸量管的刻度情况；③拿吸量管时，刻度要面向自己，以便读数；④吸取试剂时应注意三点：首先吹去吸量管内可能存在的残留液体，二是将吸量管插入试剂液面深部（以免因液面降低而吸入空气产生气泡或管内试剂进入洗耳球），三是使用洗耳球（不可直接用口吸）；⑤按吸量管上口时应该用食指，不能用拇指；⑥吸取黏滞性大的液体（如血液、血浆、血清等）时，应注意擦净吸管尖端外面附着的液体，尽量减慢放液速度，待液体流尽后吹出管尖残留的最后一滴液体；⑦使用的吸量管应干净、干燥无水。如急用而又有水时，可用少量欲取试剂冲洗 3次，以免试剂被稀释。

二、微量吸液器（微量加样器）的使用

微量吸液器是吸量管的革新产品（图 4-3），用于准确移取一定体积的溶液，尤其是较小体积的溶液（1000 μL）。其优点：使用方便，取、加样迅速，计量准确，不易破损，能吸取多种样品（只换吸头即可）。

（一）微量吸液器的类型与规格

微量吸液器可分为固定式、可调式两种，固定式只能量取一定容量的试剂，不能随

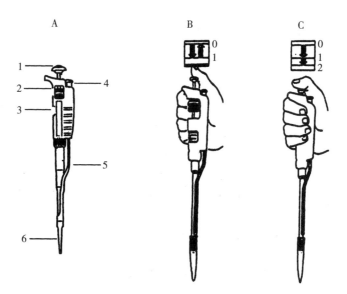

A：1 液体吸放钮；2 调节轮；3 刻度窗；4 推杆按钮；5 推杆；6 吸头接嘴

B、C：其内部柱塞分 2 档，第 1 档为吸液，第 2 档为放液

图 4-3　微量吸液器的结构及使用示意简图

意调节取样量；可调式在一定容量范围内可根据需要进行调节取样量。其规格有 1、2、5、10、20、100、200、1000（单位：μL）。一般来讲，固定式吸液器比较准确，可调式吸液器使用较为方便。

（二）微量吸液器的使用方法

1. 选择吸液器　吸液前先把吸头套在吸引管上，套上后要轻轻旋紧一下，以保证结合严密。

2. 持法　右手四指（除大拇指外）并拢握住吸液器外壳，大拇指轻轻放在吸液器的按钮上。

3. 吸液　用大拇指按下按钮到第一停止点，以排出一定容量的空气，随后把吸头尖浸入取样液内，缓慢松开大拇指，让按钮自行复原。

4. 排液　将吸液器的吸头尖置于加样容器壁上，用大拇指慢慢地将按钮按下到第一停点上，停留数秒钟，然后再把按钮按到第二停点上，将液体放出。最后，提起吸液器，离开液面或容器壁，释放按钮使其恢复到初始位置。

5. 清洗吸液器　吸液器用后应及时取下吸头。将吸头用自来水冲洗后浸入盛水的容器内（以防干涸），待实验结束后集中仔细清洗。

（三）注意事项

1. 第一档为吸液，第二档为放液。

2. 接上吸头时，注意密封。

3. 如吸取不同溶液必须更换吸头。

三、常规操作

(一) 溶液的摇匀

样品与试剂的混匀是保证化学反应充分进行的一种有效措施。借助于外加的机械作用，使反应体系内的各种物质分子很好地互相接触，充分进行反应。

1. 常用的几种混匀方法

（1）旋转混匀法：手持容器，使溶液作离心旋转。该法适用于未盛满液体的试管或小口器皿，如锥形瓶。

（2）指弹混匀法：左手持试管上端，右手指轻轻弹动试管下部，使管内溶液作旋涡运动；或用右手持试管上端，在左手掌上打击以混匀内容物。

（3）颠倒混匀法：适用于有塞的容量瓶及有塞试管内容物的混匀。

（4）吸量管混匀法：用吸管将溶液反复吸放数次使溶液充分混匀。

（5）玻棒混匀法：使用玻璃棒搅匀，多用于烧杯、量筒内固体试剂的溶解。

（6）电磁搅拌混匀法和振荡器混匀法：利用旋涡混合（振荡）器混匀。

2. 混匀注意事项

（1）防止盛器内的液体溅出或被污染。

（2）严禁用手指堵塞管口或瓶口震荡。

(二) 保温

将容器放入恒温水浴箱，调节温度设定旋钮至所需温度。水浴箱中水分要充足，实验过程中要随时监测温度，并及时调节。

(三) 过滤

为了要将液体中的固体微粒与液体分离，我们常采用过滤的方法，用于收集滤液，收集沉淀或洗涤沉淀。在生化实验中如用于收集滤液应选用干滤纸，不应将滤纸先弄湿，湿滤纸将影响滤液的稀释比例。滤纸过滤时，将一张圆形的滤纸对折两次，打开（一边为三层，一边为一层）形成圆锥体，把他放入干净的漏斗中，并且使滤纸与漏斗壁完全吻合，不留缝隙。向漏斗内加液时，液体一定要顺着玻璃棒往下流，而且不应倒入过快，勿使液面超过滤纸上缘。较粗的过滤可用脱脂棉或纱布代替滤纸。有时以离心沉淀法代替过滤法可达到省时、快捷的目的。

第三节　生物化学及分子生物学实验的基本原理

一、分光光度法

（一）原理

分光光度法（spectrophotography）是利用物质所特有的吸收光谱来鉴别物质或测定其含量的一项技术。分光光度法具有灵敏度强、精确度高、操作简便、快速，对于复杂的组分系统无须分离即可检测出其中所含的微量组分的特点，因此分光光度法成为生物化学研究中广泛使用的方法之一。

生物化学实验中常用分光光度法进行定量测定。溶液的颜色是由于溶液中的物质对光具有吸收作用所致。物质对光的吸收是有选择性的，各种不同的物质都有其各自的吸收光谱，因此当某一单色光（单一波长的光）通过溶液时，由于溶液吸收了一部分光能，光的强度就会减弱。光能减弱的程度和物质的浓度有一定的比例关系，符合Lambert-Beer 定律。

Lambert-Beer 定律：单色光通过一光吸收介质时，其透光率 T（T＝透射光强度 I／入射光强度 I_0）随光在光吸收介质中的光程 1 增长而呈指数减少。

$$T = I/I_0 = e^{-k_1 l}$$

Beer 定律：单色光通过一光吸收介质时，透光率随该介质浓度 c 增长呈指数减少。

$$T = I/I_0 = e^{-k_2 c}$$

Lambert-Beer 定律：上述两式合并，定义透光率倒数的对数值为吸光度 A：

$A = -\lg T = -\lg I/I_0 = \varepsilon c l$　　　　　ε 为光吸收介质的特征常数，即消光系数。

因为：$A_1 = \varepsilon_1 c_1 l_1$（标准液）　　　　　$A_2 = \varepsilon_2 c_2 l_2$（未知液）

所以：$A_1/A_2 = \varepsilon_1 c_1 l_1/\varepsilon_2 c_2 l_2$

又因使用的比色杯尺寸固定，测定的溶液溶质相同，故 $l_1 = l_2$，$\varepsilon_1 = \varepsilon_2$

所以：$A_1/A_2 = c_1/c_2$

即：$c_2 = A_2/A_1 \times c_1$

此公式是比色分析法中常用的重要公式，实验中经常用到，须牢记。

（二）光电比色法

利用溶液的颜色深浅来测定溶液中物质含量的方法，称为比色法。光电比色法测定的条件是在可见光范围，并要求测定物为有色物，或经过一定的化学处理使无色的测定物质变成有色化合物或者使其所处的溶液变成有色液，与经同样处理的已知浓度的标准液在比色计上进行比色，求出各自的光密度（吸光度），经计算即可求出被测物的含量。比色分析较常见的仪器为光电比色计和分光光度计。

（三）分光光度法

采用适当的光源、棱镜和适当的光源接收器。可使介质浓度测定范围不仅仅局限于可见光，尚可扩大到紫外光区和红外光区。经单色器（棱镜）得到的光源虽说不是纯的单色光，但波长范围更狭窄，也更符合 Lambert-Beer 定律，使灵敏度大为提高。

以不同波长的单色光作为入射光，测定某一介质溶液的光密度。然后以入射光的不同波长为横轴，各相应的光密度为纵轴作图，可得到溶液介质的吸收光谱曲线。不同的物质，分子结构不同，其吸收曲线也有其特殊形状，许多动、植物组织中所含组分用化学方法不易分离，此组分可借助于分光光度法测定出不同的光谱曲线，用于确定几种组分的性质和含量，此法的优点是光电比色法不可比拟的。由于分光光度计波长范围较大（200~1000nm），故既可用于可见光，也可用于紫外光或红外光的分光测定。又由于分光光度法可利用物质特有的吸光谱曲线进行定性定量，因此，测定物质既可为有色物，也可是无色物，从而使测定手续简化，标本用量也可减少。

目前，学生实验室多用 722 型或 UV-9100 型分光光度计，其基本结构如图 4-4 所示。

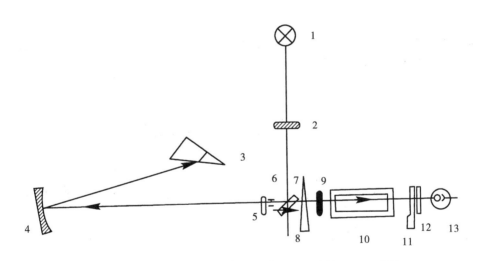

1. 光源灯　2. 透镜聚光　3. 色散棱镜　4. 准直镜　5.6. 狭缝
7. 反射镜　8. 光栏　9. 聚光透镜　10. 比色杯　11. 光门
12. 保护玻璃　13. 光电管

图 4-4　722 型或 UV-9100 型分光光度计的基本结构

722 型分光光度计使用方法：

1. 接通电源

2. 选择波长　选择原则为选择溶液的互补色，才具有最大消光系数，灵敏最高。

3. 选择灵敏度　由"1"档开始试用。

4. 揭盖调 T 为 0　打开样品室盖，打开仪器开关，缓慢旋"0"旋钮，使指针对准 T

的 0 刻度。

5. **合盖调 T 为 100** 将样品室的盖合上，缓慢扭"100"旋钮，使指针对准 T 的 100 刻度（即 A 的 0 刻度）。打开样品室盖，预热 20 分钟。

6. **比色** 将空白液、标准液、测定液分别倒入比色杯，液体达到 2/3 杯即可，顺序放入比色槽内，拉动比色槽拉杆，使空白液比色杯对准光路，重新校对 0 和 100。如果达不到 100，将灵敏度旋钮调至"2"档，重调 0 和 100。拉动拉杆，先后将标准液和测定液比色杯对准光路，分别读取 $A_标$ 和 $A_测$ 数值。

7. **比色完毕** 关闭开关，清洗比色杯，倒置晾干。

其他型号分光光度计可参照上法进行操作。

二、电泳法

带电颗粒在电场的作用下，向着与其电性相反的电极移动，称电泳。利用电泳技术，可对蛋白质、核酸等生物分子分离、鉴定。目前所采用的电泳法大致分三类：显微电泳、自由界面电泳、区带电泳。其中区带电泳应用较广。区带电泳按其支持物的不同又可分为滤纸电泳、醋酸纤维薄膜电泳、凝胶电泳（如淀粉凝胶、聚丙烯酰胺凝胶、琼脂糖凝胶等）。不同的支持物有其各自特点。电泳种类很多，但原理基本相同，不同的支持物或凝胶又有其各自特点。现介绍实验室常用电泳技术的原理。

（一）血清蛋白醋酸纤维薄膜电泳的原理

血清蛋白质的等电点均低于 pH7.0，电泳时常采用 pH8.6 的缓冲液。此时，各蛋白质解离成负离子，在电场中向正极移动。因各种血清蛋白的等电点不同，在同一 pH 下带电荷量不同，各蛋白质的分子大小、形态也有差别，故在电场中的移动速度不同。分子小而带电荷多的蛋白质泳动较快，分子大而带电荷少的蛋白质泳动较慢，从而可将血清蛋白分离成数条区带。

醋酸纤维薄膜具有均一的泡沫状结构（厚约 120 μm），渗透性强，对分子移动无阻力，用他作区带电泳的支持物，具有用样品量少、分离清晰、无吸附作用、应用范围广和快速简便等优点。目前已广泛用于血清蛋白、脂蛋白、血红蛋白、糖蛋白、酶、核酸的分离和免疫电泳等方面。

醋酸纤维薄膜电泳可把血清蛋白分离为：清蛋白及 α_1、α_2、β、γ-球蛋白等 5 条区带。将薄膜置于染色液中使蛋白质固定并染色后，可看到清晰的色带，并可将色带分别溶于碱溶液再进行比色测定，从而计算出各种血清蛋白的相对百分含量。

（二）血清脂蛋白琼脂糖凝胶电泳原理

琼脂糖凝胶是由 D-半乳糖和 3，6-脱水-L-半乳糖的残基通过氢键交替排列组成的凝胶。因他含水量大（98%～99%），故电泳速度快，并有电渗影响小、区带整齐、分离效果好等优点，故常用做区带电泳的支持物。

脂蛋白带负电荷，通以直流电，脂蛋白向正极移动。各种血浆脂蛋白所含载脂蛋白种类和数量不同，分子大小、形状不一，在一定条件下所带的表面电荷也不同。因此，在以琼脂糖凝胶为支持物的电场中，可使各种脂蛋白颗粒分离出来。

先将血清脂蛋白用脂类染料（如苏丹黑 B 或油红 O 等）进行预染，再将预染过的血清用滤纸插条法置于凝胶板上进行电泳分离。通电后，可看出脂蛋白向正极移动。按其泳动的快慢顺序，可以分为 α 脂蛋白、前 β 脂蛋白、β 脂蛋白和乳糜微粒四条区带。

（三）聚丙烯酰胺凝胶电泳分离血清蛋白

聚丙烯酰胺凝胶电泳（polyacrylamide gel electrophoresis，PAGE）可分为连续的和不连续的两类，前者指整个电泳系统中所用缓冲液，pH 值和凝胶网孔都是相同的，后者是指在电泳系统中采用了两种或两种以上的缓冲液，pH 值和孔径，不连续电泳能使稀的样品在电泳过程中浓缩成层，从而提高分辨能力。如果在聚丙烯酰胺胶不连续系统，碱性缓冲体系中，分离血清蛋白质，由于具有浓缩、电荷、分子筛三种效应，所以分离效果好，分辨率高，血清用薄膜电泳只能分出 5~7 个成分，用聚丙烯酰胺凝胶不连续电泳可分出 30 多个条带清晰的成分。

三、层析法

层析技术用于分离混合物中各种组分。层析法尽管多种多样，但基本原理是一致的。他利用混合物中各组分的物理化学性质差异（如吸附力、分子形状和大小、分子极性、分配系数等）进行分离。所有层析系统都由互不相溶的两相组成。一个是固定相，一个是流动相。使各组分以不同程度分布在两相中，他们以不同的速度移动，最终彼此分开。根据分离机制不同，层析法基本种类有吸附层析、分配层析、离子交换层析、凝胶层析、亲和层析。简介如下：

（一）吸附层析

吸附层析是指混合物随流动相通过由吸附剂组成的固定相时，由于吸附剂对于不同物质具有不用吸附力而使混合物分离的方法。吸附剂（固定相）常见有：氧化铝、羟基磷灰石、纤维素等。例如目前国内外用氢氧化铝凝胶制备绒毛膜促性腺激素粗品。由于吸附剂价廉而耐用，至今仍然常常用于各种天然化合物和微生物发酵产品的分离。

（二）分配层析

以支持物吸附的水为固定相，有机溶剂作为流动相，待分离物质在两相中不断分配，因为分配系数不同，随流动相移动速率不同而彼此分开。纸层析是最简单的液-液相分配层析。

纸层析分辨率低于薄层层析，但由于其设施特别简单、价廉，在分离小分子物质，如氨基酸、核苷酸、糖、维生素、抗生素等仍然适用。

（三）离子交换层析

利用待分离物质的极性、酸碱性，以及与离子交换剂之间静电结合力的不同，通过改变洗脱液的 pH 和离子强度，使待分离物质按亲和力从小到大依次洗脱下来，从而将样品溶液的组分分开。被分离物质带正电荷应采用阳离子交换剂，反之则用阴离子交换剂。

应用范围是：①除去离子；②改变盐成分；③浓缩与提取；④分离纯化。能分离所有具有极性差异的物质。

（四）凝胶层析

指待分离混合物随流动相流过填有凝胶作为固定相的层析柱时，混合物中各组分因分子大小不同而被分离的技术，又称凝胶过滤、分子筛。凝胶是一类具有三维空间的多孔网状组织，如琼脂凝胶，聚丙烯酰胺凝胶等。他是分离蛋白质、酶、核酸等生物大分子不可少的技术。凝胶层析所用设备简单、操作方便、无需有机溶剂、分离效果好。目前已被生物化学、分子生物学、医药学所广泛应用。

（五）亲和层析

又称功能层析，或生物专一吸附。具有专一性亲和力的生物分子对，主要有酶-底物、抗原-抗体、含糖物质-凝集素，在随流动相流经此固定相时，双方即亲和为一整体，然后利用亲和吸附剂的可逆性质，将他们解离，从而达到分离提纯的目的。

四、离心法

离心法是分离沉淀物的一种方法。他是利用离心机转动产生的离心力，使比重较大的沉淀物沉积在离心管底部，以达到分离的目的。其上层的液体称为上清液。

电动离心机的使用方法：

1. 将待离心的液体置于离心管或小试管中，并检查离心管（或小试管）的大小与离心机的套管是否相匹配。

2. 取出离心机中的全部套管，并检查底部是否铺好软垫，套管底部有无碎玻片或漏孔（有碎玻片必须取出，漏孔应用蜡封住）。检查合格后，将盛有待离心液体的两离心管分别放入套管中，然后连套管一起分置于粗天平两侧，通过往离心管与套管之间加水来调节两边重量使之达到平衡。

3. 将已平衡的两只装有离心管的套管分别放入离心机相互对应的两插孔内，盖上离心机盖。设定转速和时间，打开电源开关，开始离心。达到离心所需的时间后，将转速旋钮回零，关闭电源，待离心机自然停止转动后（注意不可强迫停转），取出离心管。

五、分子生物学技术基本原理

了解分子生物学技术基本原理对于医学生充分了解分子生物学基本理论、研究现状是十分必要的。人类基因组 DNA 约有 3.5 万个基因，3×10^9 碱基对。基因表达是生命科学中重要的研究课题。基因工程、基因诊断和治疗将会给 21 世纪医学带来革命性变化。首先必须分离和研究纯化状态的单个基因。利用 DNA 分子克隆方法可从基因组中分离出一个 DNA 片段，再对此片段扩增以获得足够量的纯品以供分析。

只要获得 DNA 纯品，其测序十分方便，而且可以进一步推导出 DNA 所编码的蛋白质的氨基酸序列。使用放射性同位素标记这种纯化 DNA，便可利用核酸杂交技术在复杂基因组中专一性检出有关的 DNA 拷贝供研究和应用。由纯化 DNA 合成 mRNA，哪怕少到每个细胞中只有 1 个拷贝，也能检出和定量。还可以改变克隆 DNA 分子的结构与顺序，将这种新构建的 DNA 引入细菌或动物，以研究这种人为突变的利弊，并用于制备、基因诊断、基因治疗。用途极为广泛，前景可观。以下简介分子生物学常用技术：

（一）分子杂交

利用热变性或酸碱变性后，进行复性，不同的 DNA 单链分子或者 DNA、RNA 单链分子之间，只要存在一定数量的碱基配对关系，就能生成杂化双链，这种现象就称为核酸分子杂交。再经显影的方法，可将未知核苷酸序列的位置和大小显示出来。用以研究核酸分子之间的同源性（相似性）、待测样品中目的基因存在与否、检测病毒感染等。

（二）探针技术

所谓探针就是一段已知 DNA 或 RNA 片段，用于检测目标核苷酸序列或目的基因。为便于检测某一样品中特定 DNA 序列，必须使探针 DNA 或 RNA 分子上带上可识别的示踪标记，以便观察探针与待测样品中相应顺序是否发生杂交，以及杂交分子的大小，杂交信号的强弱等。目前应用最多的是同位素、生物素及荧光标记法。

（三）DNA 印迹技术

基因组 DNA 经限制性内切酶消化后进行琼脂糖凝胶电泳，将含有 DNA 区带的凝胶板放入变性溶液变性后成为单链，然后将一张硝酸纤维素（NC）膜放在凝胶板上，放上吸水纸巾，利用毛细作用使凝胶板中的 DNA 片段转移到 NC 膜上，使之成为固相化分子。载有 DNA 单链的 NC 膜就能在杂交液中与另一种 DNA 分子（即探针，可用同位素标记）进行杂交，具有互补序列的 DNA 结合到存在于 NC 膜的 DNA 分子上，经放射自显影就可以显现出杂交分子的区带。

（四）RNA 印迹技术

对 RNA 的技术分析与 DNA 印迹技术基本原理相同。RNA（主要是 mRNA）经变性处理后也能结合于 NC 膜上，与标记探针发生杂交。此法主要用于检测细胞中已知

mRNA 的表达水平及其变化，是一种有效的分子生物学分析法。

（五）PCR 技术

聚合酶链反应是在试管中进行的 DNA 复制反应（半保留复制）。此技术可将微量目的 DNA 片段在体外扩增几百万倍。其反应原理为人工控制体外反应系统的温度，使目的 DNA 变性为单链 DNA，以单链 DNA 为模板，人工合成二段引物，分别与目的 DNA 两条互补单链的 5 末端碱基序列互补，经耐高温的 DNA 聚合酶作用，合成新的 DNA 互补链的过程。经高温变性、低温退火、适温延伸的循环过程，使目的 DNA 迅速扩增，并具有快速、特异和灵敏的特点。该技术自 1985 年问世以来，迅速成为分子生物学研究中应用最广泛的技术。如在基因突变、DNA 测序、病毒诊断、基因工程、肿瘤研究中得到普遍应用。

第四节　分光光度计的原理及使用

【实验目的与要求】

1. 掌握分光光度法的原理与方法。

2. 掌握 722 型分光光度计的使用。

【实验原理】

分光光度法是生物化学实验中最常用的一种定量方法。他是通过比较有色溶液颜色的深浅，来测知该物质浓度的方法。其颜色的深浅与溶液中该成分的含量成正比。用分光光度计将未知浓度的有色溶液与已知浓度的同种标准溶液同时进行比色，即可通过计算而求出未知溶液的浓度。

在实际测定过程中，利用标准管或标准曲线来计算物质的含量。

1. 利用标准管计算物质的含量

在相同条件下测定已知浓度（C_2）标准液的吸光度（A_2），同时也测定未知浓度（C_1）溶液的吸光度（A_1），从 Lambert–Beer 定律可得：

$$A_1 = K_1 C_1 L_1 \cdots\cdots\cdots ①$$

$$A_2 = K_2 C_2 L_2 \cdots\cdots\cdots ②$$

因为测定成分相同，故 $K_1 = K_2$，比色器皿也相同则 $L_1 = L_2$，所以 A_1 与 A_2 比值，就等于两溶液浓度之比。

$$A_1 / A_2 = K_1 C_1 L_1 / K_2 C_2 L_2 = C_1 / C_2$$

$$C_1 = C_2 * A_1 / A_2 \cdots\cdots\cdots ③$$

由此式即可计算未知溶液的浓度 C_1。

2. 利用标准曲线计算物质含量

先配制一系列已知浓度的测定物溶液（标准溶液），分别测定各标准溶液的吸光度。以各管吸光度为纵坐标，浓度为横坐标，在方格坐标纸上作图即得标准曲线。以后对未知浓度物质测定时，无需再作标准管，据测定管吸光度从标准曲线即可求得测定物的浓度。

【实验仪器及器材】

吸量管、722分光光度计。

【实验操作】

1. 配置标准 $CuSO_4$ 溶液

取六支试管，按表4-1操作。

表4-1 标准 $CuSO_4$ 溶液配置表

试剂（mL） \ 试管号	0	1	2	3	4	5
2% $CuSO_4$	0	0.5	1	1.5	2	2.5
蒸馏水	5	4.5	4	3.5	3	2.5
$CuSO_4$ 的浓度（%）	0	0.2	0.4	0.6	0.8	1.0
吸光度（A）						

2. 用722型分光光度计测定吸光度

（1）接通电源。

（2）选择波长：用仪器的波长旋钮调节波长至待测溶液的最大吸收波长（溶液颜色的互补色）。在这个波长，溶液具有最大消光系数，测定浓度时最灵敏。本实验所用 $CuSO_4$ 溶液的最大吸收波长为690nm。

打开样品室盖，预热10~20分钟。

（3）选择灵敏度：由1档开始试用。

（4）将溶液分别倒入比色杯（液体达到2/3杯即可），放入样品室，使空白液位于光路。

（5）"选择开关"旋至T档，打开样品室盖，用"0"旋钮调节显示器显示0（T为0）。关样品室盖，用"100"旋钮调节显示器显示100（T为100）。如果达不到100，将灵敏度旋钮调至2档，重调0和100。

（6）"选择开关"换至A档，用"消光零"旋钮调节显示器显示0（A为零）。注意，吸光度又称消光度，所以"消光零"旋钮即调节A值到零的旋钮。

通过（5）、（6）两步调节后，仪器各旋钮不要再动，可开始测定各溶液的吸光度。

（7）拉动试样架拉杆，使各待测液分别位于光路，读取A值。

（8）测定完毕，关闭电源，清洗比色杯，倒置晾干。

每次最多可测出三个数值，若有更多待测液，可将比色杯内液体更换后重复（6）、（7）。

3. 绘制标准曲线

以吸光度为纵坐标，$CuSO_4$ 含量为横坐标绘制标准曲线。

4. 求出浓度值

以未知浓度 $CuSO_4$ 溶液的吸光度值在标准曲线求出其浓度值。

也可利用标准管法计算 $CuSO_4$ 的含量。以 2% $CuSO_4$ 为标准溶液按上述方法测出 2% 和未知浓度 $CuSO_4$ 溶液的 A 值，用公式③计算未知浓度 $CuSO_4$ 的浓度。两种方法各有特点，要根据具体情况选用。

722 型分光光度计可以直接测出溶液浓度值，依据是标准管法。按上述（1）到（6）步操作后，选择开关旋至 C 档，将标准溶液（2% $CuSO_4$）置于光路，调节浓度旋钮，使显示器数字显示标准溶液的浓度值（200 或 020），然后将未知浓度 $CuSO_4$ 移入光路，即可读出该溶液的浓度。

【实验试剂】

1. 2% $CuSO_4$ 溶液。

2. 未知浓度 $CuSO_4$ 溶液。

【注意事项】

1. 在接通电源情况下，避免试样室盖长时间关闭。即只有调零点和读取吸光度时才关闭，其他时间要保持开的状态。

2. 测定结束后及时清洗比色杯，清洗方法见实验须知。

第五节　胰岛素及肾上腺素对血糖浓度的影响（葡萄糖氧化酶法）

【实验目的与要求】

1. 掌握酶法测血糖的原理与方法。

2. 熟悉分光光度计的使用。

3. 观察胰岛素和肾上腺素对血糖含量的影响，了解血糖增高或降低的临床意义。

【实验原理】

血糖浓度是反映体内糖代谢情况的重要血液生化指标。正常情况下，人和动物体内的血糖浓度受各种激素调节而维持相对恒定。胰岛素和肾上腺素是调节血糖浓度的两种重要激素，胰岛素通过促进葡萄糖进入细胞内，增加糖的氧化分解及糖原合成，减少糖原分解及糖异生等作用使血糖浓度降低；肾上腺素则通过促进肝糖原分解和糖异生作用而使血糖升高。

本实验采用葡萄糖氧化酶法测定血糖浓度，观察注射胰岛素和肾上腺素前后家兔的血糖浓度的变化。

血糖的测定方法（酶法）：酶法是近几年临床血糖定量测定普遍采用的方法。葡萄糖氧化酶（glucose oxidase，GOD）利用氧和水将血清中葡萄糖氧化成葡萄糖酸，并产生过氧化氢。过氧化物酶（peroxidase，POD）在有氧受体时，将过氧化氢分解为水和氧，后者将色原性氧受体 4-氨基安替比林和酚氧化，缩合成红色醌类化合物，所产生颜色的深浅与血清中葡萄糖的量成正比。因此，将测定样品与经过同样处理的葡萄糖标准液进行比色，即可计算出血糖的含量。

反应方程式如下。

$$葡萄糖+O_2+H_2O \xrightarrow{GOD} 葡萄糖酸+H_2O_2$$

$$H_2O_2+苯酚+4-氨基安替比林 \xrightarrow{POD} 醌亚胺+4H_2O$$
$$（红色醌类化合物）$$

【实验仪器及器材】

722 分光光度计、吸量管、台秤、微量移液器、注射器。

【实验操作】

（一）动物准备及取血

1. 取正常家兔 2 只，实验前禁食 4 小时以上，称体重，记录并编号。

2. 在耳缘静脉处剪去兔毛，二甲苯擦拭兔耳，使血管扩张，用棉花擦干，用粗针头刺破，迅速取血 0.5 mL 放入一个离心管。

3. 取血后，将家兔分为两组，按体重分别皮下注射胰岛素（1U/kg）或肾上腺素（0.4 mg/kg），分别记录注射时间，30 分钟后再取血 1 次。

4. 分别将注射胰岛素/肾上腺素前、后的血液离心 10 分钟（3000 转/分），收集上清液，备用。

（二）血糖的测定 （按表 4-2 操作）

表 4-2 血糖测定表

试剂（mL） \ 试管号	空白管	标准管	测定管			
			注射胰岛素		注射肾上腺素	
			前	后	前	后
工作液	3.00	3.00	3.00	3.00	3.00	3.00
重蒸水	0.02	—	—	—	—	—
葡萄糖标准液	—	0.02	—	—	—	—
样品	—	—	0.02	0.02	0.02	0.02

分别将各试管内容物摇匀，37℃ 保温 15 分钟，取出冷却至室温后比色（波长 505nm）。以空白管调零，读取标准管及测定管吸光度。算出血糖浓度进行分析比较，观察激素的作用。

【计算】

注射激素前后的血糖浓度。

$$葡萄糖含量（mmol/L） = \frac{测定管吸光度}{标准管吸光度} \times 5.55$$

【实验试剂】

1. 血糖试剂盒（表4-3）。

表4-3　血糖试剂盒主要成分与浓度表

试剂	主要成分	实际浓度
R1	葡萄糖氧化酶（GOD）	>13000 U/L
	过氧化物酶（POD）	>900 U/L
R2	磷酸缓冲液（pH7.0）	100 mmol/L
	酚	11 mmol/L
	4-氨基安替比林	0.77mmol/L
葡萄糖标准液：	5.55 mmol/L（100 mg/dL）	

使用时，将90 mL R2与10 mL R1混匀即为工作液。

2. 胰岛素注射液（市售40U/mL）。

3. 0.1%肾上腺素注射液。

4. 二甲苯。

【注意事项】

1. 每只家兔只做一种激素实验。

2. 由于温度对本实验影响较大，加热温度、时间等应严格掌握，否则会影响显色强度。

3. 空白管、标准管、测定管的操作应平行。

【参考正常值及临床意义】

1. 正常值　空腹血糖为3.89~6.11 mmol/L（70~110 mg/dL）。

2. 生理性高血糖　摄入高糖膳食后，或情绪紧张而引起肾上腺素分泌增加时。

3. 病理性高血糖　主要见于糖尿病，另外见于甲状腺功能亢进症、皮质醇增多症、肝硬化及慢性肝炎等。

4. 生理性低血糖　饥饿和剧烈运动。

5. 病理性低血糖　胰岛β细胞瘤，垂体前叶、肾上腺皮质或甲状腺机能减退等。

第六节　温度、pH、激活剂、抑制剂对酶活性的影响

【实验目的与要求】

验证温度、pH、激活剂、抑制剂对酶活性的影响。

一、温度对酶活性的影响

【实验原理】

温度对酶活性有显著影响，温度降低，酶促反应速度降低以至完全停止。随着温度升高，反应速度逐渐加快。当上升至某一温度时，酶促反应速度达最大值，此

温度称酶作用的最适温度。温度继续升高，反应速度反而下降。人体内大多数酶的最适温度在37℃左右。

本实验以唾液淀粉酶为例。唾液淀粉酶催化淀粉水解。利用碘与淀粉及其水解产物的颜色反应，来比较唾液淀粉酶在不同温度下催化淀粉水解的速度。

淀粉————————→糊精————————→麦芽糖

遇碘：呈蓝色　　　　　呈紫色至红色　　　　不呈色

【实验操作】

1. 制备稀唾液。用清水漱口，含蒸馏水少许行咀嚼动作以刺激唾液分泌。取小漏斗1个，垫小块薄层脱脂棉，直接将唾液吐入漏斗过滤，取过滤的唾液约1 mL，加蒸馏水9 mL，混匀备用。

2. 取小试管3支，编号，按表4-4依次加入各种试剂。

表4-4　温度对酶活性影响实验依次加入试剂表

试管号	1	2	3
0.5%淀粉液（滴）	10	10	10
pH6.8缓冲液（滴）	3	3	3
0.3%NaCl溶液（滴）	3	3	3

3. 混匀后，将1号、2号、3号试管分别置于沸水浴、温水浴（37℃~40℃）和冰水浴中5分钟，向各管加入稀唾液3滴，继续在原水浴中放置。

4. 每隔1分钟从2号试管中取出2滴试液于白磁盘上，加碘液1滴，观察颜色变化，直到颜色呈现碘色时，进行下步操作。

5. 每管取出2滴试液在白瓷板上，加碘液1滴，观察颜色并记录之。

6. 然后再将1号、3号两管置37℃水浴5分钟，各管中加碘液1滴，观察颜色变化并分析之。

【实验试剂】

1. 0.5%淀粉液。

2. 0.3%NaCl溶液。

3. pH6.8柠檬酸-磷酸氢二钠缓冲液（0.1 mol/L柠檬酸22.75 mL，0.2 mol/L磷酸氢二钠77.25 mL）。

二、pH、激活剂、抑制剂对酶活性的影响

【实验原理】

酶活性与其作用环境的pH密切相关。pH既影响酶蛋白本身，也影响底物的解离程度，从而改变酶与底物的结合和催化作用。在某一pH时，酶活性达最大值，这个pH称为酶的最适pH。不同的酶最适pH不尽相同。人体多数酶的最适pH在7.0左右。例如唾液淀粉酶的最适pH为6.8。氯离子对该酶的活性有激活作用，铜离子则有抑制作用。

本实验以唾液淀粉酶为例，观察 pH、激活剂、抑制剂对酶活性的影响，观察淀粉水解的方法同前。

【实验操作】

1. 稀唾液制备。制备方法与实验一"温度对酶活性的影响"的制备方法相同。

2. 取试管 7 支，编号，按表 4-5 加入试剂。

表 4-5　pH、激活剂、抑制剂对酶活性影响实验加入试剂表

试管号	1	2	3	4	5	6	7	8
0.5%淀粉液（滴）	—	10	10	10	10	10	10	10
pH4.92 缓冲液（滴）	—	—	10	—	—	—	—	—
pH6.81 缓冲液（滴）	10	10	—	10	—	10	10	10
pH8.67 缓冲液（滴）	—	—	—	—	10	—	—	—
0.3%NaCl（滴）	—	—	—	—	—	10	—	—
1%$CuSO_4$（滴）	—	—	—	—	—	—	10	—
1%Na_2SO_4（滴）	—	—	—	—	—	—	—	10
稀唾液（滴）	5	—	5	5	5	5	5	5
H_2O（滴）	20	15	10	10	10	—	—	—

3. 将各管混匀后，同时置于 37℃~40℃水浴中保温。约 1 分钟后，由第 6 管取出 1 滴置白瓷板上做碘反应，观察颜色，呈棕色（如为蓝色，则仍每间隔 0.5 分钟做一次碘反应，直到呈棕色），将各管取出，各加碘液 2 滴，摇匀，观察并解释其结果。

【实验试剂】

1. 0.2%淀粉溶液。

2. 0.85%NaCl 溶液。

3. 1%$CuSO_4$ 溶液。

4. 1%Na_2SO_4 溶液。

5. 不同 pH 值缓冲液的配制：①1/15 mol/L KH_2PO_4 液：称取 KH_2PO_4 9.078 g 加蒸馏水溶解并稀释成 1000 mL。②1/15 mol/L Na_2HPO_4 液：称取 Na_2HPO_4 11.815 g，加蒸馏水溶解并稀释成 1000 mL。

两液按表 4-6 比例混合均匀，即可得各 pH 的缓冲液。

表 4-6　各 pH 缓冲液配制比例表

pH	4.92	6.81	8.67
1/15 mol/L KH_2PO_4	9.90	0.10	5.0
1/15 mol/L Na_2HPO_4	5.0	0.10	5.0 9.90

【注意事项】

注意反应进行程度的判断是试验成功与否的关键。

第七节 血清蛋白醋酸纤维薄膜电泳

【实验目的与要求】

1. 掌握醋酸薄膜电泳分离血清蛋白的方法。
2. 熟悉电泳的原理及影响因素。

【实验原理】

带电颗粒在电场作用下，向着与其电性相反的电极移动，称为电泳。血清蛋白质的等电点均低于 pH7.0，电泳时常采用 pH8.6 的缓冲液。此时，各蛋白质解离成负离子，在电场中向正极移动。因各种血清蛋白的等电点不同，在同一 pH 下带电数量不同，各蛋白质的分子大小、形态也有差别，故在电场中的移动速度不同。分子小而带电荷多的蛋白质泳动较快，分子大而带电荷少的泳动较慢，从而可将血清蛋白分离成数条区带。

醋酸纤维薄膜具有均一的泡沫状结构（厚约 120 μm），渗透性强，对分子移动无阻力，用他作区带电泳的支持物，具有用样量少、分离清晰、无吸附作用、应用范围广和快速简便等优点。目前已广泛用于血清蛋白、脂蛋白、血红蛋白、糖蛋白、酶的分离和免疫电泳等方面。

醋酸纤维薄膜电泳可把血清蛋白分离为清蛋白及 α_1、α_2、β、γ-球蛋白 5 条区带。将薄膜置于染色液中使蛋白质固定并染色后，不仅可看到清晰的色带，并可将色带分别溶于碱溶液再进行比色测定，从而计算出血清蛋白的百分含量。

【实验仪器及器材】

醋酸纤维薄膜、电泳仪、电泳槽。

【实验操作】

1. 准备与点样 将 2.5 cm×8 cm 之醋酸纤维薄膜条没入巴比妥缓冲液中充分浸透后取出，用滤纸吸干，于无光泽面，距膜端 1.5 cm 处用点样器蘸上血清（量不可太多）后，在点样线上迅速地压一下，使血清通过点样器印吸在薄膜上。点样时用力须均匀。待血清渗入薄膜后，将薄膜两端紧贴在电泳槽的四层滤纸桥上，点样面须向下，加盖，平衡 2~3 分钟，然后通电。

2. 电泳 调节电压 110~160 V；电流 0.4~0.6 mA/cm；时间 45~60 分钟。

3. 染色 电泳完毕后，关闭电源将薄膜取出，直接浸于氨基黑 10B 染色液中 3~5 分钟；然后取出用漂洗液浸洗 3~4 次，至背景完全无色为止。

4. 定量 取长试管 6 支，编号，将漂洗后的薄膜夹于滤纸中吸干，剪下各蛋白区带，分别置于各试管中。每管加入 0.4 mol/L NaOH 4.0 mL，37℃水浴中反复振摇使之充分洗脱，用 600nm 波长比色，以空白管调整吸光度到零点，读取各管的吸光度，求百分率。

【计算】

血清蛋白构成比的计算方法如下。

吸光度总和 T = A+α_1+α_2+β+γ

清蛋白（A）$\% = \dfrac{A}{T} \times 100$；$\alpha_1 = \dfrac{CX1}{T} \times 100$；$\alpha_2 = \dfrac{CX2}{T} \times 100$；$\beta = \dfrac{\beta}{T} \times 100$；$\gamma = \dfrac{\gamma}{T} \times 100$

【实验试剂】

1. 巴比妥缓冲液（pH8.6，离子强度 0.06）：称取巴比妥酸钠 12.7 g，巴比妥 1.66 g 置于烧杯中，加蒸馏水 400 ~ 500 mL，加热溶解，冷却后用蒸馏水稀释至 1000 mL。

2. 染色液：氨基黑 10B 0.5 g、甲醇 50 mL、冰醋酸 10 mL、蒸馏水 40 mL，混匀。

3. 漂洗液：甲醇或乙醇 45 mL，冰醋酸 5 mL、蒸馏水 50 mL，混匀。

4. 洗脱液：0.4 mol/L NaOH 溶液。

5. 透明液：冰醋酸 25 mL、95%乙醇 75 mL，混匀。

【注意事项】

1. 血清标本要新鲜，不可溶血。

2. 血清样品点于醋酸纤维素薄膜的表面。

3. 电泳时醋酸纤维素薄膜的点样端置于负极。

【临床意义】

1. 血清蛋白各部分的构成比：清蛋白 61% ~ 71%、α_1-球蛋白 3% ~ 4%、α_2-球蛋白 6% ~ 10%、β-球蛋白 7% ~ 11%、γ-球蛋白 9% ~ 18%。

2. 肝硬化时清蛋白降低，γ-球蛋白升高 2 ~ 3 倍。肾病综合征时白蛋白降低，α_2-球蛋白、β-球蛋白升高。

附：

如需保存电泳结果，可将染色后的干燥薄膜浸于透明液中 20 分钟，取出平贴于干净玻璃片上，待干燥即得背景透明的电泳图谱。此透明薄膜可经光密度计扫描绘出电泳曲线，并可根据曲线的面积得出各组分的百分比。

第八节　血清脂蛋白琼脂糖凝胶电泳

【实验目的与要求】

1. 掌握琼脂糖电泳分离血清脂蛋白的方法。

2. 熟悉电泳的原理及影响因素。

【实验原理】

琼脂糖是直链多糖，是由 D-半乳糖和 3，6-脱水-L-半乳糖的残基主要通过氢键交替排列组成的凝胶。因他含水量大（98% ~ 99%），故电泳速度快，并兼有电渗影响小、区带整齐、分离效果好等优点，常用作区带电泳的支持物。

脂蛋白带负电荷，通以直流电，脂蛋白向正极移动。各种血浆脂蛋白所含载脂蛋白种类和数量不同，分子大小相差很大，在一定条件下所带的表面电荷也不同。因此，在以琼脂糖凝胶为支持物的电场中，可使各种脂蛋白颗粒分离出来。

先将血清脂蛋白用脂类染料（如苏丹黑 B 或油红 O 等）进行预染，再将预染的血清加于凝胶板的上样槽中进行电泳分离。通电后，可看出脂蛋白向正极移动。按其泳动的快慢顺序，可以分为 α 脂蛋白、前 β 脂蛋白、β 脂蛋白和乳糜微粒四条区带。

【实验仪器及器材】

电泳仪、电泳槽（凝胶电泳专用）。

【实验操作】

1. **血清预染**　取新鲜空腹血清 0.2 mL，加入苏丹黑染色液 0.02 mL，混匀，置 37℃ 水浴中染色 30 分钟，2000r/min 离心 5 分钟，上清液即为预染血清，分出备用。

2. **制备琼脂糖凝胶板**　将凝胶托盘加好隔板及齿梳，齿梳与凝胶托盘底部相距约 1 mm。将已配制好的 0.35% 琼脂糖凝胶于沸水浴中加热融化，先用滴管吸取凝胶把隔板与凝胶托盘接触处封好（也可用胶布贴封），再将凝胶倒入凝胶托盘，厚度 5 mm 左右。倒胶时凝胶温度约 60℃。

3. **加样**　待凝胶凝固后，小心将齿梳拔出形成胶槽，用微量移液器将预染的血清加入胶槽。

4. **电泳**　在电泳槽两端缓慢倒入巴比妥缓冲液，直至没过胶面。接通电源，点样端靠近负极，电压为 120V，经电泳 20~30 分钟，即可见到分离的区带。

如果需要保留电泳图谱，可将电泳后的凝胶板放入清水中，浸泡脱盐 2 小时，然后放入烘箱（80℃）烘干。若将烘干之凝胶板在电泳扫描仪上扫描，还可计算出各部分的百分比。

【实验试剂】

1. **新鲜血清**

2. **苏丹黑染色液**　将苏丹黑 0.1 g 溶于无水乙醇 10 mL 中，用前过滤。

3. **巴比妥缓冲液（pH8.6，离子强度 0.075）**　称取巴比妥钠 15.46 g、巴比妥 2.77 g，用水溶解后，定容至 1000 mL，此为电极缓冲液。

4. **凝胶缓冲液（pH8.6，离子强度 0.05）**　称取巴比妥钠 10.3 g、巴比妥 1.84，用水溶解后，定容至 1000 mL，此为样品缓冲液。

5. **3.5 g/L 琼脂糖凝胶**　称取琼脂糖 0.35 g 溶于 100 mL 凝胶缓冲液中，在水浴中（或微波炉）加热至沸，待琼脂糖完全溶解后，停止加热。

【注意事项】

1. 预染血清标本要新鲜，陈旧标本试验结果较差。

2. 琼脂糖凝胶浓度过高会导致不能检出前-脂蛋白 β。

【临床意义】

正常人血清脂蛋白可出现 3 条带，从阴极到阳极依次为 β-脂蛋白（最深）、前-脂蛋白 β（最浅）、α-脂蛋白（比前-脂蛋白 β 略深些），在原点处无乳糜微粒。据此电泳图谱结合甘油三酯和胆固醇的生化检测，可对高脂血症进行分型，有利于高脂血症的诊断和治疗。

第九节　SDS-PAGE 法测定蛋白质相对分子量

【实验目的与要求】

1. 了解 SDS-PAGE 垂直板型电泳法的基本原理及操作技术。

2. 学习并掌握 SDS-PAGE 法测定蛋白质相对分子量的技术。

【实验原理】

SDS-PAGE 电泳法，即十二烷基硫酸钠—聚丙烯酰胺凝胶电泳法。①在蛋白质混合样品中各蛋白质组分的迁移率主要取决于分子大小和形状以及所带电荷多少。②在聚丙烯酰胺凝胶系统中，加入一定量的十二烷基硫酸钠（SDS）。SDS 是一种阴离子表面活性剂，加入到电泳系统中能使蛋白质的氢键和疏水键打开，并结合到蛋白质分子上（在一定条件下，大多数蛋白质与 SDS 的结合比为 1.4 g/1 g 蛋白质），使各种蛋白质-SDS复合物都带上相同密度的负电荷，其数量远远超过了蛋白质分子原有的电荷量，从而掩盖了不同种类蛋白质间原有的电荷差别。此时，蛋白质分子的电泳迁移率主要取决于他的分子量大小，而其他因素对电泳迁移率的影响几乎可以忽略不计。③当蛋白质的分子量在 15000~200000 之间时，电泳迁移率与分子量的对数值呈直线关系，符合下列方程。

$$1\ gMr=K-bmR$$

式中：Mr 为蛋白质的分子量；K 为常数；b 为斜率；mR 为相对迁移率。在条件一定时，b 和 K 均为常数。若将已知分子量的标准蛋白质的迁移率对分子量的对数作图，可获得一条标准曲线。未知蛋白质在相同条件下进行电泳，根据他的电泳迁移率即可在标准曲线上求得分子量。

【实验仪器与器材】

垂直板型电泳槽、直流稳压电源、50 或 100 μL 微量注射器、玻璃板、水浴锅、染色槽、烧杯、吸量管、长头滴管等。

【实验操作】

1. 安装夹心式垂直板电泳槽

目前，夹心式垂直板电泳槽有很多型号，虽然设置略有不同，但主要结构相同，且操作简单，不易泄漏。同学们可根据具体不同型号要求进行操作。主要注意：安装前，胶条、玻板、槽子都要洁净干燥；勿用手接触灌胶面的玻璃。

2. 配胶

根据所测蛋白质分子量范围，选择适宜的分离胶浓度。本实验采用 SDS-PAGE 不连续系统，按表 4-7 配制分离胶和浓缩胶。（图 4-5）

表 4-7　SDS-PAGE 不连续系统配制分离胶和浓缩胶所需试剂用量表

试剂名称	配制 20 mL 不同浓度分离胶所需各种试剂用量				配制 10 mL 浓缩胶所需试剂用量
	5%	7.5%	10%	15%	3%
分离胶贮液 （30% Acr-0.8% Bis）	3.33	5.00	6.66	10.00	—
分离胶缓冲液 （pH8.9 Tris-HCl）	2.50	2.50	2.50	2.50	—
浓缩胶贮液 （10% Acr-0.5% Bis）	—	—	—	—	3.0
浓缩胶缓冲液 （pH6.7 Tris-HCl）	—	—	—	—	1.25
10% SDS	0.20	0.20	0.20	0.20	0.10
1% TEMED	2.00	2.00	2.00	2.00	2.00
重蒸馏水	11.87	10.20	8.54	5.20	4.60
混匀后，置真空干燥器中，抽气 10 分钟					
10%AP	0.10	0.10	0.10	0.10	0.05

3. 制备凝胶板

（1）分离胶制备：按表配制 20 mL 10%分离胶，混匀后用细长头滴管将凝胶液加至长、短玻璃板间的缝隙内，高约 8 cm，用 1 mL 注射器取少许蒸馏水，沿长玻璃板板壁缓慢注入，高 3~4 mm，以进行水封。约 30 分钟后，凝胶与水封层间出现折射率不同的界线，则表示凝胶完全聚合。倾去水封层的蒸馏水，再用滤纸条吸去多余水分。

（2）浓缩胶的制备：按表配制 10 mL 3%浓缩胶，混匀后用细长头滴管将浓缩胶加到已聚合的分离胶上方，直至距离短玻璃板上缘约 0.5 cm 处，轻轻将样品槽模板插入浓缩胶内，避免带入气泡。约 30 分钟后凝胶聚合，再放置 20~30 分钟。待凝胶凝固，小心拔去样品槽模板，用窄条滤纸吸去样品凹槽中多余的水分，将 pH8.3 Tris-甘氨酸缓冲液倒入上、下贮槽中，应没过短板约 0.5 cm 以上，即可准备加样。

4. 样品处理及加样

各标准蛋白及待测蛋白都用样品溶解液溶解，使浓度为 0.5~1 mg/mL，沸水浴加热 3 分钟，冷却至室温备用。处理好的样品液如经长期存放，使用前应在沸水浴中加热 1 分钟，以消除亚稳态聚合。

一般加样体积为 10~15 μL（即 2~10 μg 蛋白质）。如样品较稀，可增加加样体积。用微量注射器小心将样品通过缓冲液加到凝胶凹形样品槽底部，待所有凹形样品槽内都加了样品，即可开始电泳。

5. 电泳

将直流稳压电泳仪开关打开，开始时将电流调至 10 mA。待样品进入分离胶时，将电流调至 20~30 mA。当蓝色染料迁移至底部时，将电流调回到零，关闭电源。拔掉固定板，取出玻璃板，用刀片轻轻将一块玻璃撬开移去，在胶板一端切除一角作为标记，将胶板移至大培养皿中染色。

6. 染色及脱色

将染色液倒入培养皿中，染色 1 小时左右，用蒸馏水漂洗数次，再用脱色液脱色，直到蛋白区带清晰，即用直尺分别量取各条带与凝胶顶端的距离。

【计算】

1. 相对迁移率 mR=样品迁移距离（cm）/染料迁移距离（cm）。

2. 以标准蛋白质分子量的对数对相对迁移率作图，得到标准曲线，根据待测样品相对迁移率，从标准曲线上查出其分子量。

【实验试剂】

1. 分离胶缓冲液（Tris-HCl 缓冲液 pH8.9）　取 1 mol/L 盐酸 48 mL，Tris36.3 g，用无离子水溶解后定容至 100 mL。

2. 浓缩胶缓冲液（Tris-HCl 缓冲液 pH6.7）　取 1 mol/L 盐酸 48 mL，Tris5.98 g，用无离子水溶解后定容至 100 mL。

3. 30%分离胶贮液　配制方法与连续体系相同，称丙烯酰胺（Acr）30 g 及 N，N'-甲叉双丙烯酰胺（Bis）0.8 g，溶于重蒸水中，最后定容至 100 mL，过滤后置棕色试剂瓶中，4℃保存。

4. 10%浓缩胶贮液　称 Acr 10 g 及 Bis 0.5 g，溶于重蒸水中，最后定容至 100 mL，过滤后置棕色试剂瓶中，4℃贮存。

5. 10%SDS 溶液　SDS 在低温易析出结晶，用前微热，使其完全溶解。

6. 1% TEMED

7. 10%过硫酸铵（AP）　现用现配。

8. 电泳缓冲液（Tris-甘氨酸缓冲液 pH8.3）　称取 Tris 6.0 g，甘氨酸 28.8 g，SDS 1.0 g，用无离子水溶解后定容至 1L。

9. 样品溶解液　取 SDS 100 mg，巯基乙醇 0.1 mL，甘油 1 mL，溴酚蓝 2 mg，0.2 mol/L,pH7.2 磷酸缓冲液 0.5 mL，加重蒸水至 10 mL（遇液体样品浓度增加一倍配制）。用来溶解标准蛋白质及待测固体。

10. 染色液　0.25 g 考马斯亮蓝 G-250，加入 454 mL 50%甲醇溶液和 46 mL 冰醋酸即可。

11. 脱色液　75 mL 冰醋酸，875 mL 重蒸水与 50 mL 甲醇混匀。

12. 低分子量标准蛋白质和待测蛋白　样品。

【注意事项】

1. 不是所有的蛋白质都能用 SDS-凝胶电泳法测定其分子量，已发现有些蛋白质用这种方法测出的分子量是不可靠的，包括电荷异常或构象异常的蛋白质，带有较大辅基的蛋白质（如某些糖蛋白）及一些结构蛋白如胶原蛋白等。例如组蛋白 F1，本身带有大量正电荷，因此，尽管结合了正常比例的 SDS，仍不能完全掩盖其原有正电荷的影

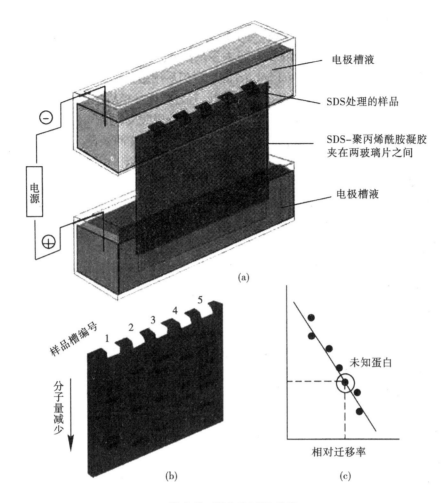

图 4-5　SDS-PAGE 分离

响，他的分子量是 21000，但 SDS-凝胶电泳测定的结果却是 35000。因此，最好至少用两种方法来测定未知样品的分子量，互相验证。

2. 有许多蛋白质，是由亚基（如血红蛋白）或两条以上肽链（如 α-胰凝乳蛋白酶）组成的，他们在 SDS 和巯基乙醇的作用下，解离成亚基或单条肽链。因此，对于这一类蛋白质，SDS-凝胶电泳测定的只是他们的亚基或单条肽链的分子量，而不是完整分子的分子量。为了得到更全面的资料，还必须用其他方法测定其分子量及分子中肽链的数目等，与 SDS-凝胶电泳的结果互相参照。

【思考题】

1. SDS-聚丙烯酰胺凝胶电泳与聚丙烯酰胺凝胶电泳原理上有何不同？

2. 用 SDS-凝胶电泳法测定蛋白质分子量时为什么要用巯基乙醇？

3. 用 SDS-聚丙烯酰胺凝胶电泳测定蛋白质的分子量，为什么有时和凝胶层析法所得结果有所不同？是否所有的蛋白质都能用 SDS-凝胶电泳法测定其分子量？为什么？

第十节　限制性核酸内切酶识别位点分析

【实验目的要求】

1. 掌握限制性核酸内切酶概念、特点及作用原理，DNA 酶解技术的应用。

2. 掌握琼脂糖凝胶电泳分离 DNA 片段原理及其操作。

3. 熟悉电泳基本原理及其影响因素。

【实验原理】

限制性核酸内切酶是一类能识别并水解双链 DNA 中特定碱基顺序的核酸水解酶。一般能识别 4-6 个碱基对的回文结构，并在特定位点切割。

如：Hind Ⅲ　　　A ↓ AGCTT

　　EcoRI　　　G ↓ AATTC

　　Hpu Ⅱ　　　C ↓ CGG

限制性核酸内切酶能在适宜的条件下，特异的切割 DNA 分子，形成不同长度的片段，经电泳检测后，根据酶切图谱就可确定 DNA 分子中是否含有特异的酶切位点。

【实验仪器及器材】

电泳仪、电泳槽（凝胶电泳专用）、恒温水浴。

【实验操作】

1. 取两只 EP 管，分别加入 10×酶解 Buffer 50 μL，而后一支试管加入 λDNA 10 μL，双蒸水 440 μL；另一支试管加入 λDNA 10 μL，Hind Ⅲ 10 μL，双蒸水 430 μL，充分混匀。

2. 37℃水浴 1 小时。

3. 保温结束后加入终止液 5 μL。

4. 利用 1%琼脂糖电泳检测酶切结果。

5. 紫外灯下，观察电泳图谱，可见 DNA 呈红色区带。

【实验试剂】

1. λDNA。

2. Hind Ⅲ。

3. 10×酶解 Buffer（Tris-HCl，NaCl，$MgCl_2$，DTT）。

4. 反应终止液（溴酚蓝 1%，SDS 1%，EDTA 2%，甘油 50%）。

5. 琼脂糖。

6. TAE 液。

7. DNA Marker。

8. EB。

【注意事项】

1. 在 EP 管加入试剂时要用漩涡混合器混合后离心。

2. 琼脂糖凝胶电泳时加样侧应位于负极端。

3. 溴乙啶可引起基因突变，操作时要注意个人防护。

4. 紫外光对人眼有害，观察时加盖玻璃罩，观察时间不宜太长。

第十一节 凝胶层析法分离蛋白质

【实验目的与要求】

1. 了解凝胶柱层析的原理及应用。

2. 掌握凝胶柱层析的基本操作技术。

【实验原理】

凝胶层析又称凝胶过滤，是根据样品中各种物质分子量不同，将样品通过凝胶柱来达到分离目的。

凝胶颗粒是多孔性的网络结构，凝胶孔隙均匀地分布在凝胶颗粒上。各种分子筛的孔隙大小分布有一定范围，分子直径比凝胶最大孔隙直径大的，就会全部被排阻在凝胶颗粒之外，直径比凝胶最小孔直径小的分子能进入凝胶的全部孔隙。因此，当被分离物质的各组分通过凝胶柱时，分子直径小的将完全渗入凝胶颗粒内部，分子直径大的不能进入凝胶的内孔，分子大小适中的能进入凝胶内相应大小的孔隙。因此，小分子组分随着流动相沿凝胶网眼孔道移动，从一个颗粒的网眼流出，又进入另一颗粒的网眼，因而流程长、阻力大、流速慢；相反的，大分子组分不能进入胶粒内部，只能通过凝胶颗粒间的孔隙而流出，所以其流程短、阻力小、流速快。于是分子较大的先通过凝胶床，分子较小的后通过凝胶床，从而使不同大小的分子得以分离（图4-6）。

用于凝胶层析的凝胶均为人工合成的产品，主要有交联葡聚糖（Sephadex）、聚丙烯酰胺（Bio-Gel）、琼脂糖（Sepharose）等。各种凝胶都是三维空间的网状高聚物，具有一定的孔径和交联度。根据被分离物质的分子大小、形状，可选不同类型的凝胶。交联度愈小，则孔径（网眼）愈大，能进入凝胶的分子就愈大。

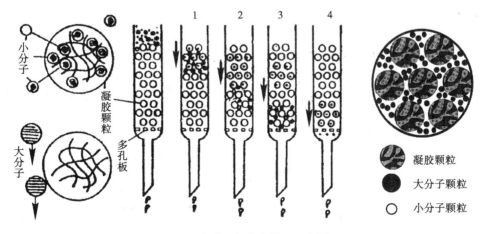

图4-6 凝胶层析分离原理示意图

本实验使用 Sephadex G-50 为层析固相支持物，用蒸馏水为流动相，将血红蛋白（红色，分子量 64500 左右）与硫酸铜从混合液中分开。血红蛋白红色，分子量较大，可观察到较快地洗脱，硫酸铜分子量小，洗脱较慢。

【实验仪器及器材】

层析柱、滴定架、交联葡聚糖。

【实验操作】

1. 凝胶的准备 称取 Sephadex G-50 约 2~4 g 置于锥形瓶中，加蒸馏水 30 mL，于沸水浴中煮沸 1 小时（此为加热法膨胀，如在室温时膨胀，需放置 3 小时），取出，待冷至室温时再填柱。

2. 装柱 取直径为 0.8~1.5 cm、长度为 17~20 cm 的层析柱一支，自顶部缓缓加入 sephadex-50 悬液，打开出口，保持加入悬液速度与液体流出速度一致，使凝胶逐层上升，加至距上端 3 cm 左右即可。操作过程中，应防止气泡与分层现象的发生。如表层凝胶凹陷不平时，可用细玻璃棒轻轻搅动表面层，让凝胶自然沉降，使表层平整。

3. 加样 加样时先将出口打开，使凝胶床面以上的蒸馏水流出，待液面几乎平齐凝胶表层时，关闭出口（不可使凝胶表层干掉）用滴管将样品（约 0.3 mL）缓缓地沿层析柱内壁小心加于床表面，注意尽量不使床面扰动，然后打开流出口，使样品进入床内，直到床面重新露出。用上法加少量蒸馏水，使样品全部进入床内。

4. 洗脱 打开流出口，用试管收集洗脱液，调节流速约 20 滴/分钟，每管 20 滴。同时不断加入蒸馏水。洗脱过程应连续，直至两带分开。

5. 回收凝胶 最后将硫酸铜完全洗出（凝胶柱中无蓝颜色），回收凝胶。

【注意事项】

1. 交联葡聚糖价格昂贵，应尽量避免损失。

2. 装柱时要均匀连续将凝胶加到所需的柱床高度。

3. 灌好胶后发现"纹路"、分层等现象时，要重新装柱，以免影响层析效果。

4. 始终保持柱内液面高于凝胶表面，否则水分挥发，凝胶变干。

5. 实验完毕后，将凝胶全部回收，以备下次实验使用，严禁将凝胶丢弃或倒入水池中。

附：

表 4-8 常用凝胶的交联度和被分离物质的分子量

商品名	型号	分离蛋白质的分子量范围	商品名	型号	分离蛋白质的分子量范围
交联葡聚糖凝胶	G-10	~700	聚丙烯酰胺	P-2	200~1 800
	G-16	~1 500		P-4	800~4 000
	G-25	1 000~5 000		P-6	1 000~6 000
	G-50	1 500~30 000		P-10	1 500~20 000
	G-75	3 000~70 000		P-30	2 500~40 000

续表

商品名	型号	分离蛋白质的分子量范围	商品名	型号	分离蛋白质的分子量范围
交联葡聚糖凝胶	G-100	4 000~150 000	聚丙烯酰胺	P-60	3 000~60 000
	G-150	5 000~400 000		P-100	5 000~100 000
	G-200	5 000~800 000		P-150	15 000~150 000
琼脂糖	6B	4×10^4		P-200	30 000~200 000
	4B	$10^4\sim2\times10^7$		P-300	60 000~400 000
	2B	$10^4\sim4\times10^7$			

第十二节　动物组织 Na^+-K^+-ATP 酶活性测定

【实验目的与要求】

1. 掌握组织蛋白的提取及定量方法。

2. 掌握酶活力的检测原理及方法。

【实验原理】

ATP 酶活力的大小是各种细胞能量代谢及功能有无损伤的重要指标。

Na^+-K^+-ATP 酶广泛存在于哺乳动物的各种组织中。在脑组织及肾外髓质中 Na^+-K^+-ATP 酶活性相当高，肌肉、腺体、肝脏、心肌等组织也富含 Na^+-K^+-ATP 酶，红细胞膜 Na^+-K^+-ATP 酶活性则较低。

Na^+-K^+-ATP 酶只存在于组织细胞及细胞器的膜上，是生物膜上的一种蛋白酶。Na^+-K^+-ATP 酶是对细胞内外钠和钾离子进行交换的酶，对机体生理机能具有重要意义。如维持细胞内 Na^+、K^+ 浓度的相对恒定；保持细胞内外环境适当的渗透压平衡；使去极化的神经、肌肉细胞膜恢复极化，保持神经、肌肉适当的兴奋性和传导性；参与物质吸收和腺体分泌以及葡萄糖和氨基酸运输等。

Na^+-K^+-ATP 酶的活性以每 mg 蛋白每小时水解 ATP 释放无机磷的 μmol 数来表示。组织 Na^+-K^+-ATP 酶活性的测定包括的实验内容有：组织匀浆或细胞质膜的制备，酶提取液的蛋白质含量测定、ATP 酶催化 ATP 水解的反应及水解液中无机磷生成量的测定。

【实验仪器及器材】

匀浆器、离心机、冷冻离心机、722 分光光度计。

【实验操作】

1. 组织匀浆及细胞质膜的制备

一般利用组织匀浆即可测得 Na^+-K^+-ATP 酶的活性。也可进一步提取细胞质膜进行测定，此时 Na^+-K^+-ATP 酶活性要比组织匀浆明显提高（酶的比活性提高）。制备组织匀浆方法简便，制备细胞质膜则还需利用差速离心或密度梯度离心等方法进行提取。可根据实验要求选择使用组织匀浆或细胞质膜。

（1）组织匀浆的制备：将实验动物处死后，迅速取出所需组织，放入冰冷的生理盐水中冷却并洗去血液。取出用滤纸吸干，准确称取组织重量，心、肝（500 mg），肾（300 mg），脑（100 mg），放入预冷的 5 mL 匀浆介质 I 中，于冰水浴条件下，用玻璃匀浆器制备组织匀浆。然后转移入塑料离心管内，4℃、3000r/min 离心 15 分钟，收集上清液（匀浆上清液），当天用于 Na^+-K^+-ATP 酶活性测定。

所取组织亦可迅速置-20℃以下冰冻保存，一周内酶活性无明显改变。

（2）细胞质膜的制备：差速离心法制备细胞质膜：如上处死动物后，迅速取出所需组织，放入冰冷的生理盐水中冷却并洗去血液，取出用滤纸吸干，称取 0.5 g，加入 5 mL 匀浆介质 II。用玻璃匀浆器匀浆，然后经两层纱布过滤，得到粗匀浆制品。将粗匀浆制品于低温超速离心机上 12000 g 离心 30 分钟，以沉淀细胞碎片、核及线粒体，将沉淀弃去，上清液再于 100000 g 离心 60 分钟，弃去上清液，将沉淀悬浮于 2 mL 悬浮介质中，用玻璃匀浆器悬浮均匀，此悬浮液即制备的细胞质膜溶液，可立即用于 Na^+-K^+-ATP 酶活性测定，亦可于-20℃以下保存，1 周内测定。

2. 蛋白质含量的测定

双缩脲反应是测定蛋白最简单的方法。含有两个以上肽键（-CO-NH-）的化合物，如蛋白质，能与硫酸铜结合生成紫色或紫红色的络合物，这一呈色反应称为双缩脲反应，反应产物在 540nm 波长处有吸收峰，且与蛋白质含量呈正比。所以，通过比色即可求出蛋白质含量。

本实验用此方法测定组织匀浆上清液中蛋白质含量（表4-9）。

表4-9 组织匀浆上清液中蛋白质含量的测定

试剂（mL） \ 试管号	测定管	标准管	空白管
匀浆上清液	0.05	—	—
标准液	—	0.05	—
蒸馏水	0.95	0.95	1.0
双缩脲试剂	4.0	4.0	4.0

混匀后 30℃保温 15 分钟，以空白液调零，540nm 处测定吸光度。

3. ATP 酶催化 ATP 水解反应

Na^+-K^+-ATP 酶在有 Na^+、K^+ 和 Mg^{2+} 同时存在的条件下，催化 ATP 的末端磷酸水解，生成 ADP 和无机磷（Pi）

$$ATP+H_2O \xrightarrow{Na^+-K^+-ATP 酶} ADP+Pi$$
$$Na^+、K^+、Mg^{2+}$$

将匀浆上清液与含有 ATP 的反应介质混合，经过一定时间保温培育后用三氯醋酸使酶蛋白变性沉淀而终止反应，测定反应体系中无机磷的生成量，生成量既代表了 Na^+-K^+-ATP 酶活性。酶活性以 1 mg 蛋白每小时生成的无机磷的 μmol 量表示（μmol Pi/mg protein·小时）。

各种组织的 Na^+-K^+-ATP 酶粗制剂，往往含有一种需 Mg^{2+} 的 ATP 酶活力（称 Mg^{2+}-ATP 酶），也能催化 ATP 水解。上述操作所测酶活性包括 Mg^{2+}-ATP 酶，所以实际为总 ATP 酶活性。若要准确测得 Na^+-K^+-ATP 酶，可采用 Na^+-K^+-ATP 酶特异性抑制剂毒毛花苷（Ouabain，Mg^{2+}-ATP 酶不被抑制）进行测定。测定时，将每一样品分成两份，分别加入到反应体系 I（不含毒毛花苷）和反应体系 II（含有毒毛花苷）中，这两种体系中含有等量的 ATP。经过一定时间后，分别测定两种体系中无机磷的生成量。反应体系 I 中无机磷的生成量代表了总 ATP 酶活性（包括 Na^+-K^+-ATP 酶活性和 Mg^{2+}-ATP 酶活性），反应体系 II 中无机磷的生成量代表了 Mg^{2+}-ATP 酶活性，总 ATP 酶活性与 Mg^{2+}-ATP 酶活性之差（即毒毛花苷抑制部分）即为 Na^+-K^+-ATP 酶活性。

测定过程：每一样品同时测定 2 管，即空白对照管、ATP 酶管，于冰水浴条件下，按表 4-10 加入试剂。

表 4-10　ATP 酶催化 ATP 水解反应体系

试剂（mL）　　　　试管号	空白管	对照管	总 ATP 酶
匀浆上清液	—	0.1	0.1
10%三氯乙酸	1.0	1.0	—
反应介质	—	0.9	0.9
生理盐水	1.0	—	—
放入37℃水浴振荡 15 min，立即取出放入冰水浴中。			
10%三氯乙酸	—	—	1.0

混匀，于 3000r/min 离心 10 分钟，取上清液（测磷上清液）用于测定各管的无机磷含量。

4. 无机磷含量的测定（钼蓝法）

在酸性环境中，定磷试剂中的钼酸铵以钼酸形式与样品中的磷酸反应生成磷钼酸，当有还原剂存在时磷钼酸立即转变成蓝色的还原产物——钼蓝。

$$H_3PO_4 + 12H_2MoO_4 \longrightarrow H_3P(Mo_3O_{10})_4 + 12H_2O$$

$$\downarrow 还原剂$$

$$钼蓝$$

生成的钼蓝颜色深浅在一定范围内与溶液中无机磷含量呈正比，因此，可在 650nm 波长下进行比色测定。

测定过程：取 3 支试管，按表 4-11 加入试剂。

表 4-11　钼蓝法测定无机磷含量时加入试剂

试管号 试剂（mL）	空白管	标准管	测定管	
			对照管	总 ATP 酶
测磷上清液	0.2	—	0.2	0.2
磷标准液	—	0.2	—	—
测磷工作液	3	3	3	3
Vitc	1.0	1.0	1.0	1.0

混匀，37℃放置 10 分钟，以空白管调零，在 650nm 处测定磷含量。

【计算】

根据匀浆上清液蛋白质浓度和生成的磷含量，以 1 mg 蛋白每小时生成的无机磷 μmol 量表示 ATP 酶活性（μmol Pi/mg protein·小时）。

【实验试剂】

1. 匀浆介质 I（pH = 7.0）　蔗糖 0.25 mol，EDTA 1.25 mmol，Tris 10 mmol。

2. 匀浆介质 II（pH = 6.8）　蔗糖 0.25 mol，EDTA 5 mmol，组氨酸 30 mmol，脱氧胆酸钠 0.2%，Tris 5 mmol。

3. 悬浮介质（pH = 7.2）　蔗糖 0.25 mol，EDTA 1 mmol，组氨酸 5 mmol，Tris 125 mmol。

4. 10%三氯醋酸　以蒸馏水配制。

5. 反应介质 I　（pH = 7.4，加匀浆后最终浓度，mmol）ATP 5.0，$MgCl_2$ 5.0，NaCl 120，KCl 12.5，Tris 25，Azide 5.0，pH 7.4。新鲜配制。

6. 反应介质 II　同反应介质 I，加 Quabain 1 mmol。

7. 蛋白测定试剂盒

8. 无机磷测定试剂盒

9. 生理盐水

10. Vitc 溶液　溶解 7.0 g Vitc（分析纯）于 100 mL 蒸馏水中。盛在棕色玻璃瓶中储存在冰箱内，该还原剂至少稳定一个月，只要试剂近看无色，就可以使用。

附：

（一）考马斯亮蓝法测蛋白质的含量

实验原理：游离状态的考马斯亮蓝 G-250 在酸性溶液中呈红褐色，与蛋白质结合后呈蓝色，蛋白质含量与颜色的深浅成正比，经 595nm 测定，可做出蛋白质含量与吸光度值的标准曲线，并求出未知样品的蛋白质浓度。按表 4-12 操作。

表 4-12 考马斯亮蓝法测蛋白质的含量

试剂（mL） \ 试管号	标准管编号							定管
	0	1	2	3	4	5	6	
蛋白质标准溶液（0.5 mg/mL）	0.00	0.05	0.10	0.15	0.20	0.25	0.30	—
待测液	—	—	—	—	—	—	—	0.10
生理盐水	1.00	0.95	0.90	0.85	0.80	0.75	0.70	0.90
考马斯亮蓝	5	5	5	5	5	5	5	5
混匀后静置 5 分钟，以 0 号为空白管，595nm 比色。								

试剂 考马斯亮蓝 G-250 蛋白定量试剂盒。

1. BSA 蛋白标准液（2 mg/mL）。

2. 考马斯亮蓝 G-250 溶液。

①考马斯亮蓝 G-250 原液：称取 100 mg 考马斯亮蓝 G-250 溶于 50 mL 95%的乙醇，加入 100 mL 85%（W/V）磷酸。

②0.01%考马斯亮蓝 G-250 测定工作液：将考马斯亮蓝 G-250 原液与双蒸水按 15∶85比例混匀，过滤。4℃，棕色瓶保存。

（二）改良 Lowry 氏法测蛋白的含量

实验原理：蛋白质（或多肽）分子中含有酪氨酸，在碱性条件下其肽链与 Cu^{2+} 螯合，形成蛋白质-铜复合物，此复合物中的酪氨酸能与 Folin-酚试剂起氧化还原反应，使酚试剂中的磷钼酸-磷钨酸还原，生成钼蓝-钨蓝蓝色化合物，蓝色的深浅与蛋白质浓度成正比，可用比色法测定蛋白质浓度。按照表 4-13 操作。

冷却后，以 0 号管为空白，在分光光度计上以波长 650nm 比色读取光密度值。以各管光密度为纵坐标，各管所含蛋白质量为横坐标，制成标准曲线。根据标准曲线确定样品中蛋白质含量。

试剂：改良 Lowry 法蛋白浓度测定试剂盒。

1. **试剂 A** 将 2 g 酒石酸钾钠及 100 g 无水碳酸钠溶于 500 mL 1.0 mol/L 氢氧化钠溶液中。用水稀释至 1000 mL。

2. **试剂 B** 将 2 g 酒石酸钾钠及 1 g 硫酸铜（$CuSO_4 \cdot 5H_2O$）分别溶于少量水中，混合后加水至 90 mL，再加 1.0 mol/L 氢氧化钠溶液 10 mL 即可。

3. **试剂 C** 市售的酚试剂按 1∶15 稀释，最后浓度为 0.15～0.18mol/L（用标准 NaOH 滴定）。

表 4-13　改良 Lowry 氏法测蛋白质的含量

试剂（mL）＼试管号	标准管编号						测定管
	0	1	2	3	4	5	
蛋白质标准溶液（0.20 mg/mL）	0	0.10	0.20	0.40	0.60	0.80	—
样品	—	—	—	—	—	—	1.00
生理盐水	1.00	0.90	0.80	0.60	0.40	0.20	0
试剂 A	0.90	0.90	0.90	0.90	0.90	0.90	0.90
混匀后置于 50℃ 水浴 10 分钟，冷却							
试剂 B	0.10	0.10	0.10	0.10	0.10	0.10	0.10
室温放置 10 分钟							
试剂 C	3	3	3	3	3	3	3
立即混匀，置 50℃ 水浴 10 分钟							

第十三节　大鼠肝组织基因组 DNA 的提取与鉴定

【实验目的与要求】

1. 初步掌握基因组 DNA 的分离、提取方法。

2. 学习分光光度法测定 DNA 的浓度。

3. 掌握琼脂糖凝胶电泳技术及其在检测 DNA 等方面的应用。

4. 培养学生综合分析和解决问题的能力，提高综合运用知识和技术的能力。

【实验原理】

从不同组织、细胞中获得高质量的 DNA 是进行各种研究的先决条件。真核生物的 DNA 主要存在于细胞核内，以核蛋白形式存在，制备 DNA 的原则是既要将 DNA 与蛋白质、脂类和糖类等分离，又要尽可能保持 DNA 分子的完整。为了获得大分子量的 DNA，一般采用蛋白酶 K 和去污剂温和处理法。

DNA 提取的主要过程：破碎组织和细胞，去除与核酸结合的蛋白质及其他多糖、脂类等生物大分子。本实验通过蛋白酶 K 和 SDS 使蛋白质变性降解，随后用酚-氯仿重复抽提，使蛋白质变性，然后离心除去变性蛋白质，将蛋白质与 DNA 分离。在操作过程中常加入 RNase 除去 RNA，得到较纯的 DNA 分子。经 A260/A280 检测 DNA 含量，再经琼脂糖电泳鉴定。

【实验仪器及器材】

台式离心机、紫外分光光度计、电泳仪、凝胶成像系统。

【实验操作】

（一）组织基因组 DNA 的提取

1. 取动物新鲜组织（大鼠肝脏），用预冷的生理盐水洗去血污，剪取约 50 mg 组织，放入 1.5 mL 离心管中，剪碎。

2. 加入 450 μL STE 裂解液和 50 μL 10% SDS，匀浆后再加入 10 mg/mL 的蛋白酶 K 5 μL 至终浓度为 100 μg/mL，置 55℃ 水浴箱保温 3 小时，中间摇 1 次。

3. 取 500 μL 反应液加入等体积 Tris（pH8.0）饱和酚，颠倒混匀 10 分钟，4000rpm 离心 5 分钟，小心吸取上层水相转入一个新的 1.5 mL 离心管。

4. 加入等体积酚：氯仿：异戊醇（25∶24∶1），颠倒混匀 10 分钟，4000rpm 离心 5 分钟，取上清。

5. 加入等体积氯仿：异戊醇（24∶1），颠倒混匀 5 分钟，4000rpm 离心 5 分钟，取上清。

6. 加 1/10 体积 pH5.2 的 3M NaAC，加入 2.5 倍体积预冷的无水乙醇，缓慢摇动混匀，可见乳白色丝状 DNA 沉淀出现，12000rpm 离心 15 分钟，弃上清。

7. 向沉淀中加 75% 乙醇 500 μL 漂洗，12000rpm 离心 3 分钟，弃上清。

8. 沉淀室温干燥，加入 100 μL TE 溶解。

附：饱和 NaCl 法提取基因组 DNA

1. 前面操作同传统方法 1、2 步。

2. 取 600 μL 反应液，加入 300 μL 饱和 NaCl（终深度 2 moL/L），充分混匀，10000rpm 离心 10 分钟，取上清。

3. 加入 2 倍体积预冷的无水乙醇，缓慢摇动混匀，可见乳白色丝状 DNA 沉淀，12000rpm 离心 15 分钟，弃上清。

4. 后面操作同传统方法 7、8 步。

（二）紫外分光光度法测定 DNA 含量

核酸在 260nm 下有最大吸收峰。蛋白质在 280nm 波长有特异吸收。因此 A260 及 A260/A280 可以反映样品中核酸的含量及纯度。RNA 在 A260/A280 的比值在 2.0 以上；DNA 在 A260/A280 的比值为 1.8 左右。在波长 260nm 时，1OD 值相当于双链 DNA 浓度为 50 μg/mL。

DNA 浓度计算公式：

$$DNA\ 浓度（\mu g/\mu L）= \frac{A260 \times 50 \times 稀释倍数}{1000}$$

操作步骤：

1. 将样品加适量水或 TE 稀释。

2. 用 1 mL 水（或 TE）做空白调零。

3. 把样品杯放入分光光度计比色槽中。

4. 测 A260 吸光值，计算出样品 DNA 含量。

5. 如检测样品纯度，还要再测 A280 值，并计算二者比例，若比例为 1.6 左右，说明有蛋白质或其他吸收此波长的杂质在其中，建议再用酚/氯仿抽提，继以乙醇沉淀以除去杂质。

（三）琼脂糖凝胶电泳检测

琼脂糖凝胶电泳是分离、纯化、鉴定 DNA 片段的常用方法，具有简便、快速的优点。在凝胶中加入少量溴化乙啶，在紫外灯下直接观察到 DNA 片段在凝胶上的位置，并可在紫外灯下或经凝胶成像系统观察或拍照。

操作步骤：

1. 配胶 称取 0.4 g 琼脂糖，放入锥形瓶中，加 40 mL 1× TBE 缓冲液，置微波炉或水浴加热至完全溶化，取出摇匀，则为 1% 琼脂糖凝胶液。当冷却到 60°C 左右，加入 50 μL 10 mg/mL EB 或 5000x Gold View Ⅱ 8 μL，倒胶，凝固 30 分钟左右，拔出梳子。将凝胶放入电泳槽中，加入电泳缓冲液没过凝胶表面。

2. 加样 取 2 μL 6×上样缓冲液与 10 μL DNA 样品，混匀后即可上样。

3. 电泳 接通电泳槽与电泳仪的电源（点样端放在负极）。保持电压 120V 左右，当溴酚蓝染料移动到距凝胶前沿 1~2 cm 处，停止电泳。

4. 观察 取出凝胶，在凝胶成像系统下用紫外光观察 DNA 条带（戴手套操作）。

【实验试剂】

1. STE 裂解液：

   5 mL　　　　1M NaCl

   0.5 mL　　　1M Tris-HCl　（pH 8.0）

   0.1 mL　　　0.5M EDTA　（pH 8.0）

   加水定容至 50 mL。

2. 10% SDS。

3. 10 mg/mL 蛋白酶 K。

4. Tris 饱和酚（pH8.0）。

5. 酚：氯仿：异戊醇（25：24：1）。

6. 氯仿：异戊醇（24：1）。

7. 3M NaAC（pH5.2）溶液。

8. 冷无水乙醇。

9. 75%乙醇。

10. TE 缓冲液：10 mM Tris-HCl（pH7.6），1 mM EDTA（pH8.0），高压灭菌后 4℃ 保存。

11. 琼脂糖。

12. 6×凝胶加样缓冲液：

溴酚蓝　　　0.25%

蔗糖　　　　40%

13. 5×TBE（pH8.0）：

Tris　　　　54 g

硼酸　　　　27.5 g

0.5 mol/L EDTA　　20 mL

加水定容至　　　　1000 mL

14. 溴化乙啶溶液（EB）：10 mg/mL

15. Gold View 溶液：5000x

【附】

琼脂糖凝胶的浓度与被分离 DNA 的大小的关系，见表4-14。

表4-14　琼脂糖凝胶浓度与被分离 DNA 片段长度的关系

琼脂糖凝胶浓度（%）	线状 DNA 的有效分离范围（kb）
0.3	5-60
0.6	1-20
0.7	0.8-10
0.9	0.5-7
1.2	0.4-6
1.5	0.2-4
2.0	0.1-3

【注意事项】

1. 获得高分子质量 DNA 的关键之一是防止 DNase 降解，标本必须新鲜。

2. 提取 DNA 用的离心管等器皿及试剂应提前消毒。

3. 抽提过程中每一步要尽可能避免剧烈振荡，防止机械剪切力对 DNA 的损伤。

4. 取上层清液时，注意不要吸起中间的蛋白质层。

5. 乙醇漂洗去乙醇时，不要荡起 DNA。

6. 离心后，不要晃动离心管，要拿稳离心管，斜面朝外。

7. EB 有致癌性，要戴手套操作，电泳过程中一定要防止 EB 污染。

8. 使用酚和氯仿时注意勿腐蚀皮肤及取液器口。

9. Gold View Ⅱ 由二甲基亚砜（DMSO）溶解，对皮肤、眼睛会有一定的刺激，操作时应戴上手套。

第十四节　大鼠 β-actin 基因的 PCR 扩增

【实验目的与要求】

1. 了解 PCR 技术扩增基因的原理。

2. 掌握 PCR 技术的操作方法。

【实验原理】

聚合酶链反应（Polymerase Chain Reaction，PCR）是体外基因扩增技术，此项技术可将极微量的靶 DNA 特异地扩增上百万倍，从而大大提高对 DNA 分子的分析和检测能力，该方法操作简单、实用性强、灵敏度高并可自动化，因而，此技术广泛的应用于分子生物学、医学、微生物学、遗传学等领域。

1. PCR 进行的基本条件

（1）以 DNA 为模板（在 RT-PCR 中模板是 RNA）；

（2）以寡核苷酸为引物；

（3）需要 4 种 dNTP 作为底物；

（4）有 Taq DNA 聚合酶。

2. PCR 反应步骤

（1）变性（denaturation）：通过加热使 DNA 双螺旋的氢键断裂，使其解离形成单链 DNA，变性温度为 94℃~95℃。

（2）退火（annealling）：降低温度，使引物与模板 DNA 通过碱基互补局部形成双链，退火温度为 40℃~70℃，一般低于引物 Tm 5℃左右。

（3）延伸（extension）：在适宜温度下，Taq DNA 聚合酶催化以引物为起始点的 DNA 链延伸反应。延伸温度为 72℃。

以上三步为一个循环，每一循环的产物可以作为下一个循环的模板，产物量以指数形式增长，几十个循环之后，介于两个引物之间的特异性 DNA 片段得到了大量复制，数量可达到 $10^{6~7}$ 个拷贝（图 4-7）。

本实验利用 PCR 技术从大鼠肝脏中提取的基因组 DNA 中扩增 β-actin 基因。Rat betaactin sequence（accession：J00691）：

5' –

2701 tccatgaaac tacattcaat tccatcatga agtgtgacgt tgacatc cgt aaaga cctct

2761 atgccaa cac agtgctgtct ggtggcacca ccatgtaccc aggcatcgct gacaggatgc

2821 agaaggagat tactgccctg gctcctagca ccatgaagat caaggtaagc agccttagcc

2881 tggacccata gtggggtgtg tcagccctg tagttgtagc caactctctt ggcttaagga

2941 acaacccagc atccagaatg ctcacaatca ctgtcttgct ttcttcagat cattgctcct

3001 cctgagcgca agtactctgt gtggattggt ggctctatcc tggcctcact gtccaccttc

3061 cagcagatgt ggatcagcaa gcaggagtac gatgagtccg gcccctccat cgtgcaccgc

3121 aaatgcttct aggcggactg ttactgagct gcgtttttaca ccctttcttt gacaaaacct

3181 aacttgcgca gaaaaaaaaa atgagacatt tggcatggct ttattgtttt tttgtttttt

-3'

上游引物：5'-CGTAAAGACCTCTATGCCAA-3'　　　　（2748～2767）

下游引物：5'-AGCCATGCCAAATGTCTCAT-3'　　　　（3201～3220）

预期扩增片段长度：473 bp。

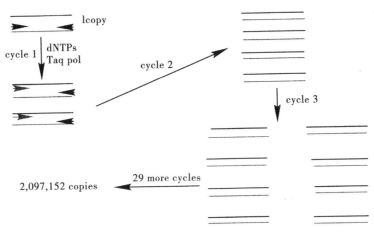

图 4-7　PCR 原理示意图

【实验仪器及器材】

PCR 扩增仪、微量移液器、微型离心机、电泳仪、水平电泳槽、紫外检测仪。

【实验操作】

1. 在 0.5 mL PCR 塑料管中加入下列物质，并混匀。

表 4-15　PCR 反应体系

试剂名称	数量	终浓度
10×PCR buffer（free Mg^{+2}）	2.5 μL	
25 mmol/L MgCl$_2$	1.5 μL	1.5 mmol/L
dNTP（2.5 mM）	2.0 μl	200 μmol/L
25 μmol/L 引物 1	1.0 μl	1 μmol/L
25 μmol/L 引物 2	1.0 μl	1 μmol/L
Taq DNA 多聚酶（5 U/μL）	0.5 μL	2~5 U/50 μL
模板（基因组 DNA<0.1 μg）	2.0 μL	
ddH$_2$O	14.5 μL	
总体积	25.0 μL	

2. 将上述 PCR 反应混合物混匀放入 PCR 仪中。

3. PCR 循环。

表 4-16 PCR 循环参数

循环参数	94℃	5 min	1 个循环
	94℃	45Sec	30 个循环
	56℃	45Sec	
	72℃	1 min	
	72℃	7min	延伸

4. PCR 产物鉴定：取 10 μL PCR 产物加 2 μL 上样缓冲液，1%琼脂糖电泳鉴定。

【实验试剂】

1. PCR 扩增试剂盒：

10×PCR buffer（free Mg^{+2}）

25 mmol/L $MgCl_2$

dNTP（2.5 mM）

Taq DNA 多聚酶（5 U/μL）

2. 上游引物：5'-CGTAAAGACCTCTATGCCAA-3'。

下游引物：5'-AGCCATGCCAAATGTCTCAT-3'。

3. 标准 DNA：DL 2000。

【注意事项】

1. PCR 反应操作中注意防止污染。

2. 反应体系通常在 20 μL~100 μL 之间。

3. 操作时要戴一次性 PE 手套。

4. 所有所加试剂都要置于冰上，在冰上操作。

5. 每加一次试剂都要重新更换枪头。

6. 25 μL 体系加完后瞬时离心，使壁上液滴流至离心管底部。

7. 封上液状石蜡防止高温反应使液体挥发（一些较先进的 PCR 仪无需此步）。

8. 引物设计是进行 PCR 反应前的关键步骤，直接影响扩增的效率和特异性。现在多利用计算机软件辅助设计。

第十五节　蛋白质印迹分析（Western Blot）

【实验目的及要求】

1. 掌握 SDS-聚丙烯酰胺凝胶电泳技术。

2. 掌握蛋白质印迹分析的基本原理及方法。

【实验原理】

蛋白质印迹（Western Blot）是将蛋白质转移并固定在化学合成膜上，然后以特定的亲和反应、免疫反应或结合反应及显色系统分析此印迹。这一技术将蛋白质凝胶电泳分辨率高与固相免疫测定特异性强的特点结合起来，是一种重要的蛋白质分析测试手段。

Western Blot 印迹方法是将获得的蛋白质样品通过 SDS-聚丙烯酰胺凝胶电泳，对不同分子量的蛋白质进行分离，并通过转移电泳将凝胶上分离到的蛋白质转印至固相支持物（NC 膜或 PVDF 膜）上，用抗靶蛋白的非标记抗体（一抗）与转印后膜上的靶蛋白进行特异性结合，再与经辣根过氧化物酶标记的二抗结合，最后用 ECL 超敏发光液试剂检测。如果转印膜上含有靶蛋白，经 X 光片曝光、显影后，则会在 X 光片上出现特异性蛋白条带。

具体流程包括：①蛋白的提取→②SDS-PAGE 电泳→③转膜→④进行免疫反应（加特异性的第一抗体，第二抗体）→⑤加显色底物→⑥显影→⑦图像分析。

本实验用 Western Blot 印迹方法检测大鼠平滑肌细胞 β-actin 表达。

【实验仪器与器材】

电泳仪、垂直板电泳槽、凝胶成像系统、转移电泳槽、封口机、恒温水浴、恒温摇床、微量加样器、电炉、PVDF 膜、X 光片、暗盒。

【实验操作】

（一）蛋白样品的制备

取培养的大鼠血管平滑肌细胞，PBS 清洗 3 次，加入 SDS loading buffer，直接煮沸 10 分钟，冰上冷却后，12000rpm 离心 5 分钟，取上清，-20℃保存备用。

（二）SDS-PAGE 电泳

1. 安装垂直板电泳装置

2. 配胶

（1）8%分离胶：

30% 丙烯酰胺储存液	2.16 mL
1M Tris-HCl（pH8.8）	3.0 mL
10% SDS	0.08 mL
10% 过硫酸铵	0.08 mL
ddH$_2$O	2.67 mL

混匀后，加入 5 μL TEMED，立即混匀。灌入安装好的垂直夹层玻板中至距玻璃板顶部 3 cm 处，立即加盖一层蒸馏水，静止。待分离胶聚合后（约 20 分钟），去除水相，灌入浓缩胶。

（2）5%浓缩胶：

30% 丙烯酰胺储存液	0.83 mL
1M Tris -HCl（pH6.8）	0.63 mL
10% SDS	0.05 mL

10% 过硫酸铵	0.05 mL
ddH$_2$O	3.4 mL

混匀后，加入 5 μL TEMED，立即混匀。灌入垂直夹层玻板顶端，插入梳子，静置（注意：在整个灌胶过程中要避免混入气泡）。待浓缩胶凝固后，将凝胶固定于电泳装置上。上、下槽各加入电极缓冲液，拔去梳子，用电极缓冲液冲洗加样孔。

3. 上样 取细胞裂解液 20 μL，短暂离心一下，加入加样孔。

4. 电泳 接通电源，将电压调至 120V，电泳至溴酚蓝距离底部 1 cm 处，停止电泳。

（三）转膜

1. 取下胶板，小心去除一侧玻璃板，切去浓缩胶和分离胶无样品部分。

2. 测量剩余胶的大小，按该尺寸剪取一张 PVDF 膜和六张滤纸。

3. 将 PVDF 膜在甲醇里浸泡 15 秒，再用蒸馏水洗后浸入转移 buffer 中平衡。

4. 将普通滤纸浸泡在有转移 buffer 的培养皿中。

5. 将电泳后的 SDS-PAGE 胶置于转移 buffer 中平衡。

6. 打开蛋白质转膜夹，按图 4-8 操作，依次放入：①3 张用转移缓冲液浸泡过的滤纸；②用转移缓冲液洗过的胶，并小心地赶走滤纸和胶之间的所有气泡；③放上 PVDF膜；④另 3 张用转移缓冲液浸泡过的滤纸。

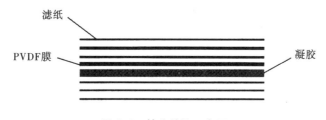

图 4-8 转移单位示意图

注意：各层之间千万不要存有气泡。

7. 小心地合上转膜夹，放入转移电泳槽，加入转膜缓冲液。

8. 接通电源，注意正负极方向（PVDF 膜面向阳极），90V 转移 1.5~2 小时。

9. 转移结束后打开盖板取出 PVDF 膜。

（四）免疫反应

1. 转移后的 PVDF 膜用 5%脱脂奶粉封闭，室温 2 小时（或 4℃过夜）。

2. 将滤膜用 TTBS 洗膜 1 次，放入杂交袋中，加入按一定比例稀释的一抗（兔抗鼠 β-actin 多克隆抗体 1∶500 稀释），杂交袋封严后，置 4℃摇动过夜（或室温孵育 2~3 小时）。

3. 回收抗体，用 TTBS 洗 3 次，每次 10 分钟。

4. 加入二抗（辣根过氧化酶标记羊抗兔 IgG 1∶10000 稀释），室温孵育 2 小时。

5. 用 TTBS 洗膜 3 次，每次 10 分钟，TBS 洗膜 1 次，5 分钟。

（五）ECL 化学发光法显影

1. 显色时使用 ECL 试剂盒，在暗室中，取试剂 A 和试剂 B 按 1∶1 混匀后，均匀加于膜上，使其反应 1 分钟。

2. 将膜放入暗盒中，用底片压在上面曝光数分钟。然后放入显影液和定影液中手工洗片。

【实验试剂】

1. SDS-PAGE 相关溶液

（1）30% 丙烯酰胺储存液：

丙烯酰胺	29 g
N，N-亚甲叉双丙烯酰胺	1 g
加 H$_2$O 至	100 mL

储于棕色瓶，4℃ 避光保存。使用期不得超过两个月。如有沉淀，可以过滤。

（2）10% SDS 溶液：0.1 g SDS，1 mL H$_2$O 去离子水配制，室温保存。

（3）10% 过硫酸铵溶液：临用前配制。

（4）TEMED（N，N，N，N，-四甲基乙二胺）。

（5）分离胶 buffer：1 M Tris-HCl（PH6.8）。

（6）浓缩胶 buffer：1 M Tris-HCl（PH8.8）。

注：这两种缓冲液必须使用 Tris 碱制备，再用 HCl 调节 PH 值，而不用 Tris-Cl。

（7）1 mg/mL DTT。

（8）Tris-甘氨酸电泳缓冲液（pH8.3）：1.44% 甘氨酸，0.3% Tris Base，0.1% SDS。

（9）5×SDS loading buffer：4% SDS，10% β-巯基乙醇，20% 甘油，100 mM Tris-HCl（pH6.8），0.1% 溴酚蓝。

（10）染色液：0.25 g 考马斯亮蓝，45 mL ddH$_2$O，10 mL 冰醋酸。

（11）脱色液：45 mL 甲醇，45 mL ddH$_2$O，10 mL 冰醋酸。

2. Western Blot 相关试剂

（1）转移缓冲液：称取 2.9 g 甘氨酸，5.8 g Tris 碱，0.37 SDS，200 mL 甲醇，加去离子水至 1000 mL，如果蛋白分子量小可不加 SDS。

（2）TBS：150 mM NaCl，50 mM Tris HCl（pH7.5）。

　　　TTBS：TBS +0.05% Tween20。

（3）封闭液：TTBS+5% 脱脂奶粉。

（4）Tween20。

（5）兔抗鼠 β-actin 多克隆抗体。

（6）辣根过氧化酶—羊抗兔 IgG。

（7）ECL 发光试剂盒。

（8）蛋白分子量标准。

【注意事项】

1. 丙烯酰胺有神经毒性，可经皮肤、呼吸道吸入，操作时要注意防护。

2. 蛋白加样量要合适，加样量太少，条带不清晰；加样量过多，条带过宽而重叠，甚至覆盖相邻泳道。

3. 电转移时，滤纸、滤膜和胶应等大，以免短路。

4. 显色液临用前新鲜配制。

第五章 医学微生物学 ▷▷▷

第一节 细菌形态学实验

实验内容一

显微镜油镜的使用

【实验目的】

巩固显微镜油镜的使用。

【实验原理】

观察细菌必须用放大 1000 倍左右的油镜。油镜的透镜极小，工作焦距最短，光线通过玻璃和空气，由于介质密度不同发生折射，射入镜筒的光线极少，视野暗、物像不清晰。如在玻片与镜头（透镜）之间加上折光率和玻片（n=1.52）相近的香柏油（n=1.515）就可减少光线的折射，加强视野的亮度，获得清晰的物像。

【实验方法】

（一）显微镜使用方法

1. 将显微镜平稳地安放在试验台适宜处。

2. 用低倍镜对光，调节反光镜，天然光源用平面反光镜，人工光源或光线较弱使用凹面反光镜。检查染色标本要用强光，应将聚光器升到最高，光圈完全开大；若检查未染色的活体标本则用弱光，聚光器适当下降，光圈适当缩小。

3. 标本片上加镜油一滴，转动粗螺旋，使油镜头缓缓下降，用眼从侧面观察，直到油镜头浸入油中接近玻片为止（注意下降油镜头时不要用力过猛过急，以免压碎玻片或损坏镜头）。

4. 用左眼从接目镜观察，徐徐转动粗螺旋提升镜头，见模糊物像后再用细螺旋调节即见到清晰物像。

5. 油镜头使用后应立即用擦镜纸擦净。如油已干，可在镜头纸上滴少许的二甲苯擦拭，并立即用干的擦镜纸擦去二甲苯，因二甲苯能溶解镜头上的固定胶以致使镜片脱落。

（二）显微镜的保护

1. 显微镜是精密仪器，使用时要精心保护，不得随意拆散和碰撞，所有光学部分都不能用手指、布、普通纸擦拭。

2. 取送显微镜时应右手持镜臂，左手托镜座，平端于胸前。

3. 显微镜的光学部分应避免日光直射。

4. 不用时，将接物镜转开成八字降至最低，使其不对准聚光器，聚光器下降，罩上镜套或放到显微镜箱中。

实验内容二

革兰染色

细菌个体微小半透明，经染色后才能较清楚观察其形态和结构。染色法有单染色法，鉴别染色法（包括革兰染色法、抗酸染色法），以及荚膜、芽孢、鞭毛等特殊染色法。其中最常用的是革兰染色法（gram stain）。

【实验目的】

掌握革兰染色的方法。

【实验原理】

革兰阳性菌与革兰阴性菌细胞壁有差异；另外革兰阳性菌的等电点比革兰阴性菌低，在中性或碱性环境中带负电荷多，与碱性染料的亲和力强；革兰阳性菌细胞质中嗜碱性强的核糖核酸镁盐多，与碱性染料的亲和力强。

【实验材料】

革兰染色液（结晶紫、卢戈氏碘液、95%酒精、苯酚复红）、标本（葡萄球菌、绿脓杆菌的琼脂斜面 18~24 小时培养物或牙垢）、酒精灯、牙签、接种环、生理盐水、滤纸、擦镜纸等。

【实验方法】

（一）细菌标本片的制作

1. 涂片 取生理盐水一小滴放到载玻片上的一端，再用无菌接种环刮取少许绿脓杆菌或葡萄球菌培养物与盐水混匀，涂布成直径约 1 cm 的菌膜（若采用液体培养物，勿加生理盐水，直接采取 1~2 环菌液即可）；另外也可用无菌的牙签挑取牙垢直接涂片（牙垢中细菌种类多，用牙垢做标本不但使学生了解细菌在人体的分布，还能培养无菌观念）。涂片应薄而均匀。接种环采菌后，必须再通过火焰灭菌后，才能放回原处。

2. 干燥 涂片最好在温室中自然干燥。必要时可将标本面向上，断断续续地在酒精灯上方微火处借热收干，但切勿紧靠火焰，以免标本烤枯或菌体变形，影响诊断。

3. 固定 固定的目的是杀死细菌，使细菌与玻片黏附较牢；另外固定能使细菌蛋白质变性，提高细菌对染料的亲和性。方法是用玻片夹夹住玻片一端，标本面向上，在酒精灯火焰外层按钟摆的速度来回通过 3 次（以玻片反面触及皮肤不过烫为度），放置冷却后，进行染色。

（二）染色

1. 初染 滴加结晶紫染液于涂片上，1分钟后用自来水缓缓冲洗。

2. 媒染 滴加卢戈氏碘液，1分钟后用自来水缓缓冲洗。

3. 脱色 滴加95％酒精，边摆动玻片使酒精流去边观察，直至流下的酒精无色或稍呈淡紫色时为止（约20~30秒钟），及时用自来水缓缓冲洗。

4. 复染 滴加苯酚复红液，0.5~1分钟后用自来水缓缓冲洗。

（三）镜下观察

自然干燥或用吸水纸吸干后，加一滴香柏油，油镜检查，注意观察菌体的形态、排列及染色性。染成紫色者为革兰阳性菌，染成红色者为革兰阴性菌。

实验内容三

细菌形态结构的观察（示教）

【实验目的】

观察细菌标本片，了解常见致病菌的基本形态和结构。

【实验方法】

（一）观察标本片

用油镜观察下列细菌标本片，注意各菌的形态、排列和染色性及特殊结构特点等性状。

1. 葡萄球菌（革兰染色）。
2. 大肠杆菌（革兰染色）。
3. 霍乱弧菌（革兰染色）。
4. 伤寒杆菌（鞭毛染色）。
5. 肺炎球菌（荚膜染色）。
6. 破伤风杆菌（芽孢染色）。
7. 枯草杆菌（芽孢染色）。

（二）描述观察结果

将观察到的结果，画在报告纸上并加以适当的描述。

注意：微生物标本片，多用涂片法制成，观察完毕，不能用力擦去玻片上的镜油，只能用擦镜纸轻轻压吸或滴一滴二甲苯，然后用擦镜纸轻拉。示教片看完处理后应放回原处，自己涂的玻片看完后应放入消毒缸内。

第二节　细菌的人工培养

实验内容一

细菌的人工培养

【实验目的】

1. 了解各种培养基的制备过程。

2. 初步掌握各种培养基接种技术。

3. 观察细菌在各种培养基中的生长现象，认识菌落、菌苔。

【实验原理】

细菌在一定的条件下能够生长繁殖形成肉眼可见的生长现象，根据细菌的生长情况诊断细菌感染性疾病，并寻找有效的抗生素；另外生物制品的制备，生物工程等也需要细菌的人工培养。

【实验材料】

普通琼脂平板、普通琼脂斜面、半固体培养基、肉汤培养基、接种环、接种针、酒精灯、大肠杆菌24小时斜面培养物。

【实验方法】

（一）常用培养基的制备

培养基是用人工方法将微生物生长繁殖所需的多种营养物质调配在一起形成的一种营养物质的混合物，用以分离、传代和培养细菌。按培养基的用途分为基础（普通）培养基、营养培养基、鉴别培养基、选择培养基、厌氧培养基等。按培养基的物理性状又分为液体、固体和半固体三种。要求了解常用的液体、固体和半固体培养基的成分、制备方法和用途。

1. 普通液体培养基

有肉汤培养基、肉膏汤培养基和蛋白胨水培养基等，其中肉汤培养基是常用的普通液体培养基，也是制备其他培养基的基础。其制备方法如下。

将新鲜的精牛肉除去脂肪和筋膜制成肉馅，取500 g牛肉馅加1000 mL蒸馏水，置4℃冰箱浸泡过夜，使牛肉中的水溶性营养物质充分浸出。

次日将浸泡过夜的牛肉馅加热煮沸30分钟，放凉，使残余的脂肪凝固，然后用纱布和滤纸过滤，最后将滤液用蒸馏水补足为原量，此种液体为牛肉浸汁。

取1000 mL牛肉浸汁加蛋白胨10 g，氯化钠5 g加热溶解，冷至50℃左右时用氢氧化钠调整pH至7.6，再煮沸10分钟（因牛肉浸汁中部分碳水化合物，经加热破坏产酸，影响pH；产生多磷酸盐，培养基不澄清），待冷却后，再调整pH至7.6，然后以滤纸过滤，滤液必须澄清，此种液体称为肉汤培养基。

将肉汤培养基分装于试管或三角烧瓶中，塞好试管和瓶塞，包装好后，用压力15

磅（121.3℃）蒸气 15~30 分钟灭菌。待冷后，置 4℃冰箱中保存备用。牛肉汤培养基主要用于纯种细菌的培养和增菌，也是其他培养基的基础。

2. 普通琼脂培养基

普通琼脂培养基（琼脂系由海藻类的石花菜、江蓠等中提取的一种胶质多糖，具有 100℃溶化，40℃凝固的特性。一般细菌不能分解琼脂，故无营养作用，仅是培养基的赋形剂），是常用的固体培养基。制备方法如下。

（1）取 100 mL 牛肉汤加入 1.5~2 g 琼脂（根据琼脂凝固程度决定）。

（2）加热 100℃溶化后，趁热调整 pH 为 7.4。

（3）分装于三角烧瓶中，塞好瓶塞，包装好后，用 15 磅高压灭菌 15~30 分钟。

（4）待培养基冷至 56℃左右无菌操作倒入无菌试管，趁热将试管斜置，冷凝后即为琼脂斜面培养基；将培养基倒入无菌平皿，平放，待凝固后即为普通琼脂平板。置 4℃冰箱中保存备用。琼脂斜面培养基主要用于纯种细菌的培养，琼脂（琼脂血）平板主要用于杂种细菌的分离和药物敏感性试验等。

3. 半固体培养基

其制备方法基本上与普通琼脂培养基相同，只将琼脂的用量改为 0.3%~0.5% 即可。通常分装于试管内，占试管体积的 1/3 的量，用 15 磅高压蒸气 15~30 分钟灭菌后直立，使其凝固成高层。半固体培养基可供检查细菌动力和保存菌种之用。

4. 血琼脂培养基

简称血平板，有些细菌营养要求较高，在普通琼脂培养基上生长不良，需要营养培养基，而血平板是最简单、常用的营养培养基，根据溶血情况还可鉴别细菌，其制备方法如下。

（1）将制好的普通琼脂培养基高压蒸气灭菌。

（2）待冷至 56℃左右时，加入 5%~10% 脱纤维的无菌的绵羊血液（也可用家兔血和人血），混匀（注意勿产生气泡），分别倒入灭菌试管或平皿中，即制成血琼脂斜面或血琼脂平板。置 4℃冰箱备用，血琼脂平板是咽拭子最常用的培养基。

5. 蛋白胨水培养基

取 100 mL 蒸馏水，加入蛋白胨 1 g 和氯化钠 0.5 g，加热溶解，待冷却后，调整 pH 为 7.6，分装于试管或三角烧瓶中，15 磅灭菌 15~30 分钟，待冷，置 4℃冰箱中保存。蛋白胨水培养基常用于制备单糖发酵管或用于检查细菌的生化反应（吲哚试验）等。

（二）细菌培养基的接种方法

细菌可用人工的方法进行培养，根据生长繁殖的情况、生化反应、形态染色等生物学特性，诊断鉴别细菌。培养细菌时除采用适宜的培养基外，尚须考虑到其他的培养条件，如温度、湿度、气体等因素。欲获得典型的良好生长的细菌培养物，各种分离培养和接种基本技术是极其重要的一环，必须很好的学习和掌握。

1. 分离培养法（平板画线法）

（1）分段画线

①右手持接种环在酒精灯火焰上烧灼灭菌，待冷（稍待约5~10秒钟），取细菌培养物（或病人标本）少许。

②左手持琼脂平板底部，拇指稍顶开平皿盖（接种环能进入方便操作即可），并靠近酒精灯火焰（火焰周围10 cm左右范围空气中细菌含量少）附近操作，以免空气中杂菌落入。右手握持沾菌的接种环在琼脂平板边缘上端来回画线涂成菌膜，菌膜占总面积的1/10，画线时接种环的面与平板面成45°角轻轻接触，以手指或手腕的力在平皿表面做轻轻的滑动，不可用力太大，以免划破琼脂平板，画线要求密集平行，充分利用平板表面面积。

③烧灼接种环，杀灭环上残留的细菌，待接种环冷却后将接种环通过菌膜处连续画线，占平皿面积的1/5，为一区画线。

④左手旋转平皿90°左右，烧灼接种环，杀灭环上残留的细菌，待接种环冷却后，继续用接种环通过一区2~3次连续画线，占平皿面积的1/5，为第二区画线。

⑤同样的方法通过二区、三区、四区2~3次连续画线划出三区、四区、五区，不同方向划开。将培养皿放置37℃温箱内，翻转培养（即皿底在上，盖在下，这样可以避免培养过程中凝结水自皿盖滴下，冲散菌落）。经37℃、24小时培养后取出，观察琼脂平板或血平板表面生长的各种菌落，注意其大小、形状、边缘、表面、透明度、颜色等性状。在血琼脂平板上，尚可观察菌落四周有无溶血现象。

（2）连续画线法：如图5-1。这种方法主要适应于熟练技术人员，初学者最好用分段画线法，以无菌操作取标本，涂抹于平板边缘的上端成菌膜，占平板面积的1/10，酒精灯火焰上烧灼接种环灭菌，待冷却后重复涂抹菌膜一部分，再向下连续画线至平板底部，经37℃培养18~24小时后观察生长情况。

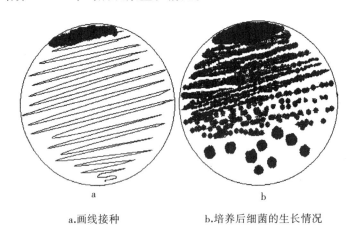

a.画线接种　　　　　　　　b.培养后细菌的生长情况

图5-1　连续画线接种法

2. 斜面培养基接种法

斜面培养基接种法主要用于纯种细菌的培养。

（1）左手的拇指、食指、中指、无名指分别持握菌种管与接种管，将两管并列，略倾斜，斜面部均向上，右手分别转动两管棉塞，以便接种时易于拔取。

（2）右手执持接种环（姿势与握铅笔相似），接种环和环柄的金属部分用酒精灯烧灼灭菌。

（3）以右手手掌与小指、小指与无名指分别拔取并夹持两管棉塞，将两管管口迅速通过酒精灯火焰灭菌。

（4）将灭菌并已冷却的接种环伸入菌种管中，从斜面上刮取菌苔少许，退出菌种管，再伸进待接种的培养基管，自斜面底部轻轻向上划一条直线，再次深入底部在琼脂表面轻轻的蛇形画线。沾菌的接种环，进出试管时，均不应触及试管内壁。

（5）接种完毕，接种环用酒精灯火焰灭菌，将两管管口迅速通过酒精灯火焰 2~3 次灭菌后加塞，标记培养管。经 37℃ 孵育 18~24 小时后观察生长情况。

3. 液体培养基接种法

液体培养基有肉汤、葡萄糖蛋白胨水，各种单糖发酵管等，主要用于纯种细菌的增菌培养，根据细菌的生长情况鉴别细菌。

（1）握持菌种管及待接种肉汤管的方法同斜面培养基接种法。

（2）接种环灭菌冷却后，伸入菌种管刮取少量菌苔退出菌种管，再伸入肉汤管，在接近液面的管壁上轻轻研磨，并蘸取少许肉汤调和，使菌混合于肉汤中。

（3）接种完毕，接种环用酒精灯火焰灭菌，试管口灭菌后加塞，标记培养管。经 37℃ 培养 18~24 小时后观察生长情况。

4. 半固体培养基接种法

半固体培养基接种法主要用于保存菌种或观察细菌的动力。无鞭毛即无动力的细菌只沿穿刺线生长，周围培养基仍为透明；有动力的细菌则沿穿刺线向周围扩散生长，周围培养基变为浑浊。

（1）握持菌种管及待接种的半固体琼脂培养基的方法同斜面培养基接种法。

（2）将接种针灭菌冷却后，挑取菌苔，垂直刺入半固体培养基的中心，可刺达近管底处（大约达琼脂培养基的 2/3 处），然后循原路退出。

（3）接种完毕，接种针于酒精灯火焰灭菌，管口灭菌后加塞，标记培养管。经 37℃ 培养 18~24 小时后观察生长情况。

（三）观察细菌在培养基上的生长情况

1. 细菌各种培养物的示教。
2. 描述细菌在各种培养基上的生长现象。
3. 观察伤寒杆菌与痢疾杆菌在半固体培养基上的现象。

实验内容二

微生物分布调查实验

【实验目的与原理】

调查自然环境微生物的分布情况。通过无菌操作，采集不同环境下（如口腔、皮肤、流通过的钱币、空气等）标本，接种于平板培养基上，经 37℃24 小时培养，观察形成菌落的形态特征和数量，或经染色和镜下观察，初步判断微生物在不同环境中的分布情况。

【实验材料】

普通琼脂培养平板、无菌生理盐水、无菌棉签、无菌滴管、37℃恒温培养箱、酒精灯。

【实验方法与结果】

1. 选择采集标本的目标范围：如口腔、鼻腔、外耳道、洗手前后的手掌、消毒前后的皮肤、不同环境的空气、流通过的钱币、门把手、饮用水、池塘水等。

2. 用生理盐水湿润的棉签，涂擦目标范围内物体采集标本，均匀涂布于普通琼脂培养平板表面。若采集空气标本，可直接将培养基平皿盖打开，在空气中暴露 15 分钟即可。并用记号笔做好标记后，置 37℃恒温培养箱内，培养 18~24 小时。

3. 结果观察：①计数菌落数量；②根据菌落形态特点，初步判断微生物种类；③选取细菌菌落涂片，革兰染色，镜下观察细菌形态。以小组为单位，通过多种标本结果比较分析，做出微生物分布调查报告。

【注意事项】

采集标本及其接种过程，必须执行严格的无菌操作。

附：微生物分布调查报告（格式）

1. 实验目的

2. 材料与方法

（1）基本方法：叙述共同遵守的实验操作方法。

（2）每个标本来源及具体操作过程（注明操作人姓名、学号）。

3. 结果

4. 分析

5. 结论

实验内容三

消毒与灭菌
高压蒸气灭菌法、干热灭菌器、紫外线的杀菌实验、化学消毒剂的杀菌作用。

【实验目的】

初步掌握高压蒸气灭菌器的使用方法及注意事项；证实热力和紫外线的杀菌效果；证实常用消毒剂的消毒效果。

【实验原理】

在物理或化学因素作用下，使菌体蛋白或核酸变性等原因导致菌体死亡。

【实验方法】

(一) 高压蒸气灭菌法

1. 高压蒸气灭菌器的构造

高压蒸气灭菌器（简称高压锅）是一个双层的金属圆桶，有手提式（图5-2）和横卧式二种，有坚固的金属壁和严密的盖，并附有排气及安全阀门、压力表等装置。加水于底部夹层锅内，加热煮沸，使产生的蒸气密闭在容器内，不能向外扩散，随着蒸气压力的升高，水的沸点也随之相应的升高，高压蒸汽灭菌法是一种最有效的灭菌方法。凡耐高温和潮湿的物品，如培养基、生理盐水、纱布、棉花、手术敷料、玻璃器材、传染性污物等都可应用本法灭菌。

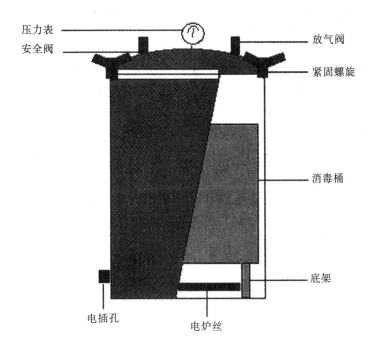

图5-2　手提式高压灭菌器模式图

2. 高压蒸气灭菌器的使用方法

（1）加开水或蒸馏水（减少水垢对锅的损害，延长锅的寿命）至锅内达规定的水位，将待灭菌的物品放入内桶，把锅盖按对称的螺丝先后对称用力拧紧，确保锅盖均匀密闭。

（2）锅下用煤气炉或电炉加热，若系蒸气加热装置者，则可直接将蒸气通入灭菌器内。

（3）注视压力表，待压力升到5磅时，打开排气阀门，使锅内冷空气完全排出，待有大量蒸气逸出（呈白色雾状气流，并发出声音）时，即可认为锅内冷空气已被排尽。

（4）关闭排气阀门，继续加热，器内压力又逐渐升高，直到压力表指针指到所需数字，15 磅（103.4kPa）、121.3℃，调节热源，维持 15~30 分钟。

（5）灭菌时间到达后，停止加热或关闭蒸气，待压力自行下降或缓缓打开排气阀门放气，待压力表指针恢复至"0"时，方可打开锅盖，取出灭菌物品。

3. 高压蒸气灭菌器使用时注意事项

（1）检查排气活塞及安全阀门，特别是压力表的性能是否正常，以免发生危险。

（2）灭菌物品不应放置过挤，妨碍蒸气流通，影响灭菌效果。

（3）灭菌开始时必须将高压蒸气灭菌器内冷空气完全排除，否则压力表上所示压力并非全部是蒸气压力，灭菌将不彻底。

（4）试管及瓶口的棉塞应以油纸包好以防凝结水渗入浸润，灭菌过程中及灭菌完毕，切不可突然打开排气阀门放气减压，以免器瓶内液体冲出外溢。

（二）干热灭菌器（干烤箱）

1. 构造　干热灭菌器是两层壁的长方体金属箱，外壁内层装有隔热的石棉板，顶部有小孔，安插温度计及供流通空气用。正面有铁门及玻璃门，箱内有金属板架数层，供放置灭菌物品。箱壁夹层或箱底装置电热线圈。装有温度自动调节器，可以保持所需的温度。还装有鼓风机，使箱内的温度均匀散开。

2. 使用方法　将待灭菌物品包装后放入箱内金属架上。关好箱门通电加热，热空气由夹层进入灭菌器内。当温度上升至 160℃~170℃，保持 1~2 小时，能杀灭细菌的繁殖体及芽孢。

3. 注意事项

（1）包装材料最好不用易燃的纸张、棉花和棉布。

（2）灭菌后，应待箱内温度自然下降至与外界温度差不多时，方可开门取物，否则冷空气骤然进入，易使玻璃器皿炸裂，且高温的热空气外溢，可能灼伤取物者的皮肤。

（3）橡胶制品及其他不能耐受高温干热的物品不能用此法灭菌。

（三）紫外线杀菌实验

1. 用接种环取大肠杆菌反复画线（井字画线）接种普通琼脂平板，使细菌均匀地涂布于培养基的表面。

2. 将接种完毕的平板，打开平板盖。用无菌镊子夹取无菌滤纸条，架于平板上，将平板放在紫外线灯下照射 30 分钟，再除去滤纸条，将平板盖好，置于 37℃温箱培养 24 小时后观察分析结果。滤纸条覆盖的地方生长的细菌多，其余的地方细菌少，说明紫外线的穿透力弱，也说明紫外线只能消毒不能灭菌。

（四）化学消毒剂的杀菌作用

取普通琼脂平板一块，用记号笔分为两部分，左手持握琼脂平板底部，拇指稍顶开平板的盖，将右手食指轻轻接触培养基表面涂抹 1/2；用碘酒和酒精消毒（碘酒一次、酒精两次）右手食指后再次涂抹培养基的另 1/2，做好标记，置 37℃温箱中培养 24 小时，观察消毒前后手指带菌的情况。

实验内容四

细菌的生化反应

单糖发酵试验、靛基质（吲哚）生成试验、硫化氢产生试验。

【实验目的】

了解糖分解、硫化氢产生、靛基质生成等生化反应的试验方法及其实际意义。

【实验原理】

细菌是单细胞微生物，其代谢受细胞内一系列酶的控制，每种细菌所含的酶不同，对各种物质的代谢能力不一样，产生的代谢产物也不相同。因此，可根据细菌的生化反应鉴定鉴别细菌。

【实验材料】

接种环、大肠杆菌、伤寒杆菌、乙型副伤寒杆菌 24 小时斜面培养物，蛋白胨水，葡萄糖、乳糖单糖发酵管，酒精灯等。

【实验方法】

（一）单糖发酵试验

单糖发酵试验的原理是有些细菌具有分解某种糖的酶，分解糖产生酸。将大肠杆菌、伤寒杆菌及乙型副伤寒杆菌分别接种于葡萄糖及乳糖发酵管，各一支（图 5-3），做好标记，置 37℃温箱培养 18~24 小时，观察结果。观察结果时，首先观察细菌是否生长。细菌生长后，培养基变混浊。若细菌发酵糖类产酸，则培养基中指示剂（溴甲酚紫）变为黄色；若细菌发酵糖后产酸又产气时，则培养基除变黄色外，在倒置的小管中

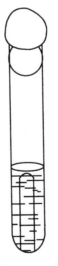

图 5-3　单糖发酵管示意图

有气泡。若不发酵糖，培养基仍为紫色，小导管内无气泡。注意分析结果，大肠杆菌能分解葡萄糖、乳糖产酸又产气；伤寒杆菌只分解葡萄糖产酸不产气；乙型副伤寒杆菌只分解葡萄糖产酸又产气。

（二）靛基质（吲哚）生成试验

靛基质（吲哚）生成试验的原理是有些细菌含有色氨酸酶，能分解蛋白质中的色氨酸，产生吲哚。将大肠杆菌、伤寒杆菌分别接种于蛋白胨水中，置37℃温箱培养18~24小时后取出，在上述细菌培养液中加入靛基质试剂（对二甲基氨基苯甲醛）数滴，略加振摇，静置半分钟后，在两液体接触面出现玫瑰红色环者，为靛基质试验阳性，不出现红色环者为阴性。大肠杆菌靛基质试验阳性，伤寒杆菌阴性。

（三）硫化氢产生试验

硫化氢产生试验的原理是有些细菌含有胱氨酸酶，能分解蛋白质中的胱氨酸，产生硫化氢。用接种针分别将大肠杆菌、乙型副伤寒杆菌沿管壁多次穿刺接种于醋酸铅或硫酸亚铁培养基中，37℃培养18~24小时后观察结果。如果沿穿刺线的培养基变黑，表明有硫化氢产生，因为硫化氢与培养基中的铅离子或铁离子结合，形成硫化铅或硫化铁，故呈黑色，称为硫化氢试验阳性，否则为阴性。大肠杆菌硫化氢试验阴性，乙型副伤寒杆菌阳性。

实验内容五

药物敏感性试验

【实验目的】

临床上治疗细菌感染性疾病常用各种化学治疗剂，即磺胺类和抗生素等。近年来，随着抗生素的广泛应用，耐药菌种、菌株日益增多，已成为医疗工作中一个突出的棘手问题。因此，测定病原菌对抗生素类药物的敏感性，即药物敏感性试验，对合理用药和提高临床疗效具有重要意义。

测定细菌对磺胺药或抗生素的敏感度（简称药敏试验），可供临床治疗选用药物时参考。试验方法有纸片法或试管法两种，本次主要介绍纸片法。

【实验原理】

含有定量抗菌药物的纸片平贴在已经涂布接种了测试菌的固体培养基表面，进行温育培养。纸片中的抗菌药物溶解于培养基中并向周围扩散，药物在琼脂培养基中的浓度随离开纸片的距离增大而降低，形成递减的浓度梯度。在温育过程中，在纸片周围抑菌浓度范围内的细菌生长被抑制或被杀灭形成透明的抑菌环，此范围外的细菌则长成菌苔。

【实验材料】

金黄色葡萄球菌6~8小时肉汤培养物、营养琼脂平板、含抗生素的干燥滤纸片（药店购买或自制）、无菌棉签、镊子、酒精灯等。

【实验方法】

（一）接种

用无菌棉签蘸取 6~8 小时金黄色葡萄球菌或痢疾杆菌培养物（含菌量 1.5 亿/mL 左右，与标准比浊管比较），分别密集涂布于琼脂平板表面（注意棉拭不可过湿），沾上菌液后可于试管壁轻轻压一下，涂布要均匀、致密；也可用接种环刮取菌落、菌苔、菌液多次重复画线（"井"字画线）接种（图 5-4）。

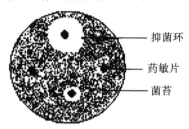

图 5-4 药敏试验示意图

（二）含药纸片放置

用无菌镊子将含有各种抗菌药物的纸片按一定间隔贴在平板的不同区域，各纸片中心相距应大于 2.4 cm，纸片距平板内缘应大于 1.5 cm，要贴得均匀平整。纸片贴后不得再移动，直径 90 mm 的平板以放置 5~7 枚纸片为宜，并分别做好标记。

（三）观察抑菌环

37℃培养 18~24 小时后，观察抑菌环的有无及其大小（图 5-4）。凡滤纸片周围有抑菌环说明药物对细菌有抑制作用，分别测量各种抗生素纸片抑菌环的直径（以毫米表示），判断其敏感度及耐药性，在标准化条件下（表 5-1），抑菌环直径的大小与测试菌对该药物敏感性呈正相关，并与该药对测试菌的最低抑菌浓度（MIC）成负相关。故可根据抑菌环的大小确定测试菌对药物的敏感性。

表 5-1 抑菌环解释标准及相应的最低抑菌浓度

抗生素	纸片含量（μg）	抑菌环直径解释标准（mm）			相应的 MIC（μp/mL）	
		耐药	中介度	敏感	耐药	敏感
青霉素	10	≤28	—	≥29	≥0.2	≤0.1
氨苄西林	20/10	≤13	14~17	≥18	≥32/16	≤8/4
先锋霉素	30	≤14	15~17	≥18	≥32	≤8
链霉素	10	≤11	12~14	≥15	—	—
庆大霉素	10	≤12	13~14	≥15	≥8	≤4
红霉素	15	≤13	14~22	≥23	≥8	≤0.5

续表

抗生素	纸片含量	抑菌环直径解释标准（mm）			相应的 MIC（μp/mL）	
	（μg）	耐药	中介度	敏感	耐药	敏感
卡那霉素	30	≤13	14~17	≥18	≥25	≤6
阿米卡星	30	≤14	15~16	≥17	≥32	≤16
磺胺嘧啶	250	≤12	13~16	≥17	≥350	≤100
头孢菌素类	30	≤14	15~17	≥18	≥32	≤8
阿莫西林	20/10	≤13	14~17	≥18	≥16/8	≤8/4
环丙沙星	5	≤15	16~20	≥21	≥4	≤1
诺氟沙星	10	≤12	13~16	≥17	≥16	≤4
利福平	5	≤16	17~19	≥20	≥4	≤1
万古霉素	30	≤9	10~11	≥12	≥32	≤4

第三节　中成药（口服液、蜜丸）的微生物检测

药物中的微生物多来源于原材料和外界环境，中草药的原材料多为植物的根、茎、叶，受微生物污染的机会更多，为保证药物的质量，除对药物进行药效、药理学测定外还要进行微生物学的检测。根据给药途径和使用的不同，将药物限定划分为两类，一类为规定灭菌药物，他们包括注射剂、输液剂，体腔、眼科、烧伤、溃疡创面等用药。这类药物中绝对无活菌存在，因此要对这类药物进行无菌测试；另一类为非规定无菌药，包括各类口服药及皮肤外用药，这类药由于来源、制备条件等原因可能含有不同种类和数量的活的微生物，只要染菌量在药典规定的范围内且保证不含有特定的致病菌，一般对药物质量无大的影响。为保证药物的质量和用药的安全性，这类药物中的微生物的种类和数量必须限定在一定范围内。因此要对这类药物进行微生物限度检测。

【检测原则】

1. 为使检测结果具有代表性，所测药物除随机采样外，还要求具有一定的量，每个批号至少抽样2盒或2瓶（检测用量的3倍量），每次检测从样品中取出的药量不能少于10 mL或10 g。

2. 检测前药物不应开封，应保证原包装状态，置阴凉干燥处（防止细菌污染和繁殖）。

3. 检测时一定注意无菌操作，稀释的药物样品2小时以内用完。

4. 为排除药物中防腐剂和抑菌成分对测试结果的干扰，试验前用被检测药物的稀释液作抑细菌和抑真菌试验，若被测试药品有抑菌作用，需用稀释法、中和法、薄膜滤过法消除抑菌性后，才可对该药物进行细菌检测。

5. 试验前还要对所用的培养基进行无菌和灵敏度（用已知的细菌）测试。

【实验材料】

营养琼脂，玫瑰红钠琼脂，胆盐乳糖培养基，需氧菌、厌氧菌培养基，MUG 培养

基，真菌培养基，麦康凯琼脂，生理盐水，无菌试管，无菌吸管，阳性对照菌（藤黄微球菌、生孢梭菌、白色念珠菌、大肠杆菌）。

【实验内容】

(一) 细菌、霉菌（包括酵母菌）计数——平皿菌落计数法

1. 供试液的制备：无菌操作取 10 mL 中药口服液或 10 g 蜜丸，分别加入稀释液（生理盐水）90 mL 或 100 mL，混匀即为供试液，进一步稀释成 1∶100、1∶1000 等适宜的稀释级。

2. 分别用无菌的吸管取不同稀释级的供试液 1 mL，置于直径 90 cm 无菌平皿中，再加入准备好的、无菌的、约 45℃ 的各种培养基（经过无菌和灵敏度测试的）15 mL；混匀，待凝固后，倒置培养，每个稀释级应作 2~3 个平皿；另取稀释液 1 mL 分别置 4 个无菌平皿中再加入 45℃ 的各种培养基（经过无菌和灵敏度测试的）15 mL 混匀作阴性对照。

3. 细菌计数培养用营养琼脂培养基，霉菌计数培养用玫瑰红钠琼脂培养基。

4. 细菌培养温度为 37℃，培养 48 小时，但在 24 小时、48 小时可点计菌落数，以 48 小时为准，统计培养基上生长的菌落数，一般选取菌落数在 30~300 之间的平皿进行计数为好，然后乘以稀释倍数，即得每克或每毫升被检药物中的细菌总数。霉菌培养温度为 25℃~28℃，培养 72 小时，但在 48 小时及 72 小时可点计菌落数，以 72 小时为准，一般选取菌落数在 5~50 之间平皿计数，乘以稀释倍数即为每克或每毫升药品中的霉菌总数。

(二) 大肠杆菌检查

1. 取供试液 10 mL，加入 100 mL 胆盐乳糖培养基，再取 10 mL 含 50~100 个菌（大肠杆菌）的对照菌液加入 100 mL 胆盐乳糖培养基做阳性对照；最后取 10 mL 稀释液加入 100 mL 胆盐乳糖培养基做阴性对照。37℃ 培养 18~24 小时，阴性对照应无菌生长（不混浊）。

2. 取上述 3 种培养物各 0.2 mL 分别接种置 5 mL MUG（4-甲基伞形酮葡糖苷酸）培养基内，37℃ 培养 24 小时，分别于 5 小时与 24 小时取未接种的 MUG 培养基管作本底对照，将各培养管置 365nm 紫外光下观察，呈现荧光的为阳性，无荧光的为阴性。

3. 在 MUG 培养管内滴加靛基质指示剂，液面呈现玫瑰红色为靛基质试验阳性。

当阴性对照阴性（培养基不混浊、MUG 阴性、靛基质阴性）；阳性对照细菌正常生长；供试液胆盐乳糖培养基澄清，MUG 阴性，靛基质阴性，判断未检出大肠杆菌。相反，当阴性对照阴性；阳性对照细菌正常生长；供试液胆盐乳糖培养基混浊，MUG 阳性，靛基质阳性，判断检出大肠杆菌。

4. 若供试液 MUG 阳性，靛基质阴性或 MUG 阴性，靛基质阳性，应取供试液胆盐乳糖培养物画线接种于麦康凯琼脂平板，37℃ 培养 18~24 小时，如无菌落生长，判断未检出大肠杆菌；有菌落生长，应挑取 2~3 个可疑菌落做靛基质试验（I）、甲基红试

验（M）、乙酰甲基甲醇生成试验（VP）、枸橼酸盐利用试验（C）和革兰染色进一步的判断；大肠杆菌 IMViC 结果++--，革兰阴性散在排列的短小杆菌。

【结果分析】

我国药典规定口服的不含生药粉的丸剂细菌总数小于 1000，霉菌总数小于 100，含生药粉的丸剂细菌总数小于 30000，霉菌总数小于 100；煎膏剂和糖浆剂，细菌总数小于 100，霉菌总数小于 100；不同的药物细菌的限定不同。大肠杆菌来源于人和动物的粪便，药物中检出大肠杆菌说明药物曾被粪便污染，可能存在其他肠道致病菌，因此药典规定口服的任何药物绝对无大肠杆菌存在。

【附】

（一）所用培养基的无菌检测

将制备好的、灭菌的、培养细菌的培养基置 37℃培养 48 小时，培养真菌的培养基 28℃培养 72 小时后均无菌生长，4℃冰箱保存备用。

（二）培养基灵敏度检验法

将每毫升含有 10~100 个菌（藤黄微球菌、生孢梭菌、白色念珠菌）的菌液接种到细菌或真菌的相应的培养基上，同时用不接种细菌的相应培养基作阴性对照，按规定的温度培养 5 天并逐日记录结果，接种细菌的培养基细菌生长良好，阴性对照无菌生长，培养基合格。

（三）抑细菌抑真菌试验

有些药物中的防腐剂或抑菌成分对实验结果有干扰，应在被检药物的稀释液中加入定量的已知菌，观察被检药物有无抑菌作用。取需氧菌、厌氧菌培养基 4 管及真菌培养基 2 管，分别接种 10~100 个菌的（藤黄微球菌、生孢梭菌、白色念珠菌）菌液各 2 管，其中 1 管再加入规定量的供试液，按规定温度（37℃或 28℃）培养 3~5 天。如培养基各管 24 小时内微生物生长良好，说明供试液无抑菌作用，可以直接测试；如供试液的培养管与未加供试液的培养管比较，微生物生长弱、缓慢或不生长，均判断供试液有抑菌作用。如有抑菌作用在测试时需用稀释法、中和法和薄膜过滤法处理供试液，防止供试液中的抑菌成分对其所存在的细菌的抑制，使检测结果真实可靠。

第四节　示教内容

实验内容一

病原性球菌形态结构观察

（一）金黄色葡萄球菌

纯培养物涂片，革兰染色。菌体为球形，革兰阳性，葡萄串状排列，也可见短链或散在排列。

（二）乙型溶血性链球菌

纯培养物涂片，革兰染色。菌体为球形（或卵圆形），革兰阳性，呈长短不一的链状排列，在固体培养物上也可呈葡萄串状排列。

（三）肺炎链球菌

为感染小鼠腹腔渗出液涂片，汉斯（Hiss）荚膜染色。菌体呈矛头状（有时卵圆形），紫色，成双（或短链状）排列，钝端相对。菌体周围荚膜无色或淡蓝色，如用革兰染色法进行染色，则菌体呈紫色，荚膜无色透明。

（四）脑膜炎球菌

纯培养物涂片，革兰染色。革兰阴性，菌体呈卵圆形或肾形，成双排列，凹面或平面相对，弓面相背（若为脑脊液涂片，则在吞噬细胞内可见该革兰阴性双球菌）。

（五）淋球菌

纯培养物涂片，革兰染色。形态染色同脑膜炎球菌（若为泌尿生殖道脓性分泌物涂片标本，则在吞噬细胞内可见该革兰阴性双球菌）。

实验内容二

化脓球菌的鉴定鉴别实验——血浆凝固酶试验

【实验目的】
掌握金黄色葡萄球菌的鉴别方法。

【实验原理】
金黄色葡萄球菌是最常见的化脓性球菌。大多数致病性金黄色葡萄球菌能产生血浆凝固酶，此酶能促使抗凝的人或兔血浆凝固，保护病原菌不被吞噬细胞吞噬或受抗体等的作用。

【实验材料】
1. 葡萄球菌琼脂斜面培养物。
2. 肝素抗凝的兔血浆（或正常人血浆）、生理盐水、试管、载玻片等。

【实验方法】

（一）玻片法

在洁净玻片两端各加生理盐水一滴，用接种环取金黄色葡萄球菌少许置于一侧生理盐水中轻轻研磨，使成均匀混浊菌液。用同样方法将另一侧盐水涂成金黄色葡萄球菌菌液。在一侧菌液中加兔血浆一滴，在另一侧菌液中加盐水一滴作为对照。立即摇动玻片1~2分钟，并观察两侧菌液的变化。滴加兔血浆侧出现颗粒状凝集现象，而盐水侧无凝集现象，为阳性；两侧均无凝集现象为阴性。

（二）试管法

用接种环取金黄色葡萄球菌和表皮葡萄球菌培养物，分别接种在 0.5 mL1∶4 稀释肝素抗凝的兔血浆试管内。接种方法与液体培养基接种方法相同，接种 2~3 次。将接种后的试管置 37℃ 水浴箱内 1~4 小时，观察结果。血浆呈胶胨状为血浆凝固酶阳性，仍呈液状为阴性。一般情况下金黄色葡萄球菌血浆凝固酶阳性，表皮葡萄球菌血浆凝固酶阴性。

【注意事项】

在临床检验中，常遇到血浆凝固酶阴性的葡萄球菌，不能轻率做出非致病性葡萄球菌或污染菌的结论，因血浆凝固酶阴性的葡萄球菌也可引起疾病。

实验内容三

肠杆菌科细菌的检验

【实验目的】

熟悉粪便标本中肠道致病菌的检验过程。

【实验原理】

肠道杆菌有相似的形态染色特点，均为革兰阴性中等大小的杆菌，多数有鞭毛，生化反应活泼，可用于鉴别细菌。

【实验方法】

（一）标本采集

1. 疑似细菌性痢疾患者应在发病初期服药前采取新鲜的脓血或黏液部分的粪便标本，液状粪便可挑取絮状物，置于无菌容器及时送检。疑似伤寒患者第一周取静脉血，第二周起取粪便，必要时取骨髓液。胃肠炎型取粪便、呕吐物和可疑食物；败血症取血液。

2. 无法取得粪便时（如昏迷者），可采用肛拭法取材，即用无菌棉拭子经生理盐水或缓冲甘油盐水湿润后，插入肛门内约 4~5 cm 处，轻轻旋转一周取出。

（二）检查程序

血液和骨髓穿刺液先增菌，再分离培养；粪便、肛拭材料、呕吐物等可直接画线接种于肠道选择培养基（中国蓝琼脂平板或 SS 琼脂平板）进行分离培养，必要时，同时接种适当的增菌培养基（如亚硒酸盐培养基等）进行增菌，37℃ 培养 16~20 小时后，转至中国蓝或 SS 琼脂平板培养。37℃ 培养 18~24 小时后，挑取数个无色、半透明的可疑致病菌菌落，分别接种于双糖铁琼脂培养基，进行纯分离及初步鉴定。再通过其他生化反应、动力试验和血清学方法进一步的鉴定。检查程序如图5-6。

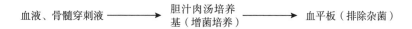

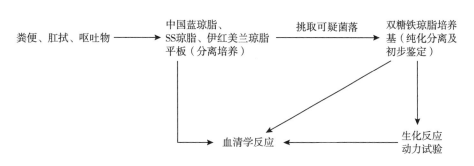

图5-6 肠杆菌科细菌的检查程序

（三）几种常见肠杆菌科细菌的分离培养与鉴定

1. 菌落观察（细菌培养物示教）

以上各菌种在SS琼脂平板上和中国蓝琼脂平板或伊红美兰琼脂平板上，经37℃孵育18~24小时，生长情况如下：

（1）大肠埃希菌：由于本菌发酵乳糖，在SS琼脂平板形成红色、圆形、凸起、边缘整齐的菌落，一般为光滑型菌落。在中国蓝琼脂平板形成蓝色、凸起、较大的菌落。在伊红美兰琼脂平板上形成紫黑色具有金属光泽、大而凸起、不透明的菌落。

（2）沙门菌属：在SS琼脂平板上形成无色透明（或淡黄色半透明）、光滑湿润、凸起的较小菌落。由于产生H_2S，在SS琼脂平板上形成中心带黑色的较小菌落。在中国蓝琼脂平板上形成淡红色半透明较小菌落，在伊红琼脂平板上形成无色半透明较小菌落。

（3）志贺菌属：在SS琼脂平板上形成无色透明、光滑湿润、凸起的中等大小菌落。在中国蓝平板和伊红亚甲蓝平板上菌落形态特征与沙门菌相同。

2. 形态染色

（1）革兰染色标本片（示教）：①大肠埃希菌：为革兰阴性短小杆菌（球杆状），多呈单个散在排列。②沙门菌属：为革兰阴性较细长的杆菌，散在排列。③志贺菌属：为革兰阴性较细长的杆菌，散在排列。

（2）鞭毛染色标本片（示教）：大肠埃希菌和沙门菌属具有周鞭毛。志贺菌属无鞭毛。

3. 生化反应

从肠道选择培养基上挑取肠杆菌可疑致病菌菌落，接种到各种单糖发酵管、克氏双糖铁、蛋白胨水、葡萄糖蛋白胨水（VP试验和甲基红试验）、枸橼酸盐培养基、尿素培养基等生化培养基中，37℃培养18~24小时，根据生化反应结果进行初步鉴定。以上三个菌属中常见细菌的生化反应特点如表5-2。

表5-2　常见肠道杆菌的生化反应鉴别表

菌名	葡萄糖	甘露醇	乳糖	吲哚实验	甲基红	VP试验	枸橼酸盐	硫化氢	尿素分解	动力
福氏志贺菌	+	+	—	—/+	+	—	—	—	—	—
宋内氏志贺菌	+	+	—/迟缓+	—/+	+	—	—	—	—	—
伤寒沙门菌	+	+	—	—	+	—	—/+	+	—	+
乙型副伤寒沙门菌	○+	○+	—	—	+	—	—	++	—	+
大肠埃希菌	○+	○+	○+	+	+	—	—	—	—	+
产气杆菌	○+	○+	○+	—	—	+	+	—	—	+
普通变形杆菌	○+	—	—	+	+	—	—/+	++	+	+

注：+，表示产酸或阳性；—，表示阴性；○，表示产气

实验内容四

螺旋体、支原体、衣原体、立克次体染色
【实验目的】
了解螺旋体、支原体、衣原体、立克次体形态特点。
【实验观察】

（一）梅毒螺旋体

Fontana镀银染色法染色。螺旋体大小0.1~0.15×7~8 μm，两端尖直，仔细观察可见到菌体有紧密而规则的螺旋8~14个，菌体呈明显棕褐色，视野呈棕黄色。

（二）钩端螺旋体

Fontana镀银染色法染色，螺旋体大小0.1~0.2×6~12 μm，一端或两端呈钩状，常使菌体弯曲成C、S等形状，菌体有细密而规则的螺旋，菌体呈棕褐色。

（三）肺炎支原体

球形、杆形、丝形等形态多形性，革兰染色阴性；Giemsa染成淡紫色。

（四）衣原体

沙眼衣原体包涵体吉姆萨染色示教片，可见上皮细胞胞质内排列较疏松染成深蓝色或暗紫色的包涵体。

（五）立克次体

将恙虫病立克次体姬姆萨染色形态示教片置油镜下观察可见完整或破碎细胞，细胞核呈紫色，细胞质呈浅红色。在巨噬细胞内有大量紫红色球杆状恙虫病立克次体，成堆密集于核旁。

第六章 人体寄生虫学 ▷▷▷

第一节 标本的类别与观察方法

寄生虫标本大致分为大体（浸制标本）、玻片和针插三种类型，不同类型应采用不同的观察方法。

一、大体标本（浸制标本）

主要包括体积较大的蠕虫成虫（如蛔虫、猪带绦虫、牛带绦虫等）或幼虫（如猪囊尾蚴）、中间宿主（主要为吸虫的中间宿主），以及寄生虫所引起病变的组织器官（即病理标本），将他们浸泡于甲醛溶液中固定而成。这些标本多采用肉眼观察，少数可借助放大镜。观察时首先要确认寄生虫的种类及发育阶段，然后再仔细观察其外部形态、大小、颜色和结构特点。如为病理标本，应联系致病机制，掌握其病理改变的特征。

二、玻片标本

为体积较小的蠕虫成虫、幼虫、虫卵及原虫，采用不同的方法制作而成。

1. 蠕虫成虫或幼虫的玻片标本 将体积较小的蠕虫成虫或幼虫经过固定、染色、脱水、透明后封装于载玻片上而成。用显微镜观察时，多用低倍镜，必要时换高倍镜观察。

2. 湿片标本 将固定于甲醛溶液中的蠕虫虫卵、原虫包囊或含有活虫卵、原虫的检材如粪便、阴道分泌物、尿液滴于或涂于载玻片上，并覆以盖玻片制作而成。此类标本一般未经染色，颜色比较浅，显微镜下观察时：①应把视野中光线调暗，以增强对比度；②对含有活病原体的标本要小心操作，用毕妥善处理，防止感染和实验室污染。

3. 粪便、血液、体液涂片标本 将含有病原体的粪便、血液、体液涂于载玻片上，经固定、染色、脱水后制作而成。此类标本病原体一般较小，且散布于所涂区域内，不像组织学或病理学标本容易在镜下发现。因此，观察此类标本时，应按一定的顺序在低倍镜下浏览标本，找到可疑物体，再转换高倍或油镜观察。

第二节 线 虫

【实验目的】

1. 掌握常见线虫卵或幼虫的形态特征。
2. 熟悉常用的实验技术操作方法。
3. 了解常见线虫成虫的特征、寄生部位和危害。

【实验内容】

（一）似蚓蛔线虫 （蛔虫）

1. 示教标本

（1）成虫（浸制标本）：肉眼观察虫体大小、颜色，注意雌雄的外形和体态差异。活蛔虫为肉红色，经甲醛溶液固定后呈灰白色。虫体圆柱形，两端较细，体表光滑而有细纹。雌虫较大，尾端尖细而直；雄虫尾端有弯曲。

（2）病理标本：标本系从尸体解剖而得，观察时联系蛔虫的生态习性与致病的关系。①打结：注意多条蛔虫纠缠在一起可引起腹痛，甚至肠梗阻；②钻孔：蛔虫嵌入阑尾，引起阑尾炎；钻入胆道引起胆道蛔虫症。

2. 形态观察

（1）成虫头部（玻片染色标本）：低倍镜下观察，可见虫体顶端有呈"品"字排列的 3 片唇瓣。

（2）雄性成虫尾部（玻片染色标本）：低倍镜下观察，可见虫体尾部弯曲，并有一对交合刺。

（3）虫卵（湿片标本）：在载玻片中央滴加一滴保存在 5% 甲醛溶液中的浓集粪渣虫卵悬液，然后以眼科镊夹取盖玻片，使一侧先接触悬液的液面，再把另一侧轻轻覆盖于悬液之上。在低倍镜下按一定方向移动推进尺，仔细查找虫卵。当查见形态近似蛔虫卵时，将其移动到视野中央，小心转换高倍镜（注意勿使液体接触镜头）仔细辨认内部构造。

①受精卵：椭圆形，卵壳厚而透明，壳的表面通常有一层凹凸不平的蛋白质膜，新鲜粪便中常被胆汁染色呈棕黄色，卵内有一大而圆的卵细胞。

②未受精卵：为长椭圆形，有时其形状不甚规则，也呈棕黄色，卵壳及蛋白质膜均较受精卵薄，卵内含有许多折光性强的卵黄颗粒。

③脱蛋白质膜卵：受精卵及未受精卵排出体外后，有时其外面的蛋白质膜已脱落，此时虫卵无色而透明，应注意与其他虫卵（钩虫卵）和多角形的植物细胞相区别。

3. 技术操作

粪便直接涂片法：为诊断蛔虫病最常用的病原学方法（示教）。

（1）材料：牙签、载玻片、盖玻片、生理盐水、橡皮头吸管、显微镜。

（2）操作步骤：于载玻片中央滴加一滴生理盐水，用牙签挑取火柴头大小的粪便于生理盐水内涂抹均匀，加盖盖玻片镜检。

（3）注意事项：①涂片厚薄以能透过并看清印刷字体为宜；②在镜下按一定方向顺序将全部涂片检查一遍，以防漏检；③应注意与粪便中的其他物质如酵母菌、花粉等加以区别。辨认虫卵可从形态、大小、颜色、卵壳厚度及卵内含物等方面考虑。

4. 作业

正确地绘出蛔虫受精卵及未受精卵，并注明放大倍数。

5. 思考题

（1）粪便检查是否可诊断所有的蛔虫感染？为什么？

（2）如何鉴别蛔虫的受精卵与未受精卵？

（3）虫卵如何与粪渣中的杂质和细胞区别？

（二）钩虫 （包括十二指肠钩口线虫和美洲板口线虫）

1. 示教标本

（1）成虫（浸制标本）：观察标本时注意雌雄的区别以及两种钩虫虫体弯曲的情况。两种钩虫成虫皆呈乳白色，体壁略透明，雌虫比雄虫大，雌虫尾端尖细而直，雄虫尾膨大成伞形，即交合伞。但两种钩虫虫体弯曲情况不同，可作为虫种鉴别特征之一，十二指钩虫头部与尾部弯曲方向一致，似"C"形，美洲钩虫头部与尾部弯曲相反，似"S"形。

（2）病理标本：犬钩虫成虫寄生于小肠。可见虫体头端借口囊内钩齿（或板齿）咬附在肠黏膜上，其余部分游离于肠腔内。肠黏膜有损伤。

2. 形态观察

（1）虫卵（湿片标本）：取保存于甲醛溶液中的虫卵悬液或取新鲜粪便做直接涂片，用低倍镜检查，观察时光线不要太强。十二指肠钩虫和美洲钩虫的虫卵在形态上没有区别统称为钩虫卵。虫卵长椭圆形，卵壳薄而透明，刚排出体外的虫卵，内含2~4个细胞（如粪便搁置1~2天后，则卵内细胞分裂为多细胞期或发育为幼虫期）。卵壳与卵细胞间有明显空隙。

（2）成虫（玻片染色标本）：低倍镜下比较两种钩虫成虫的口囊、交合伞形状及其交合刺末端等形态特征，以区分两种钩虫。十二指肠钩虫的口囊内壁腹面有两对钩齿，虫体后端膨大形成交合伞，由伞中伸出末端分开的两根交合刺；美洲钩虫的口囊内有一对板齿，由交合伞伸出的两根交合刺在末端合并成倒钩状。

3. 技术操作

饱和盐水漂浮法：为诊断钩虫病最常用的病原学方法（示教）。

（1）原理：利用密度较小的虫卵可漂浮在密度较大的饱和盐水溶液表面，从而达到集卵目的。

（2）材料：载玻片、盖片、竹签、漂浮杯或青霉素小瓶、饱和盐水（将约40 g食盐溶解于100 mL水中，加热至沸，冷后过滤即得）、搪瓷盘、吸管、5%来苏液。

（3）方法：①挑取黄豆大小的粪便放入漂浮杯中，加少量饱和盐水（约为容器的

1/3），用竹签充分搅拌；②继续滴加饱和盐水，至液面略高出杯口而又不溢出为止；③取一洁净的载玻片盖于杯口上，使之与液面接触而无气泡，静置15分钟；④轻轻提起玻片，并迅速翻转，加盖片镜检。

（4）注意事项：①漂浮瓶中的饱和盐水，不要太多或太少，以盖上玻片后没有气泡又不溢出为宜；②静置时间不宜过短或过长，以10~20分钟为宜；③翻转玻片时，速度要快，弧度要大，勿使液体流失而影响检查效果；④镜检方法同直接涂片法。检查完毕后的小瓶及玻片，用清水洗净后置于来苏液内消毒。

4. 思考题

（1）粪便检查钩虫卵时为何常见到多细胞期卵？

（2）粪便直接涂片法为何不适用钩虫的检查？

（三）蠕形住肠线虫（蛲虫）

1. 示教标本

成虫（浸制标本）：患者经驱虫后由粪便中收集雌、雄成虫或在感染者入睡后自肛门周围取得的活雌性成虫，保藏于5%甲醛溶液中而成。可用肉眼直接观察，注意其外形特征及雌雄虫区别。成虫为乳白色，雄虫很小且尾部弯曲。雌虫较大，体中部因内含充盈虫卵的子宫而较宽，尾端特别尖。

2. 形态观察

（1）虫卵（湿片标本）：取保藏于甲醛溶液中的虫卵液一滴滴于载玻片上，用低倍镜观察（注意光线不宜太强），虫卵为卵圆形，一面扁平，一面隆起，卵壳无色透明，较厚，卵内含有蝌蚪期胚胎。

（2）成虫头部（玻片染色标本）：低倍镜下观察头端角皮膨大，称头翼；咽管末端膨大呈球形，称咽管球。

3. 技术操作

透明胶纸法检查蛲虫卵。

（1）原理：蛲虫在患者肛周产卵，可利用透明胶纸粘取虫卵进行检查。

（2）材料：宽2 cm的透明胶纸、载玻片、显微镜。

（3）方法：将透明胶纸剪成5~6 cm长，贴于载玻片上。使用时，从一端拉起胶纸，在被检查者肛门周围皮肤上用力粘几下，然后将胶纸依原样粘于载玻片上，低倍镜下观察。

（4）注意事项：检查应在晨起排便前进行。

4. 思考题

（1）为什么诊断蛲虫病不用粪便检查？

（2）在肛门拭子检查未发现蛲虫卵时，还有什么办法？

（四）毛首鞭形线虫 （鞭虫）

1. 示教标本

（1）成虫浸制标本：用肉眼观察成虫的外部形态特征，鞭虫形似马鞭状，虫体的前部较细，后部较粗，灰白色，雌虫较长，尾端不弯曲，雄虫较短，尾端向腹面作360°卷曲，有交合刺一根。

（2）病理标本：鞭虫寄生于大肠肠壁。

2. 形态观察

虫卵（湿片标本）：吸取保藏于甲醛溶液之虫卵液作滴片，用低倍镜观察。鞭虫卵形似腰鼓，棕黄色，卵壳厚，在卵的两端各有一个透明栓，在新鲜粪便中所见到虫卵内含一个卵细胞。

（五）丝虫 （班氏吴策线虫和马来布鲁线虫）

1. 形态观察

（1）班氏微丝蚴（玻片染色标本）：取自患者外周血经姬氏液染色制成。低倍镜下红、白细胞呈小点状，布满整个视野。微丝蚴呈蓝紫色、线状，虫体外被有一层鞘膜，由虫体两端伸出体外。高倍镜下虫体细长，体态弯曲自然、柔和。头间隙较短，长宽比为1：1~2，体核圆形或椭圆形，排列整齐均匀，清晰可数。尾端无尾核。

（2）马来微丝蚴（玻片染色标本）：取自受染长爪沙鼠腹腔液，经苏木素染色制作而成。低倍镜下观察，虫体同班氏微丝蚴。高倍镜下虫体体态弯曲僵硬，大弯上有小弯。头间隙较长，长宽比例为2：1，体核椭圆形，大小不等，排列紧密，常相互重叠，核间隙不清晰。尾部尖细，有两个前后排列的尾核，尾核处角皮略膨大。

2. 思考题

（1）为何丝虫寄生于淋巴系统，但实验诊断要取血检查？

（2）诊断丝虫感染，应在什么时间取血为好，为什么？

第三节 吸 虫

【实验目的】

1. 掌握常见吸虫卵的形态特征及鉴别要点。

2. 熟悉成虫的形态特征。

3. 熟悉中间宿主的形态特征，了解吸虫的主要危害。

【实验内容】

（一）华支睾吸虫 （肝吸虫）

1. 示教标本

（1）成虫（浸制标本）：成虫经压制固定，保藏在5%~10%甲醛溶液中。可用放大镜或肉眼观察外部形态。成虫为中小型吸虫，大小为 10~25 mm×3~5 mm，体壁很薄，前端略尖细，后端较钝圆。

（2）第一中间宿主：有纹沼螺、长角涵螺及赤豆螺等。螺体中型大小，呈卵圆锥形或椭圆形，生活时壳为淡灰色，死后变为灰白色。

（3）第二中间宿主：淡水鱼的鲤科鱼类；淡水虾如米虾及沼虾。

（4）病理标本：成虫寄生于猫的肝胆管内。

2. 形态观察

（1）虫卵（湿片标本）：吸取保藏于甲醛溶液中的虫卵少许，涂片镜检。虫卵是人体常见寄生虫卵中最小者，低倍镜下呈芝麻状。高倍镜下似西瓜子状，淡黄色、卵壳较厚，一端较窄，另一端较宽。窄的一端为前端，有一明显小盖，盖的周缘由于卵壳的外凸形成肩峰。后端有一个卵壳增厚而形成的逗点状突起，卵内可见到一个发育成熟的毛蚴。

（2）成虫（玻片染色标本）：虫体经过压制固定，再经染色透明处理，用树胶封片而成。染色剂多采用明矾卡红或酸卡红。虫体被染成紫红色，用低倍镜仔细观察内部构造。并注意下列特征：

①附着器官：有口吸盘和腹吸盘，后者较前者稍小，位于体前 1/3 之腹面。

②消化器官：肠支分两支，沿虫体二侧直达后端，末端是盲端。

③排泄器官：排泄囊为 S 型的长袋状结构，占虫体后 1/3 的中线部位。

④生殖器官：雌雄同体。雌性器官卵黄腺分布于虫体的中 1/3 的肠管外侧，卵巢分 3 叶，位于睾丸之前方，受精囊及劳氏管极为清楚易见。两个雄性睾丸高度分支，前后排列位于虫体的后 1/3 处。

3. 思考题

（1）华支睾吸虫成虫的寄生部位和诊断方法是什么？

（2）肝吸虫不寄生在肠道，诊断取材为何用粪便？

（二）布氏姜片吸虫 （姜片虫）

1. 示教标本

（1）成虫（浸制标本）：经甲醛溶液固定后呈灰白色，压扁后体形极似姜片。虫体前端可见明显的呈漏斗状的腹吸盘。

（2）成虫（玻片染色标本）：一般用肉眼或放大镜观察即可。姜片虫的内部构造与肝吸虫极为相似，观察时应注意其特点：

①腹吸盘比口吸盘大好几倍，相距甚近。

②肠管分两支，有明显的波浪形弯曲，末端为盲管。

③卵黄腺分布于自腹吸盘水平的虫体两侧。

④两个分支状的睾丸前后排列位于虫体的后半部。

（3）中间宿主：为扁卷螺。螺体中等大小，呈卵圆锥形或椭圆形。壳扁平盘曲，生活时为淡灰色，死后变为灰白色。

（4）水生植物媒介：有红菱、荸荠及茭白等。

2. 形态观察

（1）虫卵（湿片标本）：吸取保藏于甲醛溶液中的虫卵少许，滴片镜检。虫卵为人体蠕虫卵中最大者，卵圆形，淡黄色，壳薄，一端具一不明显的小盖，内部可见排列整齐的 20~40 个卵黄细胞和一个卵细胞。

（2）成虫（玻片染色标本）：仅在某些细微的结构，才用低倍镜观察。观察要点同示教标本。

3. 思考题

（1）姜片虫卵和华枝睾吸虫卵有哪些主要区别？

（2）如何预防姜片虫的感染？

（三）卫氏并殖吸虫 （肺吸虫）

1. 示教标本

（1）成虫（浸制标本）：系经甲醛溶液固定的标本，虫体肥厚，似半粒花生米，腹面较平而背面隆起。

（2）第一中间宿主：川卷螺属大型塔锥形螺类，壳厚呈棕黄色，顶端常因生活在溪流中与石块碰撞而有残缺。

（3）第二中间宿主：石蟹、蝲蛄为第二中间宿主，石蟹生长于山区溪流，蝲蛄则多见于我国东北。

2. 形态观察

虫卵（湿片标本）：虫卵多随病人的痰液排出，检查时以采取清晨的痰液为佳。因痰液常被咽下，故粪便中亦可找到虫卵。吸取保存于甲醛溶液中的虫卵悬液做涂片，在低倍镜下检查虫卵。在低倍镜下肺吸虫卵较蛔虫卵稍大，形状大小可有变异。卵圆形，黄褐色，卵壳中等厚度，较宽的一端有一明显的小盖，较窄的一端卵壳常有增厚，卵内有 5~12 个排列不齐的卵黄细胞，新鲜标本中常可以见到一个能与卵黄细胞相区别的卵细胞。

3. 思考题

总结归纳肝吸虫、姜片虫、肺吸虫的虫卵有何区别？生活史有何异同？

（四）日本裂体吸虫 （血吸虫）

1. 示教标本

（1）成虫（浸制标本）：有雌虫、雄虫与雌雄合抱三种，体形似线虫，约 1 cm 长。雌虫细长，雄虫粗短，雌虫栖息于雄虫的抱雌沟内。

（2）中间宿主：钉螺，3~12 mm 不等，一般为鞋钉状。有 5~7 个螺旋，最大限度为 9.5 个。山区型螺壳光滑，平原型粗糙。

（3）病理标本：

①成虫寄生之兔肠系膜：合抱成虫在肠系膜静脉寄生，部分黑色之雌虫深入肠壁

血管。

②虫卵沉着之家兔肝脏：表面布满大小不等的虫卵结节。

2. 形态观察

（1）虫卵（湿片标本）：实验用虫卵标本，主要来自人工感染之家兔粪便中，或将已感染日本血吸虫之病兔肝脏研碎分离，用甲醛溶液固定保藏。肝脏标本中的虫卵常见到未成熟或已死亡变性的虫卵，应注意辨别。

取保藏虫卵悬液做涂片进行低倍镜检查，找到虫卵后可再用高倍镜仔细观察。典型的成熟卵稍小于姜片虫卵，椭圆形，淡黄色，壳薄，无卵盖，一端旁侧可见一棘状小刺，也可因位置或因粪便中渣滓的遮盖见不到。卵内为一鞋底形的成熟毛蚴。

未成熟卵体积较小且圆，内部结构为均匀的颗粒，肝组织内分离出死亡、变性卵，多为卵形的黑色团块，内部构造难以辨别。

（2）成虫（玻片染色标本）：分雌虫、雄虫与雌雄合抱三种，血吸虫虽然体形似线，但内部仍为吸虫式的基本构造。用低倍镜可观察到：血吸虫的消化系统有口、食道、肠管。肠管在腹吸盘前背侧分为两支，向后延伸到虫体后端 1/3 处汇合成盲管。雄虫体内睾丸为椭圆形，一般为 7 个，单行串珠状排列于腹吸盘后方背侧。雌虫椭圆形的卵巢位于虫体中部，其前方是子宫，内含虫卵。

（3）毛蚴（玻片染色标本）：低倍镜下观察，毛蚴呈红色，梨形或椭圆形，左右对称，平均大小 99 μm × 35 μm，周身被有纤毛。体前端有钻器呈嘴状突起，又称顶突。体内有顶腺和侧腺。

3. 思考题

（1）日本血吸虫卵与其他三种吸虫卵有何不同？

（2）日本血吸虫寄生于血管内，为何病原学诊断方法要采粪便检查？

（3）为什么说虫卵是血吸虫最严重的致病阶段？

第四节 绦 虫

【实验目的】

1. 掌握猪带绦虫和牛带绦虫的鉴别要点。

2. 熟悉带属绦虫卵的特点，从生活史的异同点了解他们对人致病性的不同。

3. 了解带绦虫一般形态特征。

【实验内容】

（一）带绦虫 （链状带绦虫和肥胖带绦虫）

1. 示教标本

（1）猪带绦虫成虫（浸制标本）：经驱虫后在患者大便中取得完整成虫，用甲醛溶液固定，制成保藏标本。虫体为乳白色，带状，长约 2~4 m，头节细小，长约 1 mm，紧接颈部，后为链体，由 800~1000 节片组成。幼节（未成熟节片）紧接于颈部之后，宽度大于长度；成节位于虫体中部，近正方形；孕节（妊娠节片）位于虫体末端，长度大于宽度。这三种节片是逐渐发育形成的，没有绝对分界线。

（2）牛带绦虫成虫（浸制标本）：形态与猪带绦虫相似。但较肥厚，体长约 4~8 m。

（3）猪囊尾蚴（浸制标本）：从感染的猪肉中取出，经甲醛溶液固定而成。外观乳白色，略透明，黄豆大小，囊内充满液体，内可见一小白点即为蜷缩在囊内的头节。

（4）成虫孕节（墨汁染色玻片标本）：将 0.5 mL 墨汁由孕节一端正中注入子宫主干，用手轻压使墨汁分布至侧枝中，再经固定、脱水、透明制作而成。用肉眼或低倍镜观察。孕节内子宫由主干向两侧分支，分支数是鉴别两种绦虫的重要依据，通常猪带绦虫孕节每侧分支为 7~13 支，牛带绦虫为 15~30 支，支端再分支。

（5）病理标本：猪囊尾蚴寄生在猪肌肉内。

2. 形态观察

（1）虫卵（湿片标本）：两种绦虫卵无法区别，故统称带绦虫卵。

系从妊娠节片或患者大便，经沉淀浓集取得，用甲醛溶液固定制成虫卵悬液。用时在玻片上做一涂片，先用低倍镜寻找，看到圆形、浅褐色的小点，再转到高倍镜。虫卵呈圆形或近似圆形，浅褐色，卵壳多已脱落，仅见放射状条纹的胚膜，内含有一个六钩蚴，六个小钩常不易同时见到，或因虫卵保存时间过久脱落而不能见到。

（2）囊尾蚴（玻片标本）：从米猪肉中剥离出囊尾蚴，孵化出头节后压片，经卡红染色制成。低倍镜观察，头节圆球形，其上有 4 个杯状的吸盘，吸盘中间有凸出的顶突，其上有排列成两圈的 25~50 个小钩。

3. 思考题

（1）猪带绦虫病和牛带绦虫病的鉴别诊断依据是什么？

（2）人是如何感染囊虫病的？

（二）细粒棘球绦虫 （包生绦虫）

1. 示教标本

病理标本：棘球蚴寄生的羊肝脏。剖面可见棘球蚴为囊状物。

2. 形态观察

原头蚴：自棘球蚴中取出囊液，沉淀后用生理盐水洗净，70% 酒精固定，卡红染色后制作而成，用低倍或高倍镜观察。头节椭圆形，镜下可见缩入的吸盘、顶突及小钩，由于 4 个吸盘重叠，常见两个吸盘。

3. 思考题

猪带绦虫、牛带绦虫和细粒棘球绦虫，哪种排出的虫卵对人具有感染性？

第五节　原　虫

【实验目的】

1. 掌握溶组织内阿米巴、阴道毛滴虫和黑热病原虫的重要形态及特征。
2. 掌握间日疟原虫薄血膜涂片的红内期形态。

【实验内容】

（一）溶组织内阿米巴

1. 形态观察

（1）滋养体（铁苏木素染色标本）：在低倍镜下先找到圆形或椭圆形疑似物，调至视野正中央，然后滴镜油换油镜进行观察。滋养体外质无色透明，常有伪足。内质为蓝黑色的颗粒状，其食物泡中含有完整或半消化的圆形墨黑色的红细胞。核圆形，有薄而呈黑色的核膜，膜肉缘可见分布均匀或聚在一边呈镰刀形的染色质粒，核中央有点状核仁。

（2）包囊（铁苏木素染色标本）：包囊为圆形，外围常透明无色，囊内可见1~4个核，核的构造同滋养体。拟染色体为深黑色，棒状，成熟的四核包囊内拟染色体消失。

2. 思考题

（1）粪便检查滋养体应注意哪些问题？

（2）何种人为阿米巴痢疾的传染源？

（二）阴道毛滴虫

1. 形态观察

阴道毛滴虫只有滋养体一种形态。取培养物或患者阴道分泌物涂片、再用姬氏染色，置于油镜下观察。可见滴虫呈梨形，前端有鞭毛，腹面可见弯曲的波动膜，在虫体前端见椭圆形的核和空泡。

2. 思考题

滴虫性阴道炎的发病与哪些因素有关？

（三）杜氏利什曼原虫 （黑热病原虫）

1. 示教标本

中华白蛉成虫（针插标本）：虫体较小，棕黄色，全身披毛，头部有复眼一对，胸部向背面隆起，似驼背，翅窄长而尖，静息时翅向两背侧展开。

2. 形态观察

（1）无鞭毛体（玻片标本）：取患者或田鼠之骨髓、淋巴结或肝、脾，涂片再经姬氏或瑞氏染液染色而成，需要在油镜下观察。

在视野中先找到具有紫红色大核的巨噬细胞，选择细胞质内有点状颗粒的细胞进一步观察。一个巨噬细胞内寄生的原虫数目一般为 20~100 个。无鞭毛体卵圆形，体积甚小，常能见到紫红色圆形的核和小的基体。当寄生数量过多时，巨噬细胞可以破裂，常可见到游离于细胞外的无鞭毛体，因此必须与血片中的血小板区别。人体血小板在细胞之间，形态不规则常聚集成堆或团块，被染成淡紫红色，无明显的结构。

（2）前鞭毛体（玻片标本）：染色后前鞭毛体为淡紫红色，由于鞭毛的运动，常聚在一起呈菊花形。虫体呈梭形，中间有一圆形核，虫体前端有基体，自前端长出一根鞭毛，长度与体长接近，弯曲。

3. 思考题

黑热病的主要危害有哪些？

（四）间日疟原虫

1. 示教标本

（1）淡色库蚊（针插标本）：一对复眼位于头之前方两侧，色深；触角一对，鞭状，上有轮毛，雄蚊的毛长而多，雌蚊的毛稀少；头中下方有较粗的喙；触须一对，位喙之两侧，雌蚊甚短仅喙长之 1/5；胸部分前中后三部分，分别长出前、中、后三对足，中胸另有一对翅。腹部由十节组成，后两节衍生为外生殖器。

（2）中华按蚊（针插标本）：体棕灰色，翅膀上有黑白鳞片形成之花斑，雌蚊触须与喙等长，其他与库蚊相似。

（3）白蚊伊蚊：体黑色，有银白色斑点，胸部背面有一条明显的纵行白纹，足有白环，其他与库蚊相似。

2. 形态观察

薄血片检查：取一张经姬氏染色的薄血片。先在低倍镜下找到红细胞的视野，然后将红细胞分散均匀的部分置于视野中央，滴一滴镜油，在油镜下按顺序仔细观察。红细胞被染成周边深、中间浅染的淡红色，疟原虫的胞浆被染成天蓝色，核成紫红色。但要注意勿将疟原虫和染液沉渣及其他异物混淆。区别异物的主要依据是通过上下移动显微镜细调节器，若红蓝颜色块与红细胞在同一平面，而且具有一定的轮廓结构为疟原虫，反之则为异物。当确定为疟原虫后，进一步辨认他为红细胞内期的哪个发育阶段。在薄血片中尚可见到白细胞或血小板。

（1）小滋养体：即环状体。核一个，呈紫红色点状。细胞质呈环状，整个虫体形似宝石戒指。小滋养体约占红细胞直径的 1/3~1/4，被寄生的红细胞尚无改变。

（2）大滋养体：由小滋养体发育而来。此时被寄生的红细胞涨大颇为显著，颜色较淡，常常有许多细小而颜色鲜红的薛氏小点密布在红细胞上。此期原虫形态变化较多，细胞质有伪足伸出，并形成空泡，紫红色的核显著增大。细胞质内有时可见黄褐色的疟色素，呈烟丝状。

（3）裂殖体：为大滋养体发育成熟后的分裂期。细胞质变得致密，失去空泡及伪足。核开始分裂，然后细胞质分裂，待核和细胞质均分裂至一定数目时即为成熟裂殖体。其内所含小体为裂殖子，间日疟原虫的成熟裂殖体内含 12~24 个裂殖子。此时黄褐色的疟色素集中在虫体中央或一侧。

（4）配子体：此期被寄生的红细胞显著涨大，虫体可充满整个红细胞。雌配子体（又称大配子体）主要特征为核较小而致密。雄配子体（又称小配子体）则核较大而疏松。

3. 技术操作

厚、薄血膜法查疟原虫（示教）。

（1）原理：疟原虫寄生于红细胞，经制片、染色后，显微镜下可以鉴别疟原虫的虫种和虫期。

（2）材料：75%酒精棉球、采血针、载玻片、甲醇、pH7.0～7.2PBS 缓冲液、姬氏染液（或瑞氏染液）、显微镜等。

（3）方法

①采血：应注意采血时间和部位。

A. 采血时间：在普查时，一般无法考虑采血时间。在临床上，对现症病人一般可随时采血，但为了提高检出率，就应当考虑采血的适当时间。对典型发作的间日疟及三日疟患者，应选择发作后数小时至 10 余小时采血为好。此时疟原虫发育至环状体乃至大滋养体，虫体大，疟色素已形成，受染红细胞也出现变化，有利于疟原虫的检出。恶性疟原虫大滋养体和裂殖体是在皮下、脂肪和内脏微血管中发育的，通常在外周血液中不易查到，配子体在环状体出现一周后方能见于外周血液，故在发作时采血。

B. 采血部位：从患者耳垂或指尖（以左手无名指为宜）取血。

C. 采血方法：用 75%乙醇棉球消毒取血部位皮肤，待干后用左手拇指和食指捏住采血部位，右手持针迅速刺入皮肤，待血液流出或轻轻挤出血滴，供制作涂片用，采血完毕用干棉球轻压伤口止血。

②制片：可单独制备薄血膜、厚血膜，或同时制备两种血膜涂片。

A. 薄血膜的制作：取一滴血滴于一张洁净的载玻片上，选一张边缘平整、光滑的载玻片作推片，用左手拇指和中指夹持其两端，将推片的边缘中点与血滴接触，并与载玻片呈 30°～45°夹角，待血滴沿推片边缘向两侧展开后，立即由右向左迅速推成薄血膜。理想的薄血膜要求红细胞均匀地铺成一层，无裂痕，其末端凸出呈舌尖形。注意：推片时用力和速度要均匀，不能中途停顿或重复推片，以免造成血膜断裂或厚薄不匀。如取血量多，夹角宜小；取血量小，则夹角可大些。

B. 厚血膜的制作：用推片的一角接触刺血点上的血滴，取血 2 滴，置载玻片上，并从里向外作旋转涂布，使成直径为 0.8 cm 大小的圆形血膜，厚薄要均匀，然后平置桌上，待自然干燥。

C. 厚薄血膜同片制作：用目测法将载玻片从右到左等分成 6 格，厚血膜涂在第 3 格中央，薄血膜涂在第 4 格前缘至第 6 格中部，第 1、2 格可用于贴标签，制作厚、薄血膜方法同上。

③染色：可有瑞氏或姬氏染色两种方法。瑞氏染色法操作简便、快速，临床上经常使用，因甲醇易于蒸发，如掌握不当可能在血膜上产生沉淀，影响观察。同时染色结果

也不大一致，在较热的环境中较易褪色，保存时间较短。姬氏染色法染色效果良好，对厚血膜尤佳。经稀释后的染液对厚血膜兼有溶血和染色的双重作用。染色后，疟原虫细胞核和细胞质红蓝分明，很少出现沉淀，不易褪色。适用染大批血片标本，供教学使用，但染色需时较长。

A. 瑞氏染色法：厚血膜需先溶血，溶血方法为：滴加数滴蒸馏水于厚血膜上，使红细胞溶解，待血膜呈灰白色时，将水倒去，晾干。取制作好的血片，在血膜两端用玻璃蜡笔各划一竖线，滴加瑞氏染液数滴，使其布满血膜，染液中含甲醇，0.5~1 分钟将血膜固定，然后加等量缓冲液或蒸馏水，轻摇载玻片，使之与染液混匀，很快液面出现灿铜色膜，约经 3~5 分钟染色后，用缓冲液、蒸馏水或自来水冲洗。注意：切勿倾去染液再用水冲洗，以免血膜上沉着染料颗粒，影响镜检。如厚、薄血膜涂在同一张载玻片上，先在厚、薄血膜中间及两侧用蜡笔各划一条竖线，滴蒸馏水于厚血膜上，使之溶血，待血膜干后，与薄血膜一起染色。

B. 姬氏染色法：取姬氏染液原液，用 pH7.0~7.2 的磷酸缓冲液稀释 10~20 倍。厚血膜不需固定，薄血膜先用甲醇固定（如厚血膜在同一张载玻片上，切勿延及厚血膜），干后滴加稀释的姬氏染液，布满血膜（如大批染片，可置入染色缸），染 20~30 分钟，冲洗，晾干后镜检。稀释的染液，宜用时现配，否则易产生沉淀，影响染色效果，大批染片时，应根据染色时的条件，如不同病人的血片，染色时的室温、染液稀释程度、冲洗水的 pH 值等情况的不同，先试染少量血片，摸索出染色效果最佳的时间和条件，再大批染片。此外，染色时间应随染液稀释情况作适当的调整，染液浓度高，染色时间可短些，反之则长。

C. 姬氏染液配制：姬氏染剂粉 1 g，甘油 50 mL，甲醇 50 mL。将染剂粉置研钵中，加少量甘油，充分研磨，再边加甘油边研磨，直至甘油用完。然后加少量甲醇，研磨后倒入棕色瓶中，剩余的甲醇分几次冲洗研钵中的染液，全部倒入瓶内，塞紧瓶塞充分摇匀，置 65℃ 温箱内 24 小时或室温下一周后过滤，即成原液。

④镜检：在检查薄血膜过程中，有时遇见与疟原虫形态类似的物体，应注意鉴别。如单个血小板附于红细胞上，易被误认为环状体或成长中的滋养体。成堆的血小板被误以为成熟的裂殖体。血小板的形状多样，或呈圆形，卵圆形，有时呈不规则多角形，其长径约为红细胞的 1/3~1/4。血小板中央部常呈紫红色颗粒状结构，周边部分着色浅，但没有疟原虫紫红色胞核与浅蓝色胞质分得清楚。此外，染色液沉淀颗粒以及偶有细菌、霉菌、尘粒、白细胞碎片重叠于红细胞上，很像环状体和成长中的滋养体。但这些物质大多呈一种颜色，如细调显微镜焦距，可以看出他们与红细胞不在同一水平面上。厚血膜中疟原虫比较集中（一个视野可见到的细胞数约相当于 20 个薄血膜视野），但厚血膜经溶血后，红细胞轮廓已消失，原虫皱缩变形，虫体比薄血膜中的略小，有的原虫胞质着色很深，胞核模糊不清，初学者较难识别。检验人员必须经过一段时间的严格训练，在充分掌握薄血膜中各种疟原虫的形态特征后，才能认清厚血膜中的疟原虫。当厚、薄血膜涂在同一片时，应先检查厚血膜上的疟原虫，如鉴定虫种有困难，可再仔细观察薄血膜，以提高镜检效果。

4. 作业

用彩色铅笔绘出观察到的各期疟原虫。

5. 思考题

（1）红细胞内期的疟原虫有几种形态，如何鉴别?

（2）典型疟疾的发作有何表现，伴随发作患者还有什么临床表现?

第七章　医学免疫学 ▷▷▷

第一节　中性粒细胞吞噬细菌试验

【实验目的与原理】

通过检测吞噬细胞的吞噬作用，判断机体的非特异性免疫功能。吞噬细胞（主要包括单核-巨噬细胞、中性粒细胞），具有对异物的吞噬和消化功能，在机体非特异免疫应答中具有重要意义。

【实验材料】

生理盐水溶液、5 mL 肝素抗凝的静脉血、白色葡萄球菌悬液、瑞氏染液（用pH6.2~6.4PBS 稀释 3 倍）、甲醇、显微镜等。

【实验方法与结果】

1. 实验前 1 日（实验前 18~24 小时），准备稀释灭活的白色葡萄球菌。

2. 将 2-3 滴菌液滴入 5 mL 抗凝血中，37℃水浴 30 分钟。

3. 做载玻片推片或涂片，自然干燥。

4. 加甲醇固定 1 分钟，冲洗。

5. 用稀释瑞氏染液，染色 5~10 分钟，用流水冲洗染液（切勿先将染液倾去再冲洗，以免染液中的细小颗粒附着于玻片上使标本观察不清晰）。自然干燥后用高倍镜观察结果。

6. 观察中性粒细胞对葡萄球菌的吞噬现象，计算吞噬百分率和吞噬指数。

吞噬百分率＝（200 个吞噬细胞中吞有细菌的吞噬细胞总数/200）×100%

吞噬指数＝200 个吞噬细胞中吞噬细菌的总数/200

【注意事项】

1. 涂片应薄厚均匀适中，避免过薄或过厚。

2. 瑞氏染液染色时间不能过长，以免染色过重。

第二节　玻片凝集试验

【实验目的与原理】

颗粒性抗原与相应抗体（尤其 IgM、SIgA）结合，会发生肉眼可见颗粒凝集现象。

玻片凝集试验（slide agglutination test）一般用于诊断未知抗原，如用已知的免疫血清鉴定未知的细菌和血型等。由于方法简便，并具有较高的敏感性和一定的特异性，故各实验室广泛应用。玻片凝集的反应时间短（在 2~5 分钟出现凝集），抗血清的浓度要相应提高（如抗血清试管凝集效价在 1：1280 以上时，此时应 1：20 为宜）。本试验方法只能用作定性试验。

【实验材料】

ABO 血型抗体、人红细胞、生理盐水、载玻片、尖吸管、红蜡笔等。

【实验方法与结果】

1. 取洁净载玻片一张，用红蜡笔画分两格。

2. 用尖吸管分别取上述抗血清或生理盐水分别加于两格内各 1 滴。

3. 在两格内各加 1 滴人红细胞悬液，将玻片轻轻摇动 1~2 分钟，使红细胞与抗血清或生理盐水充分混匀。

4. 结果观察：在抗血清格内出现红细胞凝集，而生理盐水格内无红细胞凝集，则实验成立。如果两格内均出现凝集说明人红细胞悬液有问题，若两格均不凝集，说明抗血清有问题（如不含相应抗体或为非凝集性抗体）。

【注意事项】

1. 凝集反应最好在环境温度为 20℃以上条件下进行。

2. 人红细胞悬液在加入之前，要充分混匀。

第三节　对流免疫电泳

【实验目的与原理】

对流免疫电泳（Countercurrent immunoelectrophoresis，CIE）是将免疫扩散和电泳技术相结合的一种定量检测试验。将抗原与抗体加入琼脂凝胶（pH8.6 巴比妥缓冲液配置）中，在电场的作用下促使样品孔中抗原向正极泳动，抗体向正极泳动，当抗原与抗体相遇时形成免疫复合物而沉淀，逐渐形成一个沉淀体。

【实验材料】

待检兔血清、标准兔 IgG、抗兔 IgG 抗体、1%离子琼脂（pH8.6 巴比妥缓冲液加入等量蒸馏水，再按 1%加入琼脂，溶解后用脱脂棉过滤，置 56℃~60℃水浴箱中平衡备用）、免疫电泳玻片、微量加样器及塑料吸头、打孔器、直尺、电泳仪（将 pH8.6 巴比妥缓冲液注入电泳槽内，注意正负极两槽内所加入的量应在同一水平，并将滤纸裁成适当长度和宽度，以备搭桥使用）、生理盐水溶液等。

【实验方法与结果】

1. 制板　加热融化 1%琼脂糖浇板。

2. 打孔　在凝固后的琼脂板上，用打孔器打两排孔，孔间距为 4 mm。

3. 加样　每孔内加入待检兔血清或不同浓度的标准兔 IgG10 μL。

4. 电泳　将加好样品的琼脂板置电泳槽上，抗原侧置负极，抗体孔置正极。调节电压 6 V/cm 或电流 2~4 mA/cm 进行电泳。电泳时间根据样品中抗原含量和抗体浓度而定。一般电泳 1~5 小时，泳动距离为 2~5 cm。

5. 观察结果　电泳完毕，关闭电源，取出琼脂板，浸泡于 1% 鞣酸生理盐水溶液中 15 分钟，即可看见清晰的沉淀体。

【注意事项】

1. 抗原抗体的用量应当预试，抗原太浓，在一定时间内不能达到最高峰，抗体太浓，则沉淀不明显。预试峰的合适高度为 2~5 cm 为宜。

2. 一定条件下，电泳时间要根据沉淀体的形成情况而定。

3. 把琼脂板置于电泳槽上搭好桥，再加抗原最好，以免造成基部过宽的峰型。

附：pH8.6 巴比妥缓冲液配制

1. 成分：巴比妥钠 10.3 g、巴比妥酸 1.84 g、蒸馏水 1000 mL。

2. 配制步骤

（1）称量巴比妥酸置三角烧瓶中加蒸馏水 200 mL 置沸水浴中加热溶解。

（2）称量巴比妥钠置另一容器中加蒸馏水 700 mL，摇动溶解。

（3）将已溶化的巴比妥酸溶液与巴比妥钠溶液混合，用蒸馏水补足至 1000 mL。

（4）混匀后，用精密 pH 试纸测定 pH 值，备用。

第四节　酶联免疫吸附试验

酶联免疫吸附试验（enzyme-linked immunosorbent assay，ELISA）是一种既特异又敏感的免疫测定方法，作为抗原或抗体的定量测定，已广泛应用于免疫学、微生物学、寄生虫学、内分泌学和血液学等领域。本试验可进行定性、定量检测。

【实验目的与原理】

抗原或抗体能结合到固相载体表面，并仍保持其免疫活性；抗原或抗体与酶相结合，所形成的结合物仍保持免疫和酶的活性。将酶标记到抗体（或抗原）上，使待检物中相应的抗原（或抗体）与酶标记抗体（或抗原）发生特异反应。在遇到相应的酶底物时，酶能高效、专一地催化分解底物，生成有色的产物。根据产物颜色有无和深浅，可以判断待检物中特异的抗原（或抗体）的有无和含量。

酶联免疫吸附试验按其检测目的可分间接法、夹心法和竞争法。

1. 间接法　用于测定抗体。基本步骤：包被抗原、加待测血清（抗体）、水冲、加酶标记的抗抗体、水冲、加入酶的相应底物、检测有色产物的含量（与待检血清中的抗体含量呈正比）。

2. 夹心法　用于测定大分子多价抗原。基本步骤：包被抗体、加待测抗原、水冲、加酶标记的抗体、水冲、加入酶的相应底物、检测有色产物的含量（与待检抗原含量呈正比）。

3. 竞争法　用于测定小分子抗原。基本步骤：包被抗体、加按一定比例混合的待测抗原和酶标记抗原、水冲、加入酶的相应底物、检测有色产物的含量（与待检抗原含量呈反比）。

本试验以夹心法检测人血清 IgE 的含量为例进行说明。

【实验材料】

1. 马抗人 IgE 抗体、酶标马抗人 IgE 抗体等 两种马抗人 IgE 抗体应为分别抗人 IgE 分子中不同表位的抗体、待检血清、标准人 IgE、聚苯乙烯 96 孔板、酶标仪、微量加样器及吸头等。

2. 包被缓冲液 pH9.6 的 0.05M 碳酸盐缓冲液〔甲液：无水 Na_2CO_3 10.6 g 加蒸馏水至 500 mL；乙液：无水碳酸氢钠（$NaHCO_3$）16.8 g 加蒸馏水至 1000 mL。取甲液 16 mL 和乙液 34 mL，加蒸馏水至 200 mL，即为 pH9.6 的 0.05M 碳酸盐缓冲液〕。

3. 洗涤液 即 pH7.4 磷酸缓冲盐水-0.05%吐温 20（简称 PBS-TWeen20）。氯化钠 8 g、磷酸二氢钾 0.2 g、磷酸氢二钠（$Na_2HPO_4 \cdot 12H_2O$）2.9 g、氯化钾 0.2 g、吐温 20（TWeen20）0.5 mL，加蒸馏水溶解至 1000 mL。

4. 封闭液 即 1%BSA-PBS-0.05%TWeen20 缓冲液。在上述 PBS-TWeen20 液中，按 1%加入 BSA。

5. 磷酸-枸橼酸缓冲液（pH5.0） 甲液：无水枸橼酸 19.2 g/100 mL；乙液：磷酸氢二钠（$Na_2HPO_4 \cdot 12H_2O$）71.6 g/1000 mL。取甲液 24.3 mL、乙液 25.7 mL，加蒸馏水至 100 mL，即成 pH5.0 的磷酸-枸橼酸缓冲液。

6. 磷苯二胺（OPD）底物溶液 磷酸-枸橼酸缓冲液（pH5.0）100 mL、磷苯二胺 40 mg、30%过氧化氢 0.15 mL。临用时现配。

7. 终止反应液 2M H_2SO_4 或 5M HCl。

【实验方法与结果】

1. 包被 用 1 μg/mL 马抗人 IgE 抗体包被聚苯乙烯 96 孔板，每孔加 0.2 mL，4℃过夜，用洗涤液洗涤 10 分钟，共洗 3 次。

2. 封闭 每孔加 1%BSA-PBS-0.05%TWeen 20 缓冲液 0.3 mL，37℃ 2 小时，洗涤同上。

3. 加检测抗原 每板设 7 个不同浓度标准抗原组、阴性对照组、待检抗原组三组，各标本设三个水平孔（图 7-1）。每孔加液 0.2 mL，37℃ 2 小时，洗涤同上。

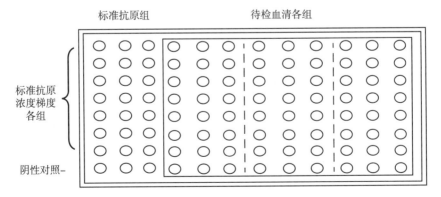

图 7-1 ELISA96 孔板加样设计图

4. 加酶标记抗体　每孔加 1 : 5000 的酶标抗体 0.2 mL，37℃2 小时，洗涤同上。

5. 加底物液　每孔加 OPD 液 0.2 mL，室温 30 分钟。

6. 加终止液　每孔加 5M HCl 0.1 mL。

7. 酶标仪测定　选波长 495nm，测各孔 OD 值。

8. 结果判定

（1）制作标准曲线：以标准抗原组的稀释度（或计算出含量）做横坐标，以其 OD 值做纵坐标，取三孔的平均 OD 值作标准曲线。

（2）用待检血清的 OD 值，查标准曲线，即可得出待检血清中的 IgE 含量。

【注意事项】

1. 洗板要彻底，每次洗板应彻底并甩干，防出现假阳性结果。

2. 加入酶标记物后孵育时间不应太长，可在半小时至两小时内观察结果。

3. 结果判断须在 10 分钟内完成。

第八章　病理学 ▷▷▷▷

第一节　概　述

【实习目的】

病理学实习是病理教学过程中的重要组成部分，通过实习使学生加深对理论知识的理解与认识，从而较牢固地掌握病理学基本知识；通过观察、描述大体标本及组织切片的病理改变，并结合理论分析疾病的发生、发展规律和结局，培养学生科学的思维方法和独立分析问题、解决问题及综合判断能力。

【实习内容和观察方法】

病理学的实习内容包括大体标本和病理组织切片观察，并对观察内容进行描述、绘图，同时做出病理诊断。利用多媒体辅以动物实验等手段，结合临床病理讨论等形式，加深对理论知识的理解和掌握。

1. 大体标本的观察方法

首先辨认器官及组织，然后从外向内、从上到下依次观察器官的大小、重量、体积、形状、颜色、质地、表面及切面的特点，与正常器官对比，发现病变，观察病变特点，综合分析做出病理诊断。

2. 组织切片观察方法

（1）先用肉眼或放大镜观察，初步辨认组织结构和病变部位。

（2）低倍镜观察，按从左到右、从上到下的顺序进行全面观察，确定病变部位，寻找病变特点及与周围组织的关系。

（3）高倍镜观察，仔细观察病变组织和细胞的形态特点。

（4）观察病变相邻组织的结构特点。

3. 实习报告的书写

（1）按照实习要求填写实习题目及实习目的。

（2）对所给的大体标本和病理切片进行全面观察、描述并做出病理诊断。

【诊断方法】

1. 病理诊断时务必运用动态发展的观点分析疾病的发生发展和转归，以能够正确认识相同疾病的不同阶段和不同疾病的某一阶段所出现的异同表现，从而全面认识疾病的机能、形态改变以及所导致的相应的临床特点。

2. 将大体标本与组织学改变联系观察，推断疾病的演变过程。

3. 根据形态学改变做出相应的病理诊断。

【临床病例讨论步骤】

1. 运用所学病理知识观察分析组织器官形态改变和病变特征。

2. 全面总结病例的主要症状和体征，根据尸检和活检所见病理改变分析病因、病变和临床表现之间的关系。

3. 依据病理所见、原发病变和继发病变以及并发症的关系按序做出病理诊断。

4. 根据多种病变的逻辑关系确定最后死亡原因。

【实习规则】

1. 大体标本观察要求

（1）实习前要复习相关的解剖及组织学知识，预习实习指导。

（2）按要求认真全面观察标本。

（3）对大体标本要轻拿轻放，双手托住标本瓶，防止倾斜、倒放及振荡。

2. 病理绘图要求

（1）根据镜下所见选出典型病变的视野进行绘图。

（2）绘图时合理安排图文比例，要求注明病变名称、染色方法及放大倍数，并以平行线进行标注，标注词应对齐且字迹工整。

（3）图面为正方形，边长 8 cm，位于实验报告左三分之二处，右侧进行标注。

（4）对所绘图像进行简明描述。

3. 显微镜的正确使用方法

（1）双手托住显微镜，不能单手提拿及前后甩动。

（2）开关电源时应将亮度调节器调到最小；暂时离开时，也需将亮度调到最小，不需关闭电源，以延长灯泡使用时间。

（3）转换物镜时先将载物台降低，然后在注视情况下升高载物台，以免压碎组织切片。

（4）使用低倍镜时可以用粗螺旋，但使用高倍镜时应使用细螺旋。

（5）用毕将物镜头转离聚光镜，并与载物台相抵。

（6）保持显微镜的清洁，应用擦镜纸擦拭镜头。

第二节　组织细胞损伤与修复和局部血液循环障碍

【实习目的】

1. 掌握萎缩、变性、坏死、梗死、淤血和肉芽组织的基本概念和基本病变。

2. 掌握上述六种病变的肉眼特点和镜下形态特征。

【实习内容】

大体标本：肾细胞水肿、槟榔肝、肝脂肪变性、肾盂积液、下肢坏疽、脾贫血性梗死、肠出血性梗死。

组织切片：肉芽组织、肝细胞水肿、肝细胞脂肪变性、脾贫血性梗死、结核干酪样坏死和混合血栓。

1. 大体标本观察要点

（1）肾细胞水肿（cellular swelling of kidney）：肾脏体积增大（正常为 3 cm×5 cm×11 cm），被膜紧张，颜色苍白无光泽，切面隆起，边缘外翻，皮髓质界限不清，纹理模糊。

（2）槟榔肝（nutmeg liver）：标本为肝脏的一局部切面，肝脏体积增大，切面可见红黄相间的斑纹，其红色区为淤血的中央静脉和肝窦，黄色区为脂肪变的肝细胞，状似中药的槟榔，故称槟榔肝。

（3）肝脂肪变性（fatty degeneration of liver）：肝脏体积轻度增大，边缘钝圆，淡黄色，触之有油腻感。

（4）脾贫血性梗死（anemic infart of the spleen）：脾切面上近被膜处有一灰白的楔形病灶，尖端指向脾门，基底靠近边缘，病灶区周围有棕褐色带状区，为充血出血带。

（5）肾盂积液（dronephrosis）：肾脏切面可见肾脏结构破坏，并有大小不等的空腔，肾皮质因受空腔的挤压而变薄，皮质和髓质界限不清，空腔内液体已流失，肾盂扩张。

（6）下肢坏疽（dry gangrene of lower limbs）：标本为一截肢的下肢，表面干燥、皱缩，黑褐色且无光泽，与健康组织之间有明显分界线。

（7）肠出血性梗死（hemorrhagic infart of large intestine）：标本为结肠的一部分，肠腔扩张，肠壁颜色为黑褐色，质较软。

2. 组织切片观察

（1）肉芽组织（granulation tissue）：肉芽组织由新生的毛细血管及成纤维细胞构成，新生的毛细血管呈圆形或椭圆形，管腔内可见红细胞。成纤维细胞长梭形，核呈长椭圆形。间质内可见中性粒细胞等其他的炎细胞，部分区域有出血现象。

（2）肝脂肪变性（fatty degeneration of liver）：肝小叶结构正常，大部分肝细胞内出现大小不等的白色空泡，高倍镜观察有的细胞核被挤向细胞的一侧呈半月状，少数肝细胞出现坏死。

（3）脾贫血性梗死（anemic infart of the spleen）：肉眼观察切片可见有一处颜色浅淡区域即梗死区，将梗死区与正常组织的交界处放于视野正中做镜下观察，可见梗死区脾组织结构消失变成粉染无结构状，梗死灶与正常脾组织之间血管扩张充血。

（4）干酪样坏死（caseous necrosis）：镜下可见肺内散在的实性病灶，病灶中央是结核病的干酪样坏死灶，坏死组织呈粉红染、无结构破碎的细胞碎屑，其间可见尚未完全溶解的细胞核碎片。

（5）肝细胞水肿（cellular swelling of liver）：水肿的肝细胞体积变大，胞质内出现红染的颗粒，称为颗粒变性。病变严重的区域，肝细胞体积肿大更为明显，胞质异常疏松透亮，细胞肿胀体积超过正常细胞的2-3倍，形如气球，称为气球样变性。严重者可见细胞坏死崩解，核消失。

（6）混合血栓（mixed thrombus）：镜下：血小板小梁粉红色，呈珊瑚状，表面有许多中性粒细胞黏附，小梁间纤维素呈网状，网眼内含有多量红细胞和白细胞。

3. 临床病例讨论

（1）病历摘要：患者，女，37 岁，患慢性风湿性心脏病伴细菌性心内膜炎 20 余年，同时伴有慢性右心衰竭，近日因去厕所后突然出现心慌气短，面色苍白，呼吸困难急诊入院，经抢救无效死亡。

（2）尸检所见

①肺脏肉眼所见：左肺动脉主干内有一灰褐色条状物堵塞，表面干燥无光泽。左肺大部分颜色红褐，质地变实，肺表面可见薄层灰白色物覆盖。镜下肺组织结构消失，可见大量红细胞。

②脾脏病理变化：脾脏尾部肉眼可见一灰白色楔形区域，局部略隆起，表面无光泽，灰白区与周围脾组织间可见一红褐色带。镜下，部分脾脏组织结构消失，轮廓尚存，病变组织周围可见明显血管扩张充血、出血及中性粒细胞浸润。相邻脾组织结构清晰，无明显病变。

（3）讨论与病理诊断

①描述脾脏病变，做出病理诊断。

②讨论肺脏与脾脏病变的相关性。

③推断该病例的死亡原因。

第三节　炎症和肿瘤

【实习目的】

1. 掌握炎症、肿瘤的基本概念和基本病变。

2. 掌握各类炎症的肉眼和镜下特点。

3. 掌握常见肿瘤的大体形态特点和组织学特征。

4. 掌握恶性肿瘤细胞的异型性，观察癌与肉瘤的组织学鉴别要点。

【实习内容】

大体标本：肺脓肿、慢性阑尾炎、多发性肠息肉、鼻息肉、阴茎鳞状细胞癌、乳腺癌、皮肤乳头状瘤、子宫多发性平滑肌瘤、卵巢黏液性囊腺瘤、畸胎瘤、脂肪瘤、骨肉瘤、黑痣。

组织切片：急性蜂窝织炎性阑尾炎、慢性炎细胞、皮肤乳头状瘤、鳞状细胞癌。

1. 大体标本观察

（1）慢性阑尾炎（chronic appendicitis）：标本为切除的阑尾。阑尾壁增厚，阑尾增粗，浆膜面有淡黄色脓性渗出物。

（2）多发性肠息肉（multiple polyps of colon）：标本为结肠一段。肠黏膜上有弥漫分布的大小不等的赘生物，灰白色，息肉状，肠黏膜及黏膜皱襞被息肉覆盖。

（3）鳞状细胞癌（squamous cell carcinoma of penis）：在阴茎龟头部有一灰白色菜花

状肿物，癌组织干燥、松脆、质硬，破坏龟头，侵及阴茎体部。

（4）乳腺癌（carcinoma of breast）：标本为乳腺癌手术切除标本，切面可见乳头下有一灰白色肿物呈蟹足状，向黄色脂肪组织内浸润性生长，表面乳头下陷，乳腺皮肤呈橘皮样。

（5）鼻息肉（plipy of nose）：标本为一炎性息肉，呈灰白色实性肿物，表面光滑，质地较硬。

（6）皮肤乳头状瘤（papilloma of the skin）：肿物呈乳头状隆起，表面呈颗粒状，灰白色。

（7）子宫多发性平滑肌瘤（leiomyoma of uterus）：子宫切面可见多个大小不一的圆形结节状肿物，灰白色，分界清楚，主要位于肌层，子宫变形，呈凹凸不平状。

（8）卵巢黏液性囊腺瘤（mucoid cystadenoma of ovary）：标本为囊性肿物，切面呈多房性囊腔，囊壁光滑，内有胶冻状黏液物，呈灰白色，半透明。

（9）畸胎瘤（teratoma）：标本为球形囊性肿物，直径约5 cm左右，囊内可见黄白色油脂样物及丝团状毛发。

（10）脂肪瘤（lipoma）：肿瘤为椭圆形结节，包膜薄而完整，黄色，质软。

（11）骨肉瘤（osteosarcoma）：颌骨上有一灰红色的结节状肿物，与周围组织分界不清，质地细腻。

（12）皮肤黑痣（pigmented nevus）：标本为一局部切除的皮肤，皮肤表面隆起，粗糙，黑色。

2. 组织切片观察

（1）急性蜂窝织炎性阑尾炎（acute phlegmonous appendicitis）：切片为阑尾横切面，镜下可见阑尾腔内充满脓细胞及坏死脱落的黏膜组织，阑尾壁各层均有大量中性粒细胞浸润，黏膜层破碎，黏膜下层有大量中性粒细胞聚集，肌层水肿，肌间隙有大量中性粒细胞浸润，浆膜层血管扩张充血。

（2）慢性炎细胞（chronic Inflammatory cell）：镜下可见大量的浆细胞和淋巴细胞，浆细胞呈圆形或椭圆形，胞浆略嗜碱性，细胞核偏于细胞的一端，染色质近核膜分布呈轮辐状。

（3）皮肤乳头状瘤（papilloma of the skin）：肉眼观察切片可见多数乳头状突起组成的肿物。镜下乳头状突起表面覆盖红染、无结构的角化层，明显增厚，棘细胞层层次增多。基底细胞排列整齐，无异型性。上皮基底膜完整。乳头中轴是纤维脉管束。

（4）鳞状细胞癌（squamous cell carcinoma of skin）：镜下可见肿瘤组织呈团块状或条索状排列，即癌巢。癌巢的最外层为相当于基底细胞层的癌细胞，其内为相当于棘细胞的癌细胞。癌巢中心可见角化珠，为粉色同心圆状排列，是高分化鳞癌的标志。癌巢之间为间质，间质内有纤维组织和血管，癌巢与间质分界清楚。

3. 临床病例讨论

（1）病历摘要：患儿，男，10岁，主因高烧，呕吐，腹痛2天急诊入院。检查所见呈急性病容，体温39.8℃，典型腹膜刺激征，以右下腹麦氏点为甚。化验：白细胞总数为 1.4 万，中性粒细胞 90%。行手术探察，见阑尾肿大，浆膜血管扩张充血，表面附一层黄白色脓苔，即行阑尾切除。

（2）病理检查

标本检查：阑尾明显增粗，表面大量脓苔覆盖，阑尾末端颜色黑褐。切面见管腔扩张，壁变薄，腔内有多量脓液。镜下，阑尾壁全层水肿，血管扩张充血，弥漫性中型粒细胞浸润，黏膜腺体消失，可见大量脓性渗出物。

（3）讨论

①该阑尾属何种病变？列出病变特点，进行病理描述。

②解释病变与临床联系。

第四节　心血管系统和呼吸系统疾病

【实习目的】

1. 掌握高血压病和动脉粥样硬化的基本概念及病理改变。

2. 掌握大叶性肺炎、小叶性肺炎及结核病的概念和基本病变。

3. 观察上述病变的肉眼特点和组织学改变。

【实习内容】

大体标本：小叶性肺炎、高血压性心脏肥大、慢性纤维空洞型肺结核、动脉粥样硬化、结核球。

组织切片：大叶性肺炎、动脉粥样硬化症、小叶性肺炎、肺粟粒性结核。

1. 大体标本观察

（1）融合性小叶性肺炎（lobular pneumonia）：肺切面可见多数散在的灰黄色病灶，以下部为主，有的病灶互相融合成片状，病灶大小不一，病灶间的肺组织较正常。

（2）高血压性心脏肥大（hypertrophy of myocardium）：此标本为高血压病的心脏。心脏体积显著增大，但其形状无明显改变。心尖稍钝，切面心室无扩大，左心室壁明显增厚，乳头肌增粗。

（3）慢性纤维空洞型肺结核（chronic fibrocavitory tuberculosis）：近肺尖处有两个较大的空洞，洞壁较厚，洞壁内层破碎，附有少量黄白色干酪样坏死物质。其余肺组织从上到下有新旧不一的灰白色病灶。肺间质有纤维组织增生，使肺组织变实、变硬。

（4）动脉粥样硬化（早期）（forepart of the atherosclerosis）：标本为主动脉一段，可见动脉分支开口附近的动脉内膜上有微隆起的黄色的斑点或黄色条纹。

（5）动脉粥样硬化（中晚期）（metaphase and afternoon of the atherosclerosis）：标本为主动脉一段，在动脉分支开口附近出现黄色的斑点及条纹，扩大并互相融合，且明显突出于内膜，部分斑块出现坏死脱落形成溃疡，整个动脉内膜粗糙不平。

（6）结核球（tuberculous ball）：肺叶的一部分，可见肺叶上部有一球形病灶，直径约 3~4 cm，境界清楚，病灶中心有黄色的干酪样坏死，周围有纤维组织包绕，呈同心圆状。

2. 组织切片观察

（1）大叶性肺炎（kober pneumonia）：镜下可见肺泡壁毛细血管充血不明显，肺泡腔内有许多粉色丝状物，为纤维素渗出，且连成网，纤维素网中有大量中性白细胞渗出，可见少量的红细胞和巨噬细胞。少数肺泡有浆液渗出，呈均匀的粉红色。

（2）动脉粥样硬化症（atherosclerosis）：切片为一完整的动脉横切面，在动脉壁的一侧内膜轻度水肿，其中可见泡沫细胞聚集成堆，细胞圆形，胞浆较空呈网格状，为脂质留下的印迹。动脉壁的另一侧可见动脉内膜呈"新月形"增厚，近管腔处内膜有明显的纤维组织增生，部分出现玻璃样变性，增生的纤维组织下为粥样灶，为粉染的无结构的物质，其中可见针状或菱形空隙，为胆固醇结晶。

（3）小叶性肺炎（lobular pneumonia）：镜下可见散在的病灶，病灶中心是病变的细支气管，管壁不完整，管腔内有中性粒细胞渗出及脱落的支气管上皮细胞。细支气管周围的肺泡内充满大量的中性白细胞，肺泡壁破坏不完整，病灶稍远的肺泡扩大，融合形成代偿性肺气肿。

（4）肺粟粒性结核（pulmonary military tuberculosis）：镜下可见肺内散在的结核病灶，病灶中央是粉染的干酪样坏死，周围有郎罕氏多核巨细胞、类上皮细胞及淋巴细胞围绕形成清楚的结核结节。

3. 临床病例讨论

（1）病历摘要

患者，男，23岁，主因高烧、咳嗽、胸疼及呼吸困难两天急诊入院。查体所见，体温40℃，脉搏90次/分钟，呼吸40次/分钟，紫绀面容。听诊左下肺可闻及湿性啰音，叩实。X线示左下肺呈大片均匀阴影。经积极治疗无效，于入院第三天死亡。

（2）尸检所见

①左下肺颜色灰褐，部分灰白，肺膜有灰白色渗出物覆盖，质地变硬，切面蜂窝状结构消失，实变。

②镜下，肺组织结构完好，肺泡壁血管呈贫血状，肺泡腔内有大量纤维素、中性粒细胞渗出，部分肺泡可见不等量的巨噬细胞出现。少量肺泡仍见肺泡壁毛细血管扩张充血，肺泡腔内有少量浆液及红细胞。

（3）讨论

①该病例死亡原因？

②描述肺部病理改变，做出病理诊断。

③解释临床症状和体征。

第五节　消化系统和泌尿系统疾病

【实习目的】

1. 掌握溃疡病、病毒性肝炎及肝硬化和慢性硬化性肾小球肾炎的基本概念和病变特点。

2. 掌握上述病变的肉眼特点和组织学病变特征。

【实习内容】

大体标本：胃溃疡、胃急性出血性糜烂、门脉性肝硬化、坏死后性肝硬化、颗粒性固缩肾。

组织切片：胃溃疡、慢性活动性肝炎、门脉性肝硬化、慢性肾小球肾炎。

1. 大体标本

（1）胃急性出血性糜烂（acute hemorrhagic erosion of stomach）：胃黏膜上有多个点状缺损，缺损比较表浅，其底部及周围因出血而呈褐色。

（2）门脉性肝硬化（portal cirrhosis）：肝脏体积缩小，表面不平滑，有许多细小的半球形隆起。切面可见大小较一致的、直径在 0.1~0.5 cm 的灰黄色结节，结节周围有较薄的纤维组织包绕。整个肝脏因纤维组织增生，质地变硬。

（3）颗粒性固缩肾（granular and contracted kidney）：肾体积明显缩小，质地变硬，表面呈细小颗粒状，切面皮质变薄，皮髓质界限不清。

2. 组织切片

（1）胃溃疡（ulcer of stomach）：肉眼观察切片，可见组织有表浅缺损，即溃疡处。低倍镜观察，溃疡底部有四层结构组成，从内向外依次为：①炎性渗出层，可见白细胞及少量纤维素渗出。②坏死层，为一层粉染无结构的物质。③肉芽组织层，可见大量的毛细血管及成纤维细胞，并可见多量的淋巴细胞。④瘢痕组织层，可见粉色呈束走行的瘢痕，有些瘢痕已深入肌层。溃疡周围的血管壁变厚，肌层变薄。

（2）慢性活动性肝炎（chronic active viral hepatitis）：肝小叶结构被破坏，肝细胞索排列紊乱，大片肝细胞坏死呈细胞碎屑，间质纤维组织增生，可见纤维组织分割肝小叶现象，形成早期肝硬化的表现。

（3）慢性肾小球肾炎（chronic glomerulonephritis）：肾组织切片中，大部分肾小体纤维化，并出现玻璃样变性，可见新月体或环行体形成多数肾小管萎缩消失，少数残存的肾单位代偿性肥大，可见大量蛋白管型。肾间质纤维组织增生，慢性炎细胞浸润。

（4）肝硬化（liver cirrhosis）：镜下可见正常肝小叶的结构已破坏，形成大小不等的肝细胞团，即假小叶。假小叶内肝细胞索排列紊乱，并有变性坏死的肝细胞。有时可见到再生的肝细胞，细胞体积增大，核染色较深，常有双核。中央静脉可有一个、几个、消失或偏位，细胞团被宽窄不等的纤维组织包绕，间隔内有不等量的炎细胞。

3. 临床病例讨论

（1）病历摘要

患者，男性，50 岁，患慢性肝炎 13 年，近半年消瘦，乏力，浮肿，食欲减退，腹胀，因呕血、昏迷而急诊入院。查体，慢性病容，消瘦，脾脏肿大，腹部叩诊移动性浊音，腹壁静脉网曲张，颈面部多处蜘蛛痣。入院后经抢救无效死亡。

（2）尸检结果

①肝脏体积缩小，重量减轻，轻度变形，颜色灰白，质地较硬，表面不光滑，可见粟粒大小隆起，均匀弥漫分布。切面呈大小一致的结节，被灰白色组织包绕。

②镜下，正常肝组织结构消失，大量假小叶形成，假小叶大小不等，中央静脉偏心、缺如，纤维间隔宽窄不等，间隔内有大量慢性炎细胞浸润，并可见弥漫性的胆栓形成。

（3）讨论

①根据病理所见，做出病理诊断。

②根据病理改变及临床表现推断死亡原因。

第九章　病理生理学 ▷▷▷

第一节　家兔实验性肺水肿

【实验目的】

1. 复制家兔实验性肺水肿模型。

2. 了解肺水肿的表现及其发生机制。

【实验对象】

家兔。

【实验器材和药品】

动物呼吸、血压描记装置 1 套，婴儿称，天平，气管插管，静脉导管及静脉输液装置，颈部手术器械，听诊器，烧杯，纱布，缝合线，滤纸，兔固定台，吸管，载玻片，5 mL 试管。

25% 乌拉坦，生理盐水，肝素（1250 U/mL），20% 磺基水杨酸溶液。

【实验步骤】

1. 取家兔 1 只，称重，按 25% 乌拉坦 4 mL/kg 耳缘静脉注射麻醉后，背位固定于兔台上。

2. 剪去颈部被毛，分离气管和一侧颈外静脉，切开气管，插入气管插管并结扎固定，连接呼吸描记装置；耳缘静脉注射肝素溶液（1250 U/kg），插入已连接好血压描记装置的动脉插管后，准备描记呼吸、血压。再行静脉插管，将静脉导管与静脉输液装置连接后，缓慢输入生理盐水（5~10 滴/分钟）。

3. 描记正常的呼吸、血压曲线，并用听诊器听家兔肺部的呼吸音，然后输入生理盐水（输液速度为 180~200 滴/分钟，输液总量为 100 mL/kg）。

4. 密切观察家兔呼吸改变和气管插管内是否有粉红色泡沫样液体流出，并用听诊器听肺部有无湿性啰音出现。当证明肺水肿出现时，用试管接取少量气管插管中溢出的水肿液，用来做水肿液蛋白定性实验。

5. 模型制造成功 30 分钟后，夹住气管，放血处死动物。打开胸腔，用 7 号缝合线在气管分叉上方 1 cm 处结扎以防止水肿液流出，在结扎处以上切断气管，小心将心脏及其血管分离（勿损伤肺），把肺取出，用滤纸将肺表面的水分吸去后称重，计算肺系数。然后，肉眼观察肺的大体改变，并切开肺，同时观察切面的变化，注意有无泡沫样液体流出。

6. 对水肿液进行蛋白定性实验，以了解血管壁通透性的改变。

【注意事项】

1. 输液时注意排出管内的气体。

2. 肺系数计算公式：肺重量（g）/体重（kg）（正常兔肺系数为 4~5）。

【思考题】

1. 何谓肺水肿？其发生机制是什么？

2. 高原性肺水肿的发生机制是什么？

第二节　实验性缺氧

【实验目的】

1. 复制乏氧性缺氧、血液性缺氧的动物模型，观察缺氧对动物的神经系统、呼吸、皮肤黏膜及内脏颜色的变化，了解条件因素在缺氧发病中的重要性。

2. 掌握小鼠的捕捉和固定，以及腹腔注射技术。

【实验对象】

小鼠 5 只。

【实验器材和药品】

缺氧瓶，一氧化碳发生装置，剪刀，镊子，1 mL 注射器 3 支，5 mL 注射器 2 支。

2.5% 亚硝酸钠，0.5% 美兰，甲酸，浓硫酸，钠石灰，生理盐水。

【实验步骤】

1. 乏氧性缺氧

（1）取小鼠 1 只称重，将其置于装有 5 g 钠石灰的缺氧瓶中。观察一般状态、呼吸的频率和幅度、皮肤黏膜的颜色。然后盖紧瓶塞，每隔 3 分钟重复观察上述指标一次，直至动物死亡，记录死亡时间。

（2）动物尸体待 2、3 实验做完后，依次打开腹腔，比较血液和肝脏的颜色。

2. 一氧化碳中毒性缺氧

（1）取小鼠 1 只称重，观察一般状态、呼吸的频率和幅度、皮肤粘膜的颜色。

（2）再将小鼠放入缺氧瓶内，与 CO 发生装置连接好。

（3）将 2 mL 甲酸和 1 mL 浓硫酸加入试管中，立即用塞将试管塞紧并开始计时。若 CO 产生不足，可用酒精灯缓慢加热。自 CO 产生后，注意观察小鼠有何变化。

3. 亚硝酸盐中毒性缺氧

（1）取体重相似的 2 只小鼠，向腹腔内注射 2.5% 亚硝酸钠 0.3 mL，其中 1 只注药后立即再向腹腔注射 0.5% 美兰 0.3 mL，进行抢救；另 1 只注药后向腹腔注入生理盐水 0.3 mL 作对照。

（2）观察内容同 1 之（1），比较两鼠症状出现情况及死亡时间。

（3）尸体处理同 1 之（2）。

【注意事项】

1. 缺氧瓶一定要密闭（可用凡士林涂在瓶塞周围）。

2. 加入浓硫酸时要注意安全；CO 漏出可引起中毒，要注意通风；注意控制 CO 产生的速度，不宜太快。

3. 小鼠腹腔注射应于左下腹进针，注药前回吸一下，看有无血液、尿液、肠内容物。

【思考题】

1. 休克肺有几种类型的缺氧？

2. 判断患者有无缺氧是根据患者有无出现发绀吗？

第三节　高钾血症

【实验目的】

1. 观察高血钾对心脏的毒性作用。

2. 了解和掌握高血钾心电图改变的特征及心电图机的使用方法。

3. 设计对高血钾的抢救、治疗方案。

【实验对象】

豚鼠或家兔。

【实验器材和药品】

哺乳动物手术器械 1 套，5 mL 注射器，头皮针，心电图机，酒精棉球。

25%乌拉坦溶液，5%、10%氯化钾溶液，5%氯化钙溶液，5%碳酸氢钠溶液。

【实验步骤】

1. 复制豚鼠高血钾模型

将动物称重后，用 25%乌拉坦 4 mL/kg 行腹腔注射麻醉后，背位固定。

（1）用单极肢体导联记录心电图，将针形电极（6 号注射器针头）分别刺入四肢踝部皮下（勿刺入肌肉内），导线连接按右前肢（红）、左前肢（黄）、右后肢（黑）、左后肢（绿）的顺序。选择标准第二导联（Ⅱ）或加压单极左右肢导联（AVF）描记心电图。若实验前 T 波高于 0.15 mV，可改用其他导联；若 T 波仍高，要另换动物。

（2）记录一段实验前心电图。心电图纸长度以实习小组中每位同学均能得到 4~5 个心动周期的图形为宜。

（3）向腹腔内注射 5%KCl 1 mL，观察心电图的变化。以后，每 5 分钟再腹腔注射 5%KCl 0.5 mL。每次注入 5 分钟后分别记录一次心电图，如有变化应随时记录。

（4）观察到高血钾的心电图改变后，同学们可利用理论知识，自行设计抢救治疗方案，根据现有条件立即付诸实施，观察心电图能否恢复正常。

（5）最后注入 10%KCl，边注射边观察心电图波形的改变，直至发生心室纤维颤动为止并立即开胸，观察心脏活动的状态。

2. 复制家兔高血钾模型

将动物称重后，用25%乌拉坦4 mL/kg 耳缘静脉麻醉。

（1）剪去胸部被毛，于胸部正中切开皮肤，切口自胸锁关节开始，向下延长 4～5 cm，分离左侧胸壁肌肉（注意止血），找出左侧第二、第三肋骨，用剪刀在靠近胸部左缘处剪断肋软骨，用扩胸器轻轻支开胸腔切口，暴露出心脏（勿穿破纵隔及其他部位的胸膜）。

（2）实验前的心电图记录按上述实验的程序进行。

（3）用头皮针刺入耳缘静脉，并用胶布固定，缓缓注入5%KCl 1 mL/kg，注入后5分钟，观察心脏跳动情况，并记录心电图，以观察心电图波形的变化。

（4）每5分钟注入5%KCl 2 mL，观察心脏跳动情况，并记录心电图。若经过30分钟仍未出现室颤，可再缓慢注射10%KCl，在注射过程中应注意观察心脏跳动情况，并记录心电图。

【注意事项】

1. 动物对 KCl 的耐受性个体差异较大，有的动物需注射多量 KCl 才会出现心电图的异常改变。

2. 腹腔注射时，应从左下腹部上 1/4 处刺入腹腔以防止刺入膀胱内。

3. 要排除记录心电图的各种干扰。将电极用酒精棉球或生理盐水擦干净，并及时清除电极和电极线周围的血迹和水迹，保持良好的导电状态。动物固定台也要保持干燥。

【思考题】

1. 血钾升高的原因有哪些？

2. 血钾升高对机体的影响有哪些？

第四节　失血性休克

【实验目的】

1. 复制家兔失血性休克模型。

2. 观察失血性休克时动物的表现及微循环变化。

3. 探讨并掌握失血性休克的发病机制。

【实验对象】

家兔。

【实验器材和药品】

哺乳动物手术器械1套，输血输液装置，生物信号采集系统，测量中心静脉压装置，微循环灌流盒及微循环观测仪，显微镜，气管插管，动脉套管，静脉导管，三通管，输尿管导管，记滴器，1 mL、10 mL、50 mL 注射器。

25%乌拉坦溶液，生理盐水，微循环灌流液，肝素溶液（5 mg/mL）。

【实验步骤】

1. 取家兔 1 只，称重后，用 25% 乌拉坦 4 mL/kg 耳缘静脉麻醉后，背位固定于兔台上。

2. 剪去手术野被毛，在甲状软骨下切开颈正中皮肤 6 cm，分离气管、左颈总动脉、右颈外静脉，插入气管插管描记呼吸。插入颈动脉套管，接上三通管，一侧记录血压，一侧连接肝素化的输液装置，并暂时夹闭导管，以备放血用。经右侧颈外静脉插入 5 cm 长的静脉导管，导管的外端用三通管连上输液器和水检压计，用来输液和测定中心静脉压。测量前，阻断检压计侧管，使导管与输液器相通，缓慢输入生理盐水（5~10 滴/分钟），保持静脉通畅。

3. 在耻骨联合上方做下腹部正中切口，长约 5 cm，找出膀胱，排空尿液后，将膀胱从腹腔拉出，在背面膀胱三角区找出双侧输尿管入口，分离双侧输尿管，插入输尿管导管，用记滴器记录每分钟尿滴数。

4. 在右侧腹直肌旁做长约 6 cm 的纵向切口，钝性分离肌肉，打开腹腔后，推开大网膜，找出一段游离度较大的小肠肠管，从腹腔中轻轻拉出，置于微循环恒温灌流盒内，用显微镜观察肠系膜微循环。

5. 放血前观察动物各项生理指标，包括：一般情况、皮肤黏膜颜色、肛温、血压、呼吸、中心静脉压、尿量、肠系膜微循环。

6. 打开颈总动脉插管与输液器相连的侧管，放低输液瓶，使血液流入输液瓶内，直至血压下降到 5.32kPa（40 mmHg），调节输液瓶高度，控制放血量，使血压稳定在低水平。

7. 维持血压在 5.32kPa 15~20 分钟，观察失血期间动物各项生理指标改变，以及肠系膜微循环变化。

8. 各实验组按自行设计的方案立即进行抢救（提示：①单纯输 3 倍失血量晶体液加同量失血量胶体液；②先输高渗盐再输血；③输回原血；④先输血后用液体维持），抢救后再复查动物的一般情况、各项生理指标及微循环的变化，比较哪一种方案更有效。

【注意事项】

1. 本实验手术较多，应尽量减少手术过程中的出血。

2. 麻醉不能过浅，否则，可导致神经源性休克。

3. 牵拉肠祥要轻，避免引起创伤性休克。

4. 动脉套管和注射器一定要肝素化，静脉导管一经插入，应立即缓慢滴注生理盐水，防止凝血。

【思考题】

1. 失血性休克早期，机体的代偿反应都有哪些？

2. 休克各期微循环的特点都有哪些？

第五节 肝性脑病

【实验目的】

1. 采用肝叶大部结扎术造成肝功能不全动物模型，观察氨在肝性脑病发生中的作用。

2. 用谷氨酸钠治疗，探讨其疗效和机理。

【实验对象】

家兔，体重 2~3 kg。

【实验器材和药品】

哺乳动物手术器械 1 套，兔固定台，细塑料导管，4 号、7 号缝合线，5 mL、1 mL 注射器各 1 个。

1%普鲁卡因液，复方氯化铵溶液，复方谷氨酸钠溶液。

【实验步骤】

1. 取家兔 1 只背位固定于兔台，剪去上腹部腹壁正中的毛，沿上腹切口周围采用 1%普鲁卡因液局麻。

2. 做上腹部正中切口，长约 7~8 cm，分开皮下、肌肉、腹膜，暴露出鲜红色的肝脏，剪断肝与横膈间的镰状韧带，将肝叶上翻，剥离肝胃韧带。

3. 用 7 号缝合线结扎尾状叶以外所有的肝叶。肝叶颜色由鲜红色变为暗红色或黑红色，说明结扎成功。

4. 沿胃幽门找出十二指肠，在十二指肠壁剪一小孔，插入导管并作荷包缝合（4 号缝合线）固定，关闭腹腔。

5. 每隔 5 分钟向导管内注入复方氯化铵溶液 5 mL，观察呼吸、角膜反射、疼痛反射直至家兔出现抽搐、痉挛为止。计算复方氯化铵溶液的用量。

6. 自耳缘静脉缓慢注入复方谷氨酸钠溶液 30 mL/kg，观察呼吸、角膜反射、疼痛反射是否恢复正常，痉挛是否停止。

7. 溶液配制

（1）复方氯化铵溶液：氯化铵 25 g，碳酸氢钠 15 g，溶于 5%葡萄糖溶液 1000 mL 中。

（2）复方谷氨酸钠溶液：谷氨酸钠 25 g，溶于 5%葡萄糖溶液 1000 mL 中。

【注意事项】

1. 剪断镰状韧带时不要扎破膈肌。

2. 十二指肠缝合时，不能穿透肠壁，在浆膜层进行缝合。

【思考题】

1. 氨对脑的毒性作用有哪些？

2. 试述谷氨酸钠治疗氨中毒性肝性脑病的机制。

第十章 药理学 ▷▷▷▷

第一节 药理学实验基础知识

一、目的和要求

药理学实验课的目的在于通过实验，使学生掌握进行药理学实验的基本方法，验证药理学中的重要基本理论、概念，更牢固地掌握药理学的基本知识。实验课中，应培养学生科学工作严肃认真的态度、严密的工作方法和实事求是的作风，并初步具备客观地对事物进行观察、比较、分析、综合和解决实际问题的能力。

实验前：①仔细阅读实验指导，了解实验目的、要求、方法和操作步骤，了解实验原理；②结合实验内容，复习有关药理学和生理学、生物化学、病原生物学等方面理论知识，达到充分理解；③预测实验中可能出现的情况和发生的问题。

实验中：①实验器材药品妥善安排，正确放置；②严格按照实验指导书上的步骤进行操作，准确计算给药剂量；③认真、细致地观察实验过程中出现的现象，随时记录药物反应的时间、表现以及最后结果，联系课堂讲授内容进行思考。

实验后：①整理实验结果，经过分析思考，写出实验报告，按时交给指导教师；②整理实验器材药品，洗净擦干，妥为安放。将存活和死亡动物分别送至指定处所。做好实验室的清洁卫生工作。

二、实验报告的写作

每次实验后应写好报告，交负责教师批阅。实验报告要求结构完整、条理分明、用词规范、详略得宜、措辞注意科学性和逻辑性。一般包括下列内容：题目、目的、方法、结果和讨论等。实验方法要实事求是，完全按照实验过程进行叙述。包括动物的体重、给药方法、剂量等。实验结果是实验报告中最重要的部分，需绝对保证其真实性。应随时将实验中观察到的现象在草稿本上记录，实验告一段落后立即进行整理，不可单凭记忆或搁置了长时间后再作整理，否则易致遗漏或差错。实验报告上一般只列经过归纳、整理的结果。讨论应针对实验中所观察到的现象与结果，联系课堂讲授的理论知识，进行分析和讨论。要判断实验结果是否为预期的，如果属于非预期的，则应该分析其可能原因。讨论的描述一般是：首先描述在实验中所观察到的现象，然后对此现象提出自己的看法或推论，最后参照教科书和文献资料对出现这些现象的机制进行分析，如实验观察到用药后动物出现了什么现象，提示了该药可能具有什么药理作用，文献曾报道该药可对什么受体有作用。因此，可初步推测该药的这种药理作用可能与其作用于什么受体有关。结论是从实验结果归纳出来的概括性判断，也就是对本实验所能说明的问题、验证的概念或理论的简要总结。未获证据的理论分析不能写入结论。

三、常用的实验动物

（一）小白鼠 （小鼠）

小鼠繁殖周期短，产仔多，胆小易惊，夜间比较活跃，生长速度快，温顺易捉，操作方便，易于饲养，经济易得，对多种病原体易感染，实验准确性和重复性高，是医学实验中应用最广泛的动物。可用于药物初筛、镇痛、耐缺氧、抗肿瘤药物、LD_{50}测定、避孕药实验等。

（二）大白鼠 （大鼠）

是较常用的实验动物，他的垂体-肾上腺系统功能发达，常用作亚急性和慢性毒性实验，以及应激反应和肾上腺、垂体及卵巢等内分泌实验。大鼠的踝关节对炎症反应敏感，也用于治疗关节炎的药物研究。

（三）豚鼠

温顺胆小，驯服易饲养。对组胺敏感，并易于致敏，常用抗过敏药（平喘药、抗组胺药）实验。离体心房、心脏、肠管实验等。豚鼠对结核菌也敏感，也用于抗结核病药物实验。

（四）家兔

经济易得、驯服且便于静脉注射和灌胃给药，应用广泛。常用于观察药物对心脏的作用和对 CNS 的作用。又由于其体温变化较敏感，也常用于体温实验及热源检查。

（五）蟾蜍

蟾蜍为冷血动物，但一些基本生命活动和生理功能与温血动物相似，又经济易得，其离体心脏等组织和器官对维持其正常功能所需条件比较简单，无需人工给氧和恒温环境，易于控制和掌握。

（六）其他

有犬、猫、猴子等。

四、实验动物的分组及编号

（一）实验动物的分组

进行动物实验时，需要将选择好的实验动物按照实验设计分成若干组。实验动物的分组应遵循随机分配的原则。

（二）实验动物的编号

在动物实验中，必须对每个个体进行追踪观察，因此有必要对每只动物进行标记以示区别。大型动物，如犬、猫等，一般在实验中用量小，只记录他们的外表特征即可。而小鼠等小动物，用量较大，每笼共养的个体数较多，外表又无显著的特征可供区别，故需采用特殊的标记方法。常用的方法有染色法、号牌法，其中，染色法最常用。化学染色剂为苦味酸溶液。

五、实验动物的捉拿与给药

（一）小鼠的捉持和给药法

1. 捉持法 以右手提鼠尾，将小鼠放于鼠笼或其他粗糙面上，将鼠尾向后轻拉，使小鼠固定在粗糙面上，以左手的拇指及屈成"V"状的食指捏其双耳及头颈部皮肤，无名指、小指和掌心夹其背部皮肤和尾部，这样便可将小鼠完全固定，并可保持头颈部平直。

2. 灌胃法 以左手捉持小鼠，使其头部朝上，颈部拉直。右手持配有灌胃针头的注射器，自口角插入口腔，再从舌面紧沿上腭进入食道。若遇阻力，应退出后再插，不能用力强插，以免刺破食道或误入气管，使动物致死。灌胃的药液量一般为 $0.1 \sim 0.3$ mL/10 g。正式实验前应以生理盐水作灌胃练习。

3. 皮下注射 可由两人合作。一人左手抓住小鼠头部皮肤，右手拉住鼠尾。另一人左手捏起背部皮肤，右手持注射器，将针头刺入背部皮下。如由一人操作，可按前法捉持小鼠，右手持注射器，针尖从右侧肋缘上穿入皮下，向前推至右前肢腋下部位，将药液推入即可。小鼠皮下注射的药液量一般为 $0.05 \sim 0.2$ mL/10 g。正式实验前应以生理盐水进行练习。

4. 肌肉注射 可由两人合作。一人左手抓住小鼠头部皮肤，右手拉住鼠尾。另一人持注射器，将针头刺入后肢外侧部肌肉。如一人单独操作，以左手拇指和食指抓住小鼠头部皮肤，小指、无名指和掌部夹住鼠尾及一侧后肢，右手持注射器刺入后肢肌肉给药。注射器每腿不宜超过 0.1 mL。正式实验前应以生理盐水进行练习。

5. 腹腔注射 用左手抓住小鼠，使腹部在上面，头部下倾，右手持注射器，取30度角将针头从一侧下腹部向头端刺入腹腔。进针部位不宜太高，刺入不能太深，以免伤及内脏。注射量一般为 $0.1 \sim 0.2$ mL/10 g。正式实验前应以生理盐水进行练习。

6. 尾静脉注射 将小鼠置特制的固定筒内（或倒置的大漏斗、乳钵下），使鼠尾露出在外。用酒精（或二甲苯）棉球涂擦尾部以使血管扩张，或将鼠尾在50℃热水中浸泡半分钟，使血管扩张。用左手拉住尾尖，从左右两侧尾静脉中，选择一条扩张最明显的尾静脉，右手持注射器（4号针头），将针头刺入血管，推入药液。如推注时有阻力，且局部肿胀变白，表明针头没有刺入血管，应拔出后重新穿刺。穿刺血管时宜从鼠尾末端开始，以便失败后可在第一次穿刺点的近心端重新进行。小鼠尾静脉注射的药液量一般为0.1~0.2 mL/10 g。正式实验前应以生理盐水作尾静脉注射练习。

（二）家兔的捉持和给药法

1. 捉持法 用一手抓住家兔颈背部皮肤，将兔提起，另一手托其臀部，使兔呈坐位姿势。

2. 灌胃 需由两人合作进行。一人取坐位，用两腿夹持兔身，左手握家兔双耳，右手抓住两前肢，另一人将木制开口器横插家兔口内，压住舌头，并固定之。取8号导尿管，从开口器中部小孔插入食道，深约15~18 cm。插管时易误入气管。区别方法主要在于谨慎观察插管后动物的反应。插入气管时将引起剧烈挣扎和呼吸困难。也可将导尿管的外端浸入水中，如有气泡吹出，表示已误入气管内，此时应拔出重插。在判明导尿管确定插在食道内以后，取注射器接在导尿管上，将药液推入。再推注少量空气，使导尿管中不致有药液残留。然后抽出导尿管，取出开口器。如用兔固定箱，亦可一人操作。左手将开口器固定于兔口内，右手将导尿管插入食道。家兔灌胃给药时的药液容量一般为5~20 mL/kg。试以生理盐水进行练习。

3. 皮下、肌肉及腹腔注射 给药方法基本上同小白鼠，唯针头可稍大（6号或7号），给药量可稍多（皮下与肌肉0.5~1.0 mL/kg，腹腔1.0~5.0 mL/kg）。

4. 静脉注射 家兔置固定箱内，拔去耳壳外缘的毛，选择一条比较明显的耳缘静脉，用酒精棉球涂擦皮肤，使血管显露。用左手拇指和中指捏住兔的耳尖，以食指垫在兔耳拟进针部位的下面，右手持注射器，从近耳尖处将针头刺入血管。如见到针头确在血管内，即以左手将针头固定在兔耳上，将药液推入。推注时如有阻力，局部出现肿胀，表明针头不在血管内，应立即拔针重新穿刺。家兔的静脉注射量，一般药液为0.2~2.0 mL/kg。

（三）其他动物的给药法

1. 大鼠的捉持和给药法

（1）捉持法：将大鼠放于粗糙面上，用右手拉其尾部，左手戴保护手套，以拇指和食指捉其头部，其余三指夹住背部腹部（图10-1）。

（2）给药法：大鼠的各种给药法基本上同小鼠，唯所用的给药工具可稍大，给药量也可稍多。

2. 豚鼠的捉持和给药法

（1）捉持法：豚鼠性温和，一般不咬人，用手握住身体即可。皮下、肌肉及腹腔

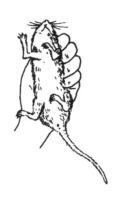

图 10-1　大鼠的捉持法

注射，方法基本上同小鼠，给药量可稍多。

（2）静脉注射：可选用后脚掌外侧的静脉或外颈静脉进行注射。作后脚掌外侧静脉注射时，可由一人捉豚鼠并固定一条后腿，另一人剪去注射部位的毛，用酒精棉球涂擦后脚掌外侧的皮肤使血管显露，再将连在注射器上的小儿头皮静脉输液针头刺入血管。作外颈静脉注射时需先剪去一点皮肤，使血管暴露，然后将连在注射器上的小儿头皮静脉输液针头刺入。豚鼠的静脉管壁脆弱易破，操作时需特别小心。

3. 猫的给药法

皮下、肌肉及腹腔注射：方法基本上同家兔。给性情暴躁的猫注射麻醉药时，可先将猫装在布袋内，然后逐渐收缩布袋，将猫推到袋角，按住头部和躯体，隔着布层作腹腔内注射。

4. 狗的给药法

（1）给药前处置：对于未经驯服的狗，需先以特制铁钳夹住颈部，将其按倒，以绳索捆扎狗嘴，然后才可作给药操作。但是对于已经驯养，用于慢性实验的狗，切不可用铁钳夹颈。否则狗的性情将由此变得暴躁而难以操作。

（2）灌胃、皮下、肌肉和腹腔注射：方法上基本上同家兔，用具和给药量应相应增大。

（3）静脉注射：常用的注射部位是后肢小隐静脉，该血管由外踝前侧走向外上侧。也可选用前肢的皮下头静脉，该血管在脚爪上方背侧的正前位。注射时先局部剪毛，以酒精涂擦皮肤，一人捏紧注射肢体的上端，阻断血液回流，使静脉充盈，以便看清其走向，另一人持注射器进行静脉穿刺，将药液注入。

六、实验动物的采血方法

（一）小鼠和大鼠

1. 尾尖采血　动物麻醉后，将尾尖剪掉约 5 mm，然后用手指从尾根部向尾尖部按摩，血即可从断端流出。

2. 眼眶后静脉丛采血　用一根长 7~10 cm，直径为 1.5 mm 的玻璃采血管，采血时用左手拇指和食指抓住鼠两耳间皮肤、将头按在桌面上或鼠笼上，并轻压颈部两侧颈静脉，阻碍静脉回流，使眼球充分外突，此时，眼眶后静脉丛充血。右手持采血管，将其尖端插入内眼角与眼球之间，并轻轻向眼底方向刺入，小鼠刺入约 2~3 mm，大鼠刺入约 4~5 mm，当感到有阻力时即停止刺入，旋转采血管以切开静脉丛，血液即流入采血管中。采血结束后，拔出采血管，放松左手，出血即停止。用此法可在短期内重复采血，小鼠一次可采血 0.2~0.3 mL，大鼠一次可采血 0.4~0.5 mL。

3. 颈静脉或颈动脉采血 将鼠麻醉后以仰卧位固定于鼠固定板上，剪去一侧颈部外侧被毛，分离颈静脉或颈动脉，用注射器即可抽取所需血量。也可插入导管，反复采血。

4. 摘眼球采血 用左手拇指和食指尽量将鼠头捏紧，使鼠眼球突出，右手用镊子或止血钳迅速将眼球摘除，并将鼠倒置，血液即可从眼眶内流出。此法采血量较大，只适用于一次性采血。

5. 断头采血 用剪刀迅速剪掉鼠头，立即将鼠颈朝下，提起动物，血液即可从颈部流入准备好的容器内。

6. 心脏采血 将动物麻醉，以仰卧位固定，剪去心前区毛，消毒皮肤，在左侧选择心搏最强处穿刺，血液借心脏跳动的力量进入注射器。

（二）家兔

1. 耳缘静脉采血 家兔固定，剪去耳缘静脉局部的兔毛，消毒，用手指轻弹兔耳，使静脉扩张，用针头在靠耳尖部刺破血管，血液即流入针管。可多次重复采血，适用于采集少量血液作一般血常规检查。

2. 耳中央动脉采血 在兔耳中央有一条较粗的、颜色较鲜红的中央动脉。左手固定兔耳，右手持注射器，在中央动脉的末端，沿与动脉平行的向心方向刺入动脉，即可见血液进入针管。此法一次抽血 15 mL。

3. 心脏采血 家兔仰卧固定于解剖台上，剪去心前区兔毛，消毒皮肤。在胸骨左缘外 3 mm 左右第 3~4 肋间，选择心跳最明显处进针。当针头接近心脏时，就会感到针头有明显的搏动，此时，将针头再向里穿刺即可进入心室，由于心搏的力量血液会自动涌入针管。此法一次抽血可达 25 mL。

七、实验时给药剂量的计算

（一）给药剂量的决定

药物对于某种动物的适当剂量来自实践经验，不能凭空推算。在我们为了某一目的准备给某种动物用药而需要解决剂量问题时，首先应该查阅该药的有关文献，了解前人的经验。如能查到为了同一目的，给相同种类动物用药的记录，那就可以直接照试。有时候查不到治疗剂量，但能找到致死量（LD_{50} 或 MLD），可先用 1/5~1/3 的致死量进行尝试。

如果查不到待试动物的剂量，但知道其他动物的剂量或人用剂量，这就需要加以换算。关于不同种类动物间用药剂量的换算，一般认为不能简单地按体重比例增减，而需按单位体重所占体表面积的比值来换算。但换算而得的剂量仍有可能偏大或偏小，只能当作一个参考值。

（二）药液浓度的考虑与给予药液容量的计算

决定了给药剂量以后，应该怎样考虑将要配制药液的适当浓度呢？这时候就应当从供试动物身上，以某种特定途径给药时的最适给药容量入手，现举例加以说明：

例 1. 已知硫喷妥钠给家兔静脉注射时的适当剂量为 20 mg/kg，问宜将硫喷妥钠配成何种浓度的溶液，方便于给药？

解：家兔静脉注射时的药液容量以 1 mL/kg 较恰当。现在既已决定采用20 mg/kg的剂量，这就是说每 1 mL 药液中以含硫喷妥钠 20 mg 为宜。20 mg/mL 的浓度如用百分浓度表示，就是 2%。因此当需要给家兔按 20 mg/kg 静脉注射硫喷妥钠时，宜将药液配成 2%的浓度。

在需要按照预定剂量，利用现成药液给药的时候，又该怎样计算每个动物应当给予的毫升数呢？现再举例说明：

例 2. 地西泮溶液给小鼠腹腔注射时的剂量为 0.2 mg/10 g。现有药液的浓度为 0.1%，20 g 体重的小鼠应注射此种药液多少毫升？

解：按0.2 mg/10 g 的剂量计算，20 g 体重的小白鼠应给药0.4 mg，0.1%的药液每 100 mL含药 100 mg，即每 1 mL 含药 1 mg。所以该小鼠应注射地西泮溶液 0.4 mL。

（三）给药途径及剂量限制

1. 小白鼠

（1）灌胃法：0.1~0.25 mL/10 g。

（2）皮下注射：0.1~0.3 mL/10 g。

（3）肌肉注射：每侧 0.2 mL。

（4）腹腔注射：0.1~0.25 mL/10 g。

（5）静脉注射：0.05~0.1 mL/10 g。

2. 大白鼠

（1）灌胃法：2.0 mL/100 g。每只<3.0 mL。

（2）腹腔注射：0.5~1 mL/100 g。

第二节　氯丙嗪的镇静和降温作用

【实验目的】

观察氯丙嗪的镇静作用和降温作用，掌握降温作用特点。

【实验动物】

小白鼠4只。

【实验药品】

0.03%盐酸氯丙嗪溶液、生理盐水、液状石蜡（或凡士林）。

【实验器材】

电子秤、电子体温表、大烧杯、1 mL注射器、冰箱。

【实验方法】

取小鼠4只，称重标记，观察正常活动。左手固定小白鼠，右手将涂有液状石蜡的肛表插入小白鼠肛门内约1.5~2 cm，3分钟后取出读数。每隔2分钟1次共2次，平均数为正常体温。然后在甲、乙两鼠腹腔注射0.03%盐酸氯丙嗪溶液0.1 mL/10 g，丙、丁两鼠腹腔注射生理盐水0.1 mL/10 g，用药后，将乙、丙两鼠放入冰箱。按表中时间各测1次体温，并观察活动情况。

【实验结果】

表10-1 氯丙嗪的镇静和降温作用实验记录

鼠号	药物	条件	活动情况		体温（摄氏度）			
			用药前	用药后	用药前	用药后（分钟）		
						15	30	45
甲	氯丙嗪	室温						
乙	氯丙嗪	冰箱						
丙	生理盐水	冰箱						
丁	生理盐水	室温						

第三节 烟的毒性实验

【实验目的】

观察烟对小鼠的毒性，说明吸烟对人体的危害。

【实验动物】

小白鼠。

【实验药品】

香烟。

【实验器材】

水烟斗、1 mL注射器、5 mL注射器。

【实验方法】

选出吸烟同学1人。吸烟前先取蒸馏水10 mL置于水烟斗内，振摇后，用注射器抽取 0.5 mL 作对照实验。然后将香烟插入水烟斗上，点燃香烟吸入。此时，烟内的毒物如烟碱等即溶于水中。

实验时，取小白鼠 2 只，观察其正常活动后，一鼠由腹腔注射吸烟者水烟斗内的液体 0.3 mL/10 g，另一鼠腹腔注射吸烟前水烟斗内液体 0.5 mL 做对照，注射后观察二鼠有何不同反应。

第四节　不同给药途径对药物作用的影响

【实验目的】

1. 观察不同给药途径对药物作用的影响。

2. 练习小白鼠的捉拿法和灌胃、肌注法。

【实验动物】

小白鼠。

【实验药品】

10%硫酸镁溶液。

【实验器材】

大烧杯、托盘天平、1 mL 注射器、小白鼠灌胃器。

【实验方法】

取小白鼠 2 只，称其体重并编号，分别放于大烧杯中，观察正常活动后以 10%硫酸镁溶液 0.2 mL/10 g，分别给药：甲鼠灌胃；乙鼠肌注。观察两鼠的反应有何不同。

【实验结果】

实验结果填在表 10-2。

表 10-2　不同给药途径对药物作用影响的实验记录

鼠号	体重	给药前情况	药物和药量	给药途径	用药后反应
甲					
乙					

第五节　地塞米松抗炎作用

【实验目的】

采用"大鼠足跖浮肿法"观察地塞米松抗炎作用。

【实验动物】

大白鼠。

【实验药品】

地塞米松注射液、右旋糖酐。

【实验器材】

足跖容积测量仪、烧杯、注射器、蒸馏水、线手套。

【实验方法】

1. 选用健康大鼠 2 只，分别标记为甲、乙鼠，即生理盐水对照组与地塞米松组。

2. 甲鼠腹腔注射生理盐水 1 mL/kg 体重，乙鼠注射地塞米松 1 mg/kg。

3. 给药 30 分钟后分别注射致炎剂：将大鼠放入固定筒内，后肢拉直。于每鼠后足外踝处用记号笔画一道横线标志。用 4 或 5 号针头，0.25 mL 注射器自足跖中部皮下向上注入一部分致炎剂，然后掉转针头向下注完药液（0.1 mL/只）。

4. 采用容积测量法于给予致炎剂前及后 10、30、60、90 分钟测量鼠足跖肿胀程度。将鼠后肢拉直放入测量仪玻璃筒内，观察足趾容积数值（mL）。

5. 观察指标为各测量时间点，甲、乙两鼠足肿胀程度，以测量仪测试的容积数值表示。

足肿抑制率=（对照足跖肿胀容积−药物足跖肿胀容积）/对照足跖肿胀容积×100%

【注意事项】

1. 每次测量足的部位要固定，要求所做记号线必须与玻璃筒内液面线保持一致重叠，然后记录，避免误差。

2. 防止硬物撞击玻璃测量筒，爱护仪器。

第六节 药物对在体肠平滑肌和肠系膜血管的作用

【实验目的】

观察药物对在体肠平滑肌和肠系膜血管的作用。

【实验动物】

家兔。

【实验药品】

25%乌拉坦、0.05%甲基硫酸新斯的明溶液、0.1%硫酸阿托品溶液、0.1%酒石酸去甲肾上腺素溶液。

【实验器材】

剪刀、手术刀、止血钳、兔解剖台。

【实验方法】

取家兔 1 只，称其体重，以 25%乌拉坦耳缘静脉注射麻醉（1 g/kg）待家兔麻醉后，将其仰卧于兔解剖台上，剪去上腹部的毛，沿腹壁中线作 5~6 cm 的切口，轻轻拉出一段小肠，观察肠肌及四肢骨骼肌活动情况，然后依次给下列药物，观察其对肠平滑肌，骨骼肌的影响，并记录。

【实验结果】

1. 取 0.05%甲基硫酸新斯的明溶液，按 0.4 mL/kg 作耳缘静脉注射，结果如何？

2. 当新斯的明作用显著时，再由耳缘静脉注入 0.1%硫酸阿托品溶液 0.2 mL/kg，结果如何？

3. 在肠系膜血管上先滴数滴生理盐水，以保持湿润，肉眼观察肠系膜血管的粗细、色泽，然后将 0.1% 酒石酸去甲肾上腺素溶液 1~2 滴滴于肠系膜上，约 3 分钟后再观察血管的粗细、色泽有何变化？再由腹腔拉出一副肠系膜作比较，记录结果。

第七节　药物对家兔瞳孔的影响

【实验目的】
观察拟胆碱药、抗胆碱药对瞳孔的影响。

【实验动物】
家兔。

【实验药品】
0.5% 阿托品溶液、1% 毛果芸香碱溶液。

【实验器材】
兔固定箱、瞳孔尺、手电筒。

【实验方法】
取兔 1 只，于适当强度的光线下，用测瞳尺测出两侧瞳孔的大小（以 mm 表示）。另用手电筒的光照射眼睛，测出瞳孔对光反射存在与否。然后两眼分别滴入阿托品、毛果芸香碱各 2 滴。滴眼时，将下眼睑拉开，使其呈杯状，并用手指按住鼻泪管，滴入药物后，不要松手，使药物在眼睑内保留 1 分钟，然后将手放开，任其溢出。滴药 15 分钟后，在同样强度的光照下，再测两侧瞳孔大小和对光反射。

【实验结果】
实验结果填在表 10-3。

表 10-3　药物对家兔瞳孔的影响实验记录

家兔	药物	给药前		给药 15 分钟后	
		瞳孔大小	对光反射	瞳孔大小	对光反射
左眼	阿托品				
右眼	毛果芸香碱				

第八节　链霉素的毒性反应与解救

【实验目的】
观察硫酸链霉素对豚鼠的毒性反应及氯化钙对其毒性反应的对抗作用。

【实验动物】
豚鼠。

【实验药品】

25%硫酸链霉素溶液、5%氯化钙溶液。

【实验器材】

1 mL 注射器 1 个、2 mL 注射器 1 个、针头 2 个、棉花适量。

【实验方法】

取豚鼠 2 只，称体重，将 1 号鼠四肢外侧的毛剪去，然后腿部肌肉注射硫酸链霉素 600 mg/kg（即 25%硫酸链霉素 0.24 mL/100 g），观察有何反应出现？待症状明显后，立即腹腔注射 5%氯化钙溶液 0.32 mL/100 g，观察上述症状是否消失。2 号鼠按上述剂量同样腿部肌肉注射硫酸链霉素，出现症状后，腹腔注射等容量生理盐水，观察症状是否改变？

【注意事项】

肌肉注射链霉素后毒性反应发生较慢，一般在 10 分钟左右出现反应，并逐渐加重。

第九节 药物的镇痛作用（热板法）

【实验目的】

掌握作用于中枢神经系统镇痛药物的筛选方法，利用热板法筛选镇痛药并比较药物的镇痛效价。

【实验原理】

一定强度的温热刺激动物躯体某一部位可产生疼痛反应。研究表明热刺激强度应控制在 45-55℃之间，低于此范围不会产生明显的疼痛反应，高于 55℃则有可能灼伤动物。本实验选用小鼠热板法制备疼痛模型。小鼠的足底无毛，皮肤裸露，在金属板上可因热刺激足部产生疼痛反应，表现为舔后足，踢后腿或跳跃等现象，常以舔后足出现的时间作为痛阈值。

【实验对象】

小鼠，雌性。

【药品与器材】

热板仪、小动物电子天平、注射器、秒表；2% 赖氨匹林（2 mg/10 g）溶液、1% 曲马多（1 mg/10 g）溶液、生理盐水。

【方法与步骤】

1. 动物筛选

将热板仪调至 55±0.5℃，将小鼠置于热板上，密切观察小鼠反应，以舔后足为痛觉敏感指标。秒表记录从置于热板上到舔后足的时间，共两次，每次间隔 5 min，取其为该鼠的痛阈值，用此法筛选痛阈值在 30s 以内的小鼠供实验用。

2. 药物实验

（1）取筛选出的小鼠 3 只，称重，随机分成三组，并编号标记。

（2）甲组小鼠腹腔注射 2% 赖氨匹林（0.2 g/kg）溶液 0.1 mL /10 g，乙组腹腔注射 1%曲马多（1 mg/10 g）溶液 0.1 mL/10 g，丙组小鼠腹腔注射同等剂量的生理盐水 0.1 mL/10 g。

（3）给药后 15 min、30 min、45 min、60 min 依次测定各鼠痛阈值，如小鼠在 60 s 内仍无产生疼痛反应，应立即取出不再刺激，按 60 s 计算。

3. 实验结果处理

将给药前后小鼠平均痛阈值及痛阈改变百分率填入表 10-4。

表 10-4　热板法测定药物镇痛作用实验记录

组别	给药前平均痛阈值（s）	给药后平均痛阈值（s）			痛阈改变百分率（%）		
		15 min	30 min	60 min	15 min	30 min	60 min
甲组							
乙组							
丙组							

痛阈改变百分率＝（用药后平均痛阈值−用药前平均痛阈值）/用药前平均痛阈值

【注意事项】

1. 不同个体对热板刺激反应有不同表现，多数为舐足；有些动物反应为跳跃而不舐足。舐足反应为保护反应，而跳跃则为逃避反应，故实验中宜只选其一为指标。实验前动物应先筛选，正常痛域值≥30 s，≤10 s 以及喜跳跃小鼠应弃用。

2. 热板法应选用雌性小鼠，雄性小鼠遇热时阴囊松弛下垂，与热板接触影响实验结果。

3. 动物体重对结果有影响，小鼠的体重以 20 g 左右为宜。

4. 室温以 18℃左右为宜，此温度小鼠对痛刺激的反应较稳定。

5. 测痛阈时若 60 s 无反应立即取出，以免烫伤足部，其痛阈值按 60 s 计。

第十节　药物的镇痛作用（扭体法）

【实验目的】

利用扭体法观察不同药物对炎症所引起疼痛的镇痛效应，掌握作用于外周神经系统镇痛药物的筛选方法。

【实验原理】

许多化学物质如强酸、强碱、钾离子、福尔马林等接触皮肤粘膜或注入体内，均能引起疼痛反应，可建立疼痛模型，研究疼痛生理及筛选镇痛药物。腹膜有广泛的感觉神经分布，将一定容积和浓度的化学刺激物质注入腹腔，可刺激腹膜引起深部大面积且持久的疼痛反应，表现为腹部两侧收缩内陷，躯干与后肢伸张，臀部抬高等，称为扭体反应（writhing response）。该反应在注射后 15 min 内出现频率高，故以注射后 15 min 内发生的扭体次数或发生反应的鼠数为疼痛定量指标。

【实验对象】
小鼠。

【药品与器材】
热板仪、小动物电子天平、注射器、秒表；2% 赖氨匹林（2 mg/10 g）溶液、1% 曲马多（1 mg/10 g）溶液、0.05%酒石酸锑钾水溶液 0.15 mL/10 g 或 1%冰醋酸（acetic glacial）溶液（0.1 mL/10 g）、生理盐水。

【实验方法】
1. 取小鼠 3 只，称重，随机分成三组，并编号标记。

2. 甲组小鼠腹腔注射 2% 赖氨匹林（0.2 g/kg）溶液 0.1 mL/10 g，乙组腹腔注射 1%曲马多（1 mg/10 g）溶液 0.1 ml/10 g，丙组小鼠腹腔注射同等剂量的生理盐水 0.1 mL/10 g。

3. 给药后 30 min 后，每鼠均由腹腔注射 0.05%酒石酸锑钾水溶液 0.15 mL/10 g，记录 10 分钟内各组出现的扭体反应（腹部内凹，后退伸张，臀部高起）动物数。实验完毕后，综合全实验室结果计算药物镇痛百分率。

$$药物镇痛百分率=\frac{实验组无扭体动物数-对照组无扭体动物数}{对照组无扭体动物数}$$

4. 将实验结果填入表 10-5。

10-5　化学刺激法测定药物镇痛作用实验记录（动物数：全实验室动物数总和）

	扭体反应动物数	无扭体反应动物数	镇痛百分率（%）
对照组			
赖氨匹林组			
曲马多组			

第十一节　肾上腺素对普鲁卡因作用的影响

【实验目的】
观察肾上腺素对普鲁卡因作用的影响。

【实验动物】
小白鼠。

【实验药品】
4%普鲁卡因溶液、4%普鲁卡因含肾上腺素 1：20000 的混合液。

【实验器材】
电子秤、大烧杯、注射器。

【实验方法】

取小白鼠 2 只，称其体重，观察正常活动后，甲鼠皮下注射普鲁卡因溶液 0.1 mL/10 g，乙鼠皮下注射4%普鲁卡因含肾上腺素 1∶20000 的混合液 0.1 mL/10 g，给药后观察两鼠所发生的症状有何不同。

【实验结果】

表 10-6　肾上腺素对普鲁卡因作用影响的实验记录

动物	药物及剂量	用药后的情况
甲	4%普鲁卡因溶液	
乙	4%普鲁卡因含肾上腺素的混合液	

第十二节　药物的协同作用

【实验目的】

1. 观察药物的协同作用，以了解联合用药时药物作用的相互影响。

2. 练习小白鼠的捉拿法和腹腔注射法。

【实验动物】

小白鼠。

【实验药品】

0.03%氯丙嗪溶液、麻醉乙醚、生理盐水。

【实验器材】

大烧杯、托盘天平、1 mL 注射器、干棉球。

【实验方法】

取小白鼠 2 只，称其体重并编号，观察正常活动后，甲鼠腹腔注射 0.03%氯丙嗪溶液 0.1 mL/10 g，乙鼠腹腔注射生理盐水 0.1 mL/10 g，作对照。给药后将两鼠放入倒置的大烧杯内。30 分钟后，将浸有 1 mL 麻醉乙醚的棉球放入烧杯内，并记录时间，观察并比较两鼠出现麻醉状态的时间，待麻醉后立即将两鼠取出观察两鼠的恢复情况。

【实验结果】

表 10-7　药物的协同作用实验记录

鼠号	体重	药物及剂量	给乙醚后的反应	恢复状况
甲				
乙				

第十三节 普萘洛尔的抗缺氧作用

【实验目的】

观察普萘洛尔提高动物对缺氧的耐受力的作用，分析其抗缺氧的作用机制，联系临床应用。

【实验动物】

小白鼠。

【实验药品】

生理盐水、0.1%盐酸普萘洛尔溶液、生理盐水。

【实验器材】

250 mL广口瓶、注射器、秒表、天平、大烧杯。

【实验方法】

取250 mL广口瓶一个，放入钠石灰15 g，以吸收二氧化碳和水分。再取小白鼠（体重18~22 g为宜）2只，称重标记。一只腹腔注射0.1%盐酸普萘洛尔溶液0.2 mL/10 g，另一只腹腔注射生理盐水0.2 mL/10 g以作为对照。给药15分钟后，将两鼠同时放入上述广口瓶中，盖严瓶口（瓶盖可涂以凡士林以便盖严），立即记录时间。观察两鼠直至死亡，记录各鼠死亡时间，求得各鼠的存活时间。

【实验结果】

综合全班各组实验结果，分别计算出给药鼠和对照鼠的平均存活时间，再用下式求得存活延长百分率。

$$存活延长百分率=\frac{给药鼠平均存活时间-对照鼠平均存活时间}{对照鼠平均存活时间}\times100\%$$

第十四节 药物对小白鼠胃肠道蠕动的影响

【实验目的】

学习胃肠道推进运动实验法，观察药物对胃肠道蠕动的影响。

【实验材料】

电子秤（或天平）、小白鼠灌胃针头、1 mL注射器、组织剪、眼科剪、眼科镊、直尺、搪瓷盘、烧杯、棉签。

【实验药物】

0.001%硫酸新斯的明、0.125%多潘立酮、炭墨生理盐水、苦味酸。

【实验动物】

小白鼠，体重18~22 g，雌雄不限。

【实验方法】

取禁食24小时的小白鼠4只，称重，标号。按容量0.2 mL/10 g灌胃，1号鼠用

0.1%盐酸吗啡，2 号鼠用 0.001%硫酸新斯的明，3 号鼠用 0.125%多潘立酮，4 号鼠用生理盐水，并记录给药时间。给药 5 分钟后，各小鼠均灌胃 0.4%依文思蓝 0.2 mL，记录给药时间。

给药 15 分钟后，将各小鼠断颈椎处死，迅速剖开腹腔，找到胃幽门和回盲部，剪断小肠肠管，分离肠系膜，小心置于湿润的搪瓷盘内，轻轻将肠管摆成直线。测量小肠的总长度和依文思蓝在肠内移动的距离（即幽门至肠内依文思蓝最前沿处的长度），计算依文思蓝移动率。公式如下。

$$依文思蓝移动率 = \frac{依文思蓝在肠内移动的距离}{小肠的总长度} \times 100\%$$

【实验结果】

表 10-8　药物对胃肠道蠕动的影响实验记录

标号	药物	剂量（mg/kg）	小肠总长度（mm）	依文思蓝移动长度（mm）	依文思蓝移动率（%）
1	吗啡				
2	新斯的明				
3	多潘立酮				
4	生理盐水				

【注意事项】

1. 取出小肠后用甲醛固定测量结果更准确。

2. 为避免个体差异，可以总结全班各组的实验结果。

【思考题】

吗啡、新斯的明、多潘立酮对胃肠道有何作用？其机理如何？

第十五节　中枢神经系统药物辨别

【实验目的和原理】

通过药物鉴别实验，掌握中枢神经系统药物作用的特点，并学会分析作用机制。

【实验对象】

健康小鼠，体重 18~22 g，雌雄均可。

【实验药品】

苦味酸溶液、A 药、B 药、C 药。

【实验器材】

1 mL 注射器 3 支。

【实验方法】

1. 取 9 只小鼠分别标记称重、编号，均分成 3 组。观察一般活动（翻正反射是否存在，静卧还是活动不止），并进行记录。

2. 给药

第 1 组小鼠腹腔注射 A 药，剂量为 0.1 mL/10 g。

第 2 组小鼠腹腔注射 B 药，剂量为 0.1 mL/10 g。

第 3 组小鼠腹腔注射 C 药，剂量为 0.1 mL/10 g。

3. 给药后连续观察 40 分钟，并记录下列指标：①一般活动；②翻正反射是否消失以及消失时间、恢复时间；③惊厥先兆（竖尾、跳跃、尖叫、咬齿等）出现时间以及消失时间；④静卧出现的时间及消失时间。

【实验结果】

根据实验所见记录实验结果，然后确定 A、B、C 各为何药并说明理由。

1. 给药前

表 10-9　中枢神经系统药物作用的特点（给药前）实验记录

组别	编号	一般活动
A 药组	1	
	2	
	3	
B 药组	1	
	2	
	3	
C 药组	1	
	2	
	3	

2. 给药后

表 10-10　中枢神经系统药物作用的特点（给药后）实验记录

组别	编号	一般活动	翻正反射	惊厥	静卧
A 药组	1				
	2				
	3				
B 药组	1				
	2				
	3				
C 药组	1				
	2				
	3				

【思考题】

已知 A、B、C 三种未知药是生理盐水、氯丙嗪、戊巴比妥钠和尼克刹米中的三种，但不知 A、B、C 是何药，如何辨别？

第十一章 医学统计学 ▷▷▷▷

第一节 数值变量资料的统计描述

【实习目的】

了解 SPSS 软件；会用原始资料和频数表资料建立数据文件；能用 SPSS 做正态性检验和计算 $\bar{X}$、M、G、S、S^2、Q、R、P_x。

(一) 建立 SPSS 数据文件

SPSS 原意是 Statistical Package for the Social Science（社会科学统计软件包），现改为 Statistical Product and Service Solution（统计产品与服务解决方案），在自然科学领域应用广泛，是世界公认的标准统计分析软件之一。SPSS 的特点是操作简单、易学易用、输出结果直观，是非统计专业人员的首选软件。本教材以 SPSS 16.0 版本介绍其使用方法。

例题 1

某医院妇产科记录了婴儿的编号、姓名、性别、出生日期、体重、身长等出生情况，请建立 SPSS 数据文件。

[操作步骤]

1. SPSS 的启动 开始→程序→SPSS for Windows→SPSS 16.0 for Windows。

主菜单有 10 个项目：①File—文件操作；②Edit—文本编辑；③View—视图；④Data—数据文件；⑤Transform—数据转换；⑥Analyze—统计分析；⑦Graphs—统计图形的建立和编辑；⑧Utilities—实用工具；⑨Windows—窗口信息与控制；⑩Help—帮助。

对主菜单进行选择、操作，可以完成 SPSS 的相应功能。

进入 SPSS 程序，左下角有两个选项卡，对其进行选择、输入数据并存盘，可建立新的数据库文件。

2. 定义变量 点 Variable View（变量视图）选项卡，显示变量定义的信息，每一行表示一个变量的信息。对拟建立数据文件中的所有变量依次定义：①Name（变量名）：给变量命名，中、英文均可，要求≤64 个字符，首字符须是字母或汉字；②Type（变量类型）：根据变量的具体类型在选项卡里选择，常用 Numeric（数值型，系统默认）、String（字符型）和 Date（日期型）等；③Width（变量宽度）：默认 8，数值型变量取整数位数+小数位数+1，字符型变量根据字符的长度确定，日期型变量取 10；④Decimal（显示小数位数）：数值型变量默认 2，可根据其保留小数的位数选择，字符型和日期型变量默认 0；⑤Label（变量名标签）：对 Name 进行解释性说明；⑥Values（变量值标签）：对分类变量的每一个取值作进一步的附加说明，上行输入数值，下行输入标签→Add→OK；⑦Missing（缺失值）：对失真、未测或记录错误的数据，分析时作特别处理或不分析；⑧Columns（显示列宽）：变量显示时占用的宽度，系统默认 8 个字符，应该≥Width；⑨Align（对齐方式）：数值型变量默认右对齐，字符型变量默认左对齐；⑩Measure（度量类型）：数值型-数值变量资料、序数型-有序分类变量资料、名词型-无序分类变量资料。本题的变量定义结果见图 11-1。

	Name	Type	Width	Decimals	Label	Values	Missing	Columns	Align	Measure
1	编号	Numeric	2	0		None	None	4	Right	Ordinal
2	姓名	String	8	0		None	None	8	Left	Nominal
3	性别	Numeric	4	0		{1, 男}	None	4	Right	Ordinal
4	出生日期	Date	10	0		None	None	10	Right	Ordinal
5	体重	Numeric	4	2	kg	None	None	6	Right	Scale
6	身长	Numeric	5	2	cm	None	None	6	Right	Scale

图 11-1 婴儿出生情况变量的定义

3. 输入数据 点 Data View（数据视图）选项卡，利用上、下、左、右键，或回车、Tab 键输入数据。本题建立的数据库文件如图 11-2。

	编号	姓名	性别	出生日期	体重	身长
1	1	李晓华	2	06/30/03	2.80	40.00
2	2	张亮亮	1	12/15/02	4.15	53.62
3	3	綦 静	2	04/21/04	3.00	46.21
4	4	司马德隆	1	11/07/03	3.85	50.12
5	5	高德华	1	05/21/03	3.56	45.70
6	6	王倩倩	2	11/14/02	2.68	44.25
7	7	赵乾坤	1	02/01/02	3.65	45.65
8	8	陈建国	1	10/01/03	3.12	47.58
9	9	李 玉	2	12/25/04	3.04	46.80
10	10	檀伟俊	1	12/08/03	3.01	47.60

图 11-2 婴儿出生情况记录

4. 保存数据文件 File→Save As→输入文件名→保存。

［注意事项］

1. 将同一观察单位的不同变量输入同一行；不同观察单位的同一变量输入同一列。

2. 频数表资料是一列输入组中值（或变量名），另一列输入对应的频数。

（二）原始资料的正态性检验

例题 2

调查了 120 名男大学生的红细胞数（万/mm^3），478、524、428……试做正态性检验。

[操作步骤]

1. 建立数据文件 启动 SPSS→点 Variable View 选项卡→Name 中输入"红细胞数",其他默认→点 Data View 选项卡→在"红细胞数"变量下依次输入 120 个红细胞数→File→Save As→输入文件名"男大学生的红细胞数"→保存。(图 11-3)

2. 做正态性检验 Analyze→Nonparametric Tests(非参数检验)→1-Sample K-S(一个样本的 Kolmogorov-Smirnov 检验)→选"红细胞数"到 Test variable list→选 Normal→OK。

	红细胞数
1	478
2	524
3	428
4	467
5	536
6	498
7	445
8	585
9	453
10	516
11	483
12	415

图 11-3 部分男大学生的红细胞数(万/mm^3)

[结果]

见图 11-4。$P = 0.993$,不拒绝 H_0,认为男大学生的红细胞数是正态分布。

One-Sample Kolmogorov-Smirnov Test

N		120
Normal Parameters[a,b]	Mean	480.76
	Std. Deviation	41.183
Most Extreme	Absolute	.039
Differences	Positive	.037
	Negative	-.039
Kolmogorov-Smirnov Z		.429
Asymp. Sig. (2-tailed)		.993

a. Test distribution is Normal.
b. Calculated from data.

图 11-4 120 名男大学生的红细胞数正态性检验结果

（三）频数表资料的正态性检验

例题 3

调查了 150 名成年男子的红细胞数（10^{12}/L），并制成了频数表。试做正态性检验。

[操作步骤]

1. 建立数据文件 定义"x"和"f"两个变量，分别输入各组段的组中值和频数，建立的数据文件如图 11-5。

	x	f
1	4.3	1
2	4.5	3
3	4.7	7
4	4.9	16
5	5.1	20
6	5.3	28
7	5.5	27
8	5.7	22
9	5.9	15
10	6.1	4
11	6.3	5
12	6.5	2

图 11-5　150 名成年男子的红细胞数（10^{12}/L）

2. 取权重 Data（数据）→Weight Cases（加权观测）→点 Weight Cases by→选"f"到 Frequency Variable（频数变量）→OK。

3. 做正态性检验 Analyze→Nonparametric Tests（非参数检验）→1-Sample K-S（一个样本的 Kolmogorov-Smirnov 检验）→选"x"到 Test variable list→选 Normal→OK。

[结果]

见图 11-6。P=0.121，不拒绝 H_0，认为成年男子的红细胞数是正态分布。

One-Sample Kolmogorov-Smirnov Test

		红细胞数-组中值
N		150
Normal Parameters[a,b]	Mean	5.405
	Std. Deviation	.4302
Most Extreme	Absolute	.097
Differences	Positive	.097
	Negative	-.090
Kolmogorov-Smirnov Z		1.184
Asymp. Sig. (2-tailed)		.121

a. Test distribution is Normal.

b. Calculated from data.

图 11-6　150 名成年男子的红细胞数正态性检验结果

［注意事项］

频数表资料在统计分析时一定要先取权重。

（四）正态分布资料的描述——计算$\bar{x}$、S^2、S 和$S_{\bar{x}}$

例题 4

计算例题 2 资料的均数、方差、标准差和均数的标准误。

［操作步骤］

1. 打开数据文件 "男大学生的红细胞数"。

2. 做正态性检验 Analyze→Nonparametric Tests（非参数检验）→1-Sample K-S（一个样本的 Kolmogorov-Smirnov 检验）→选"红细胞数"到 Test variable list→选 Normal→OK。结果见图 11-4，$P=0.993$，不拒绝 H_0，认为男大学生的红细胞数是正态分布。

3. 统计描述 Analyze→Descriptive Statistics（统计描述）→Frequencies（频数分布）→选"红细胞数"到 Variable（s）→点 Statistics（统计量）→选择 Mean（均数）、Variance（方差）、Std. Deviation（标准差）、S. E. mean（均数的标准误）→Continue→OK。

［结果］

见图 11-7。均数 480.76（万/mm^3），方差 1696.034（万/mm^3）^{2}，标准差 41.183（万/mm^3），标准误 3.759（万/mm^3）。

Statistics

N	Valid	120
	Missing	0
Mean		480.76
Std. Error of Mean		3.759
Std. Deviation		41.183
Variance		1696.034

图 11-7 120 名男大学生红细胞数的统计描述结果

［注意事项］

以上指标一定要在正态分布的前提下做。

（五）非正态分布资料的描述——计算 M、Q、R 和 P_x

例题 5

记录了某工地 92 例食物中毒的潜伏期（小时）为 2、3、3……求其平均潜伏期、全距和四分位数间距。

［操作步骤］

1. 建立数据文件 仿例题 2，建立"时间"变量的数据文件。见图 11-8。

2. 做正态性检验 Analyze→Nonparametric Tests（非参数检验）→1-Sample K-S

	时间
1	2
2	3
3	3
4	5
5	1
6	4
7	5
8	8
9	7
10	7
11	7
12	8
13	9

图 11-8 食物中毒的潜伏期（小时）

（一个样本的 Kolmogorov-Smirnov 检验）→选"时间"到 Test variable list→选 Normal→OK。结果为：P=0.024，拒绝 H_0，认为食物中毒的潜伏期不是正态分布。

3. 统计描述 Analyze→Descriptive Statistics（统计描述）→Frequencies（频数分布）→选"时间"到 Variable（s）→点 Statistics（统计量）→选择 Median（中位数）、Range（极差）、Quartiles（四分位间距）→Continue→OK。

［结果］

见图 11-9。M=13.50（小时），R=43（小时），$Q=P_{75}-P_{25}=20.75-8.00=12.75$（小时）。

Statistics

小时

N	Valid	92
	Missing	0
Median		13.50
Range		43
Percentiles	25	8.00
	50	13.50
	75	20.75

图 11-9 92 例食物中毒的潜伏期统计描述结果

（六）对数正态分布资料的描述——计算 G

例题 6

测得 96 人的血清抗体稀释度，求其平均水平。

［操作步骤］

1. 建立数据文件 由于血清抗体稀释度有若干重复值，其倒数是等比数列，可仿例题 3，建立有"x"和"f"变量的数据文件，见图 11-10。

	x	f
1	20	1
2	160	4
3	320	7
4	640	13
5	1280	19
6	2560	20
7	5120	14
8	10240	9
9	20480	6
10	40960	3

图 11-10　96 人的血清抗体稀释度

2. 取权重　Data（数据）→Weight Cases（加权观测）→选 Weight Cases by→选"f"到 Frequency Variable（频数变量）→OK。

3. 计算 G　Analyze→Reports→Case Summary→选"X"到 Variable→点 Statistics→选 Geometric Mean 到 Cell statistics→Continue→OK。

[结果]

见图 11-11，G=2106.57。这 96 人的血清抗体稀释度的平均水平是 1∶2106.57。

Case Summaries[a]

		抗体血清稀释度的倒数
1		20
2		160
3		320
4		640
5		1280
6		2560
7		5120
8		10240
9		20480
10		40960
Total	N	96
	Geometric Mean	2106.57

a. Limited to first 100 cases.

图 11-11　96 人血清抗体稀释度的几何均数

[注意事项]

求等比数列的平均水平适宜用几何均数；使用血清抗体稀释度的倒数计算比较方便，只是要将结果再取倒数。

[最佳选择题]

1. 抽样研究是一种科学高效的方法，目的是研究（　　）

A. 样本　　B. 总体　　C. 抽样误差　　D. 概率

2. 统计上所说的系统误差、过失误差、测量误差和抽样误差四种误差，在实际工作中（　　）

    A. 四种误差都不可避免　　　　　　　　B. 过失误差和测量误差不可避免

    C. 测量误差和抽样误差不可避免　　　　D. 系统误差和抽样误差不可避免

3. 下列哪种不属于数值变量资料（　　）

    A. 红细胞数　　　　B. 血钙浓度　　　　C. 阳性人数　　　　D. 脉搏

4. 下列哪种属于有序分类变量资料（　　）

    A. 治疗痊愈、有效、无效人数　　　　　B. 各血型人数

    C. 白细胞分类百分比　　　　　　　　　D. 贫血和不贫血人数

5. 计算 SARS 的平均潜伏期，宜用（　　）

    A. 算术均数　　　　B. 几何均数　　　　C. 中位数　　　　D. 四分位数间距

6. 把 P_{50}、$P_{2.5}$、$P_{97.5}$ 标在一个数轴上，则（　　）

    A. P_{50} 在 $P_{2.5}$ 和 $P_{97.5}$ 的中点　　　　B. P_{50} 不一定在 $P_{2.5}$ 和 $P_{97.5}$ 的中点

    C. P_{50} 靠近 $P_{2.5}$ 一些　　　　　　　　D. P_{50} 靠近 $P_{97.5}$ 一些

7. 各变量值同时加（或减）某一个不等于 0 的常数，则（　　）

    A. 均数不变　　　B. 标准差不变　　　C. 两者均不变　　　D. 两者均改变

8. 比较某地 5 岁男孩和成年男性身高的变异程度，宜用（　　）

    A. 全距　　　　B. 四分位数间距　　　C. 标准差　　　　D. 变异系数

[计算题]

1. 某地 20 人接种某疫苗 1 个月后，测定抗体滴度为 1∶2、1∶2、1∶4、1∶4、1∶4、1∶8、1∶8、1∶8、1∶16、1∶16、1∶16、1∶32、1∶32、1∶32、1∶32、1∶64、1∶64、1∶64、1∶128、1∶128，求该疫苗接种后的平均抗体滴度。

2. 用中药治疗 18 例小儿肺炎，治愈时间（天）为：3、3、4、4、4.5、5、5、5.5、6、6、6.5、7、7、7.5、7.5、8、8、15 以上，求平均治愈时间。

3. 某地抽查 120 份黄连中小檗碱含量（mg/100 g）得均数为 4.38，标准差为 0.18，数据服从正态分布，问 95% 的黄连样品中小檗碱含量在什么范围？

第二节　t 检验和方差分析

【实验目的】

能用 SPSS 做单样本资料的 t 检验、配对设计资料的 t 检验、两个样本均数比较的 t 检验、单因素方差分析和双因素方差分析。

（一）单样本资料的 t 检验

例题 7

已知健康人的胃腔平均温度是 37.2℃，现随机抽取 10 个胃脘痛患者，测得胃腔温

度（℃）为：37.5、36.8、37.2、37.9、37.8、37.6、37.7、38.1、37.8、37.9。问胃脘痛患者的胃腔温度与健康人有无差别？

［操作步骤］

1. 建立数据文件　仿例题 2，建立"胃腔温度"变量的数据文件，见图 11-12。

	胃腔温度
1	37.5
2	36.8
3	37.2
4	37.9
5	37.8
6	37.6
7	37.7
8	38.1
9	37.8
10	37.9

图 11-12　10 个胃脘痛患者的胃腔温度（℃）

2. 做正态性检验　Analyze→Descriptive Statistics→Explore→选"胃腔温度"到右边的 Dependent（因变量）→点 Plots→选 Normality plots with tests→Continue→OK。输出结果见图 11-13，P＝0.220，不拒绝 H_0，认为此资料是正态分布。

Tests of Normality

	Kolmogorov-Smirnov[a]			Shapiro-Wilk		
	Statistic	df	Sig.	Statistic	df	Sig.
摄氏度	.172	10	.200*	.900	10	.220

*. This is a lower bound of the true significance.

a. Lilliefors Significance Correction

图 11-13　胃脘痛患者的胃腔温度正态性检验结果

3. 单样本资料的 t 检验　Analyze→Compare Means（比较均数）→One-Sample T Test（一个样本资料的 t 检验）→选"胃腔温度"到 Test Variable→在 Test Value（检验值）输入"37.2"→OK。

［结果］

见图 11-14。t＝3.549，P＝0.006，拒绝 H_0，认为胃脘痛患者与健康人的胃腔温度有差别。

One-Sample Test

	Test Value＝37.2					
					95% Confidence Interval of the Difference	
	t	df	Sig. (2-tailed)	Mean Difference	Lower	Upper
摄氏度	3.549	9	.006	.4300	.156	.704

图 11-14　胃脘痛患者与健康人胃腔温度比较的 t 检验结果

（二）配对设计资料的 t 检验

例题 8

10 例贫血患者用中药治疗前后的血红蛋白量（g/dl）如数据库，问治疗对血红蛋白量有无作用？

[操作步骤]

1. 建立数据文件　将治疗前后的血红蛋白量作为"X1"和"X2"两个变量建立数据文件，见图 11-15。

	x1	x2
1	11.3	16.0
2	15.0	15.8
3	15.0	14.0
4	13.5	15.3
5	12.8	14.6
6	10.0	13.0
7	11.0	14.7
8	12.0	14.2
9	13.0	13.8
10	12.3	13.5

图 11-15　10 例贫血患者治疗前后的血红蛋白量（g/dl）

2. 求对子差　Transform→Compute Variable→在 Target Variable 框中输入 d，选"X1"入 Numeric expression→单击运算键"-"→选"X2"入 Numeric expression→OK。数据文件中就增加了新变量 d。

3. 对差值 d 做正态性检验　Analyze→Descriptive Statistics→Explore→选"d"到右边的 Dependent（因变量）→点 Plots→选 Normality plots with tests，→Continue→OK。结果 P=0.959，认为治疗前后血红蛋白量的差值服从正态分布。

4. 做配对 t 检验　Analyze→Compare Means（均数比较）→Paired-Samples T Test（配对样本 t 检验）→同时选"X1"和"X2"到 Paired Variables→OK。

[结果]

见图 11-16。t=-3.701，P=0.005。认为用中药治疗贫血对血红蛋白有作用。

Paired Samples Test

	Paired Differences							
				95% Confidence Interval of the Difference				
	Mean	Std. Deviation	Std. Error Mean	Lower	Upper	t	df	Sig. (2-tailed)
Pair 治疗前(x1)-治疗后(x2)	-1.9000	1.6234	.5134	-3.0613	-.7387	-3.701	9	.005

图 11-16　中药治疗贫血对血红蛋白作用的配对 t 检验结果

（三）两个样本均数比较的 t 检验

例题 9

在某克山病病区检测了 11 个克山病患者和 13 个健康人的血磷值，问两个人群的血磷值是否相同？

[操作步骤]

1. 建立数据文件 定义"分组"和"血磷值"两个变量，用"1"表示克山病患者，"2"表示健康人，建立的数据文件如图 11-17。

	分组	血磷值
1	1	2.60
2	1	3.24
3	1	3.73
4	1	3.73
5	1	4.32
6	1	4.73
7	1	5.18
8	1	5.58
9	1	5.78
10	1	6.40
11	1	6.53
12	2	1.67

图 11-17 克山病患者和健康人的血磷值

2. 做正态性检验 Analyze→Descriptive Statistics→Explore→选"血磷值"到 Dependent（因变量）→选"分组"到 Factor List（因素列表）→点 Plots→选 Normality plots with tests→Continue→OK。输出结果见图 11-18，患者 P = 0.770，健康人 P = 0.309，均不拒绝 H_0，认为此资料是正态分布。

Tests of Normality

	分组	Kolmogorov-Smirnov[a]			Shapiro-Wilk		
		Statistic	df	Sig.	Statistic	df	Sig.
血磷值(mg%)	患者	.138	11	.200*	.960	11	.770
	健康人	.205	13	.138	.927	13	.309

*. This is a lower bound of the true significance.

a. Lilliefors Significance Correction.

图 11-18 两组人群血磷值的正态性检验结果

3. 做独立样本的 t 检验 Analyze→Compare Means（均数比较）→Independent-Samples T Test（独立样本的 t 检验）→选"血磷值"到 Test Variable→选"分组"到 Group Variable→点 Define Group→在 Group1 中输入 1，Group2 中输入 2→Continue→OK。

[结果]

见图 11-19。方差齐性检验：F = 0.038，P = 0.847，不拒绝 H_0，认为两个总体方差齐。t 检验：t=2.539，P=0.019，拒绝 H_0，认为两人群血磷值不同。

Independent Samples Test

| | evene's Test fo ality of Varian | | t-test for Equality of Means | | | | | | |
| | | | | | | | | 95% Confidence Interval of the Difference | |
	F	Sig.	t	df	Sig. (2-tailed)	Mean difference	Std. Error difference	Lower	Upper
血磷值(m Equal variances	.038	.847	2.539	22	.019	1.35629	.53411	.24863	.46396
Equal variances assumed			2.540	21.354	.019	1.35629	.53406	.24678	.46580

图 11-19 克山病患者和健康人的血磷值比较的 t 检验结果

(四) 单因素方差分析

例题 10

为研究单味中药对小白鼠细胞免疫功能的影响，把 40 只小白鼠随机分成 4 组，雌雄均衡，用药 15 天后，测定 E-玫瑰花结形成率（E-SFC,%），结果见表 11-1。试比较 4 组的差别。

表 11-1 不同中药对小白鼠 E-SFC（%）的影响

动物号	对照组	黄芪组	党参组	淫羊藿组
1	14	35	21	24
2	10	35	24	20
3	12	33	18	22
4	16	29	17	18
5	13	31	22	17
6	14	38	19	21
7	10	35	18	18
8	13	30	23	22
9	9	28	20	19
10	12	36	18	23

[操作步骤]

1. 建立数据文件 仿例题 9，建立含有"分组"和"E-SFC"两个变量的数据文件。

2. 做正态性检验 Analyze → Descriptive Statistics → Explore → 选"E-SFC"到 Dependent（因变量）→选"分组"到 Factor List（因素列表）→点 Plots→选 Normality plots with tests→Continue→OK。结果：对照组 P=0.768，黄芪组 P=0.527，党参组 P=0.380，淫羊藿组 P=0.692，均满足正态分布。

3. 单因素方差分析　Analyze→Compare Means→One-Way ANOVA→选"E-SFC"到 Dependent List→选"分组"到 Factor→点 Option→选 Descriptive（描述统计量）、Homogeneity of Variance Test（方差齐性检验）→Continue→点 Post Hoc（验后多重比较）→选 SNK→Continue→OK。

［结果］

见图 11-20~图 11-22。方差齐性检验：F = 1.400，P = 0.259，不拒绝 H_0，认为 4 个总体方差齐。F 检验：F = 108.136，P = 0.000，拒绝 H_0，认为 4 组 E-SFC 不同或不全相同。多重比较（SNK 法）：党参组与淫羊藿组无差别，其他两组间均有差别。

Test of Homogeneity of Variances

E-玫瑰花结形成率(%)

Levene Statistic	df1	df2	Sig.
1.400	3	36	.259

图 11-20　4 组 E-SFC 方差齐性检验结果

ANOVA

E-玫瑰花结形成率(%)

	Sum of Squares	df	Mean Square	F	Sig.
Between Groups	2203.275	3	734.425	108.136	.000
Within Groups	244.500	36	6.792		
Total	2447.775	39			

图 11-21　4 组 E-SFC 方差分析结果

E-玫瑰花结形成率(%)

Student-Newman-keuls[a]

		Subset for alpha=.05		
分组	N	1	2	3
对照组	10	12.30		
党参组	10		20.00	
淫羊藿组	10		20.40	
黄芪组	10			33.00
Sig.		1.000	.733	1.000

Means for groups in homogeneous subsets are displayed.

a. Uses Harmonic Mean Sample Size=10.000.

图 11-22　4 组 E-SFC 两两比较结果

（五）双因素方差分析

例题 11

用 4 种不同方法治疗 8 名患者，记录其血浆凝固时间（分），试分析不同方法和不同患者的血浆凝固时间有无差别?

[操作步骤]

1. 建立数据文件 将4种方法作为"处理组"变量, 8名患者作为"区组"变量, 与观察变量"血凝时间"建立数据文件, 如图11-23所示。

	处理组	区组	血凝时间
1	1	1	8.4
2	1	2	12.8
3	1	3	9.6
4	1	4	9.8
5	1	5	8.4
6	1	6	8.6
7	1	7	8.9
8	1	8	7.9
9	2	1	9.4
10	2	2	15.2
11	2	3	9.1
12	2	4	8.8

图 11-23 4种方法治疗8名患者的血凝时间 (分)

2. 双因素方差分析 Analyze→General Lined Model→Univariate→选"血凝时间"到 Dependent Variable→选"处理组"和"区组"到 Fixed Factors→点 Model→选 Custom (自定义模型)→选"处理组"和"区组"到 Model→选 Main effects→去掉 Include Intercept in Model→Continue→点 Post Hoc→选"处理组"和"区组"到 Post Hoc Tests for→选 SNK→Continue→OK。

[结果]

见图11-24~图11-26。F检验:处理组 F=6.615, P=0.003, 拒绝 H_0, 各处理组间均数不同或不全相同。区组 F=17.204, P=0.000, 拒绝 H_0, 各区组间均数不同或不全相同。多重比较 (SNK 法):处理组:4组与1、2、3组有差别, 而1、2、3组间无差别。

配伍组:2号患者与1、3、4、5、6、7、8号患者有差别, 而1、3、4、5、6、7、8号患者间无差别。

Tests of Between-Subjects Effects

Dependent Variable:血浆凝固时间(分,x)

Source	Type III Sum of Squares	df	Mean Square	F	Sig.
Model	3288.006ª	11	298.910	455.729	.000
处理组	13.016	3	4.339	6.615	.003
区组	78.989	7	11.284	17.204	.000
Error	13.774	21	.656		
Total	3301.780	32			

a. R Squared=.996(Adjusted R Squared=.994)

图 11-24 双因素方差分析结果

血浆凝固时间（分，x）

Student-Newman-Keuls[a,b]

处理组数（a）	N	Subset	
		1	2
1	8	9.300	
2	8	9.713	
3	8	9.938	
4	8		11.025
Sig.		.278	1.000

Means for groups in homogeneous subsets are displayed.

Based on Type Ⅲ Sum of Squares.

The error term is Mean Square(Error)=.656.

    a. Uses Harmonic Mean Sample Size=8.000.

    b. Alpha=.05.

图 11-25　4 个处理组间两两比较结果

血浆凝固时间(分,x)

Student-Newman-keuls[a,b]

区组数（b）	N	Subset	
		1	2
5	4	8.400	
8	4	8.550	
7	4	9.375	
6	4	9.800	
3	4	9.925	
1	4	9.950	
4	4	10.125	
2	4		13.825
Sig.		.081	1.000

Means for groups in homogeneous subsets are displayed.

Based on Type Ⅲ Sum of Squares.

The error term is Mean Square(Error)=.656.

    a. Uses Harmonic Mean Sample Size=4.000.

    b. Alpha=.05.

图 11-26　8 个区组间两两比较结果

[最佳选择题]

1. $S_{\bar{x}}$ 是表示（　　）

A. 各样本均数分布的离散情况　　　　　　B. 样本均数与总体均数之差

C. 样本均数与样本均数之差　　　　　　　D. 表示某个样本均数的区间范围

2. 从某个数值变量资料的总体中抽样，若加大样本含量，则会使（　　）

A. 标准差加大　　　　B. 标准差减小　　　　C. 标准误加大　　　　D. 标准误减小

3. 总体均数的 95% 可信区间 $\bar{X} \pm t_{0.05/2,v} \cdot S_{\bar{x}}$ 表示 （　　）

A. 总体 95% 个体值在该区间内

B. 样本 95% 个体值在该区间内

C. 平均每 100 个样本（含量相同）均数，有 95 个样本所得出的该区间包括总体均数

D. 平均每 100 个样本（含量相同）均数，有 95 个样本均数在该区间内

4. 第一类错误是 （　　）

A. 无效假设成立而被拒绝　　　　　　　B. 无效假设错误而被接受

C. 两者均是　　　　　　　　　　　　　D. 两者均不是

5. 若取 $\alpha = 0.05$，当 $|t| \geq t_{0.05,v}$ 时，则 $P \leq 0.05$，可认为 （　　）

A. 两样本均数相等　　　　　　　　　　B. 两样本均数不等

C. 两总体均数相等的检验假设不能拒绝　D. 两总体均数不等

6. 配对资料分别用配对资料的 t 检验和两组资料的 t 检验进行检验，两者相比（　　）

A. 两组资料的 t 检验效率高些　　　　　B. 配对资料的 t 检验效率高些

C. 两者效率相同　　　　　　　　　　　D. 两者效率不可比

7. 成组设计的方差分析中必然有 （　　）

A. $SS_{组内} < SS_{组间}$　　　　　　　　　B. $MS_{组间} < MS_{组内}$

C. $MS_{总} = MS_{组间} + MS_{组内}$　　　　D. $SS_{总} = SS_{组间} + SS_{组内}$

[计算题]

1. 用完全随机抽样方法，测定了某地 100 名 11 岁男童身高均数为 140.14 cm，标准差为 16.0 cm。问该地 11 岁男童平均身高 95% 的可信区间是多少？

2. 某地职业病防治医院使用二巯基丙磺酸钠与二巯基丁二酸钠作驱汞治疗效果比较，现分别测两药驱汞与自然排汞的比值如下，问两药的驱汞效果以何者为优？

丙磺酸钠　3.34　14.19　6.80　4.82　5.22　0.93　6.34　8.54　12.59　6.11

丁二酸钠　3.84　2.62　0.93　3.83　2.60　2.46　8.50　1.19　2.75　3.50

3. 某医院对 9 例慢性苯中毒患者用中草药抗苯 1 号治疗，白细胞总数（10^9/L）结果如下。问该药是否对患者的白细胞总数有影响？

病人号　1　2　3　4　5　6　7　8　9

治疗前　6.0　4.8　5.0　3.4　7.0　3.8　6.0　3.5　4.3

治疗后　4.2　5.4　6.3　3.8　4.4　4.0　5.9　8.0　5.0

4. 将 36 只雌性大白鼠按月龄相同、体重接近分为 12 个配伍组，再将每个配伍组的大白鼠随机分到 3 组，各组注射不同剂量的雌激素，一段时间后处死大白鼠，称量其子宫质量（g）如表 11-2。问注射不同剂量的雌激素对大白鼠的子宫质量有无影响？不同配伍组大白鼠的子宫质量有无差别？

表 11-2 注射不同剂量雌激素大白鼠的子宫质量（g）

区组	0.2 mg/100 g 组	0.4 mg/100 g 组	0.8 mg/100 g 组
1	83	100	109
2	64	78	111
3	69	79	149
4	54	78	138
5	87	95	128
6	59	85	154
7	70	70	117
8	64	96	117
9	59	110	123
10	65	111	128
11	58	84	149
12	62	106	114

第三节 χ^2 检验

【实习目的】

能用 SPSS 做四格表资料的 χ^2 检验、行列表资料的 χ^2 检验和配对设计四格表资料的 χ^2 检验。

（一）四格表资料的 χ^2 检验

例题 12

某中医院将 112 例急性肾炎病人随机分为两组，分别用西药和中西药结合方法治疗，西药治疗的 56 人痊愈 43 人，中西药结合方法治疗的 56 人痊愈 52 人。问两种方法的治愈率有无差别？

[操作步骤]

1. 建立数据文件 以两种方法作为"组别"变量，痊愈和未愈作为"结果"变量，"f"作为频数变量，建立如图 11-27 所示的数据文件。

2. 取权重 Data→Weight cases→选 Weight cases by→选"f"到 Frequency Variable →OK。

3. 四格表资料的 χ^2 检验 Analyze→Descriptive statistics→crostabs（交互表）→选"组别"到 Row→选"结果"到 column→点 Statistic→选 Chi-square（卡方）→Continue →点 Cells（格子）→选 Expected（理论值）→OK。

	组别	结果	f
1	1	1	43
2	1	2	13
3	2	1	52
4	2	2	4

图 11-27　两种方法治疗急性肾炎的结果

［结果］

见图 11-28 和图 11-29。由于此四格表资料的 n 大于 40，T（Expected count）均大于 5，读图 11-29 中第一行 Pearson Chi-Square 结果。$\chi^2 = 5.617$，$P = 0.018$。拒绝 H_0 两种方法对急性肾炎的治愈率有差别。

组别 * 结果 Crosstabulation

			结果 治愈	结果 未愈	Total
组别	西药	Count	43	13	56
		Expected Count	47.5	8.5	56.0
	中西药结合	Count	52	4	56
		Expected Count	47.5	8.5	56.0
Total		Count	95	17	112
		Expected Count	95.0	17.0	112.0

图 11-28　两种方法治疗急性肾炎的四格表资料

Chi-Square Tests

	Value	df	Asymp. Sig. (2-sided)	Exact Sig. (2-sided)	Exact Sig. (1-sided)
Pearson Chi-Square	5.617[b]	1	.018		
Continuity Correction[a]	4.438	1	.035		
Likelihood Ratio	5.871	1	.015		
Fisher's Exact Test					
Linear-by-Linear Association	5.567	1	.018	.033	.016
N of Valid Cases	112				

a. Computed only for a 2x2 table.
b. 0 cells(.0%)have expected count less than 5. The minimum expected count is 8.50.

图 11-29　两种方法治疗急性肾炎的 χ^2 检验结果

例题 13

某医院将 24 例乙型脑炎重症病人随机分为两组，甲组的 12 个患者用乙脑方剂治疗，治愈 5 例；乙组的 12 个患者在乙脑方剂的基础上加入工牛黄治疗，治愈 11 例，问人工牛黄能否增强乙脑方剂的疗效？

［操作步骤］

1. 建立数据文件　以两种方法作为"方法"变量，治愈和未愈作为"结果"变量，建立如图 11-30 所示的数据文件。

图 11-30　两种方法治疗乙脑重症病人的结果

2. 四格表资料的 χ^2 检验　Analyze→Descriptive statistics→crostabs（交互表）→选"方法"到 Row→选"结果"到 column→点 Statistic→选 Chi-square（卡方）→Continue→点 Cells（格子）→选 Expected（理论值）→OK。

［结果］

见图 11-31。由于此四格表资料的 n 小于 40，用四格表的确切概率法。读图 11-31 中第四行 Fisher's Exact Test 结果。单侧 P＝0.014。两种方法对乙脑重症病人的治愈率有差别，认为人工牛黄能增强乙脑方剂的疗效。

Chi-Square Tests

	Value	df	Asymp. Sig. (2-sided)	Exact Sig. (2-sided)	Exact Sig. (1-sided)
Pearson Chi-Square	6.750[b]	1	.009		
Continuity Correction[a]	4.688	1	.030		
Likelihood Ratio	7.368	1	.007		
Fisher's Exact Test				.027	.014
Linear-by-Linear Association	6.469	1	.011		
N of Valid Cases	24				

a. Computed only for a 2x2 table.

b. 2 cells(50.0%)have expected count less than 5.The minimum expected count is 4.00.

图 11-31　两种方法治疗乙脑重症病人的统计分析结果

（二）行列表资料的 χ^2 检验

例题 14

用免疫酶法观察鼻咽癌患者、其他头颈部恶性肿瘤患者及正常成年人血清中的 EB

病毒壳抗原的免疫球蛋白 A（VCA–IgA）抗体的反应情况。204 个鼻咽癌患者中阳性 188 个，阴性 16 个；33 个其他头颈部恶性肿瘤患者中阳性 10 个，阴性 23 个；382 个正常成年人中阳性 49 个，阴性 333 个。问三个人群的阳性率有无差别。

[操作步骤]

1. 建立数据文件 仿例题 12，以各人群作为"组别"变量，阳性和阴性作为"状况"变量，"f"作为频数变量，建立如图 11–32 所示的数据文件。

	组别	状况	f
1	1	1	188
2	1	2	16
3	2	1	10
4	2	2	23
5	3	1	49
6	3	2	333

图 11–32　3 组人群的 VCA–IgA 抗体反应

2. 取权重 Data→Weight cases→选 Weight cases by→选 "f" 到 Frequeney Variable →OK。

3. 行列表资料的 χ^2 检验 Analyze→Descriptive statistics→crostabs（交互表）→选 "组别" 到 Row→选 "状况" 到 column→点 Statistic→选 Chi-square（卡方）→Continue →点 Cells（格子）→选 Expected（理论值）→OK。

[结果]

见图 11–33。由于此行列表资料的 T 均大于 5，读图 11–33 中第一行 Pearson Chi-Square 结果。$\chi^2 = 350.326$，$P = 0.000$。三组人群的 VCA–IgA 抗体阳性率有差别。

Chi-Square Tests

	Value	df	Asymp. Sig. (2-sided)
Pearson Chi-Square	350.326[a]	2	.000
Likelihood Ratio	387.366	2	.000
Linear-by-Linear Association	343.391	1	.000
N of Valid Cases	619		

a. 0 cells(.0%)have expected count less than 5. The minimum expected count is 13.17.

图 11–33　3 组人群 VCA–IgA 抗体反应的 χ^2 检验结果

（三）配对设计四格表资料的 $\times^2$ 检验

例题 15

用甲、乙两种方法检查已确诊的乳腺癌病人 120 例，检查结果如表 11–3，问两种检查方法有无差别？

表 11-3　两种方法检查乳腺癌的结果

甲法	乙法		合计
	+	−	
+	42	18	60
−	30	30	60
合计	72	48	120

[操作步骤]

1. 建立数据文件　此资料是配对四格表资料，建立"甲法"、"乙法"和"f"3个变量的数据文件，用1、2分别表示阳性和阴性，见图11-34。

	甲法	乙法	f
1	1	1	42
2	1	2	18
3	2	1	30
4	2	2	30

图 11-34　两种方法检查乳腺癌的结果

2. 取权重　Data→Weight cases→选 Weight cases by→选"f"到 Frequency Variable→OK

3. 配对设计四格表资料的 χ^2 检验　Analyze→Descriptive statistics→crostabs（交互表）→选"甲法"到 Row→选"乙法"到 column→点 Statistic→选 MONemar→Continue→OK。

[结果]

见图 11-35。P = 0.111。两种方法检查乳腺癌的结果无差别。

Chi-Square Tests

	Value	Exact Sig. (2-sided)
McNemar Test		.111[a]
N of Valid Cases	120	

a. Binomial distribution used.

图 11-35　两种方法检查乳腺癌的检验结果

[最佳选择题]

1. 某年某地肝炎发病人数占同年传染病人数的 10.1%，这个指标是（　　）

A. 患病率　　　B. 构成比　　　C. 发病率　　　D. 集中趋势

2. 计算某年总死亡率的分母是（　　）

A. 年初人口数　　B. 年中人口数　　C. 年末人口数　　D. 年任意时刻人口数

3. 两个样本率差别的显著性检验的目的是（　　）

A. 推断两个样本率有无差别

B. 推断两个总体率有无差别

C. 推断两个总体率的差别有无显著性

D. 推断两个样本率和两个总体率有无差别

4. 四个样本率作比较，$x^2 > x^2_{0.01,3}$ 可认为（　　　）

A. 各总体率不同或不全相同　　　　B. 各总体率均不相同

C. 各样本率均不相同　　　　　　　D. 各样本率不同或不全相同

5. 行×列表的 χ^2 检验应注意（　　　）

A. 任一格理论数小于 5，则要用校正公式

B. 任一格理论数小于 5，则要将相应组合并

C. 若 1/5 以上格子理论数小于 5，则要用校正公式

D. 若 1/5 以上格子理论数小于 5，则要考虑合理并组

6. 设两定性因素为 A 和 B，每因素的两水平用+和-表示，则配对四格表是检验（　　　）

A. A+B+和 A+B-　　　　　　　　B. A+B-和 A-B+

C. A+B+和 A-B+　　　　　　　　D. A+B+和 A-B-

[计算题]

1. 将 200 个慢性肝炎患者随机分为两组，张大夫治疗的 100 个患者，有效 85 个；李大夫治疗的 100 个患者，有效 87 个。问张大夫和李大夫治疗慢性肝炎的效果有无差别？

2. 某医师将门诊的偏头痛病人随机分为两组，分别采用针灸和药物两种方法治疗，结果见表 11-4，问两种疗法的有效率有无差别？

表 11-4　两种疗法治疗偏头痛的结果

疗法	有效例数	无效例数	合计	有效率（%）
针灸	33	2	35	94.29
药物	23	7	30	76.67
合计	56	9	65	86.15

3. 某中医师用甲、乙、丙 3 种中药方治疗胆结石，结果如表 11-5，试比较 3 种中药方的疗效。

表 11-5　三种中药方治疗胆结石的结果

药方	有效例数	无效例数	合计	有效率（%）
甲	56	6	62	90.32
乙	41	16	57	71.93
丙	37	18	55	67.27
合计	134	40	174	77.01

4. 对已经确诊的 200 例肺结核病人，分别拍胸部 X 光片和做结核菌素实验，检查结果如表 11-6。比较拍胸部 X 光片和做结核菌素实验诊断肺结核的阳性率何者为优？

表 11-6 拍胸部 X 光片和结核菌素实验诊断肺结核的结果

X 光片	结核菌素实验		合计
	阳性	阴性	
阳性	123	32	155
阴性	14	31	45
合计	137	63	200

第四节 秩和检验

【实习目的】

能用 SPSS 做配对符号秩和检验、两样本比较的秩和检验、多样本比较的秩和检验、配伍组设计的多样本秩和检验。

（一）配对设计符号秩和检验

例题 16

某医师采用耳针埋针透穴法治疗偏头痛，对患者治疗前后头痛发作次数、每次发作持续时间、头痛程度及伴随症状进行计分，得出 16 个患者的治疗前后综合积分如下，试比较治疗前后的综合积分有无差别。

编　　号：1　2　3　4　5　6　7　8　9　10　11　12　13　14　15　16
治疗前积分：15　16　16　17　12　15　9　16　16　8　12　16　14　18　7　18
治疗后积分：6　2　4　4　2　5　2　16　4　2　2　8　1　6　5　06

[操作步骤]

1. 建立数据文件 同例题 8。治疗前后的综合积分作为"X1"和"X2"两个变量建立数据文件。

2. 求对子差 Transform→Compute Variable→在 Target Variable 框中输入 d，选"X1"入 Numeric expression→单击运算键"－"→选"X2"入 Numeric expression→OK。数据文件中就增加了新变量 d。

3. 做正态性检验 Analyze→Descriptive Statistics→Explore→选"d"到右边的 Dependent（因变量）→点 Plots→选 Normality plots with tests，→Continue→OK。结果 $P = 0.023$，拒绝 H_0 不满足正态分布。

4. 做配对设计符号秩和检验 Analyze→Nonparametric Tests→2 Related Samples Tests→同时选"X1"和"X2"到 Tests Pairs List→OK。

[结果]

见图 11-36 和图 11-37。T=1.00，P=0.001。差数的总体中位数不是 0，治疗前后的综合积分有差别。

Ranks

		N	Mean Rank	Sum of Ranks
治疗后评分-治疗前评分	Negative Ranks	14[a]	8.50	119.00
	Positive Ranks	1[b]	1.00	1.00
	Ties	1[c]		
	Total	16		

a. 治疗后评分 < 治疗前评分。
b. 治疗后评分 > 治疗前评分。
c. 治疗后评分 = 治疗前评分。

图 11-36　偏头痛患者综合积分的秩和

Test Statistics[b]

	治疗后评分-治疗前评分
Z	-3.358[a]
Asymp.Sig.(2-tailed)	.001

a. Based on positive ranks.
b. Wilcoxon Signed Ranks Test。

图 11-37　偏头痛患者综合积分配对符号秩和检验结果

(二) 两样本比较的秩和检验

例题 17

某医院将 20 个小儿肺炎患者随机分为 2 组，每组 10 人，分别用肺炎散和十枣汤治疗，用肺炎散和十枣汤治疗的患儿体温降至正常所需天数如下，试比较两组患儿用药后体温降至正常所需天数差别有无显著性？

肺炎散：4、4、4、5、5、6、6、7、8、12

十枣汤：4、4、5、5、6、6、7、7、11、12

[操作步骤]

1. 建立数据文件　同例题 9，建立"药物"和"治愈天数"两个变量。

2. 做正态性检验　Analyze→Descriptive Statistics→Explore→选"治愈天数"到 Dependent（因变量）→选"药物"到 Factor List（因素列表）→点 Plots→选 Normality plots with tests→Continue→OK。结果肺炎散组 P=0.026，十枣汤组 P=0.045，均不满足正态分布。

3. 做两样本比较的秩和检验　Analyze→Nonparametric Tests→2 Independent Samples Tests→选"治愈天数"到 Test Variable→选"药物"到 Grouping Variable→点 Define

Group→在 Group 1 输入 1→在 Group 2 输入 2→Continue→OK。

[结果]

见图 11-38 和图 11-39。T=98.50，P=0.617。两组患儿用药后体温降至正常所需天数无差别。

Ranks

	N	Mean Rank	Sum of Ranks
肺炎散	10	9.85	98.50
十枣汤	10	11.15	111.50
Total	20		

图 11-38　两组肺炎患者降温天数的秩和

Test Statistics[b]

Mann-Whitney U	43.500
Wilcoxon W	98.500
Z	-.500
Asymp. Sig. (2-tailed)	.617
Exact Sig. [2*(1-tailed Sig.)]	.631[a]

a. Not corrected for ties.
b. Grouping Variable.

图 11-39　两组肺炎患者降温天数秩和检验结果

例题 18

某医师采用耳针和西药两种方法治疗偏头痛，治疗结束 1 个月后疗效如表 11-7，试做两组的疗效比较。

表 11-7　采用耳针和西药治疗偏头痛患者疗效

组别	控制	显效	有效	无效	合计
耳针组	26	7	5	8	46
西药组	9	12	10	15	46

[操作步骤]

1. 建立数据文件　定义"组别"、"疗效"和"f"三个变量，数据文件见图 11-40。

2. 取权重　Data→Weight Cases→点 Weight Cases by→选"f"到 Frequency Variable →OK。

3. 做正态性检验　Analyze→Descriptive Statistics→Explore→选"疗效"到 Dependent （因变量）→选"组别"到 Factor List（因素列表）→点 Plots→选 Normality plots with tests→Continue→OK。结果耳针组 P=0.000，西药组 P=0.000，均不满足正态分布。

	组别	疗效	f
1	1	1	26
2	1	2	7
3	1	3	5
4	1	4	8
5	2	1	9
6	2	2	12
7	2	3	10
8	2	4	15

图 11-40　两组治疗偏头痛的效果

4. 做两样本比较的秩和检验　Analyze→Nonparametric Tests→2 Independent Samples Tests→选“疗效”到 Test Variable→选“组别”到 Grouping Variable→点 Define Group→在 Group 1 输入 1→在 Group 2 输入 2→Continue→OK。

［结果］

见图 11-41 和图 11-42。T=1741.00，P=0.001。耳针和西药治疗偏头痛的疗效有差别。

Ranks

	组别	N	Mean Rank	Sum of Ranks
疗效	耳针组	46	37.85	1741.00
	西药组	46	55.15	2537.00
	Total	92		

图 11-41　两组治疗偏头痛患者疗效的秩和

Test Statistics[a]

	疗效
Mann-Whitney U	660.000
Wilcoxon W	1741.000
Z	-3.247
Asymp. Sig.(2-tailed)	.001

a. Grouping Variable:组别

图 11-42　两组治疗偏头痛患者疗效的秩和检验结果

（三）多样本比较的秩和检验

例题 19

某医院用中医、西医和中西医结合 3 种方法治疗某病，每组 9 例，每人治愈所需天数如下，试比较 3 种疗法治愈天数差异有无显著性？

中 医 组：23　21　25　50　22　77　28　30　53

西 医 组：13　18　20　20　20　18　30　30　23

中西医组：20　20　28　16　14　10　16　12　13

[操作步骤]

1. 建立数据文件 仿例题 9。建立有"分组"和"治愈天数"两个变量的数据文件。

2. 做正态性检验 Analyze→Descriptive Statistics→Explore→选"治愈天数"到 Dependent（因变量）→选"分组"到 Factor List（因素列表）→点 Plots→选 Normality plots with tests→Continue→OK。结果中医组 P = 0.022，西医组 P = 0.185，中西医组 P = 0.356，不全满足正态分布。

3. 做多样本比较的秩和检验 Analyze→Nonparametric Tests→K Independent Samples Tests→选"治愈天数"到 Test Variable→选"分组"到 Grouping Variable→点 Define Group→在 Minimum 输入 1→在 Maximum 输入 3→Continue→OK。

[结果]

见图 11-43 和图 11-44。$\chi^2 = 12.908$，P = 0.002。三组治愈天数的差别有显著性。

Ranks

	N	Mean Rank
中医组	9	21.00
西医组	9	13.33
中西医组	9	7.67
Total	27	

图 11-43　三组治愈天数的秩和

Test Statistics[a,b]

Chi-Square	12.908
df	2
Asymp. Sig.	.002

a. Kruskal Wallis Test.

b. Grouping Variable.

图 11-44　三组治愈天数的秩和检验结果

（四）配伍组设计多样本比较的秩和检验

例题 20

将小白鼠按月龄、雌雄和体重，每 4 只配成一个区组，共配成 6 个区组，随机分到 4 组，分别接受 a、b、c、d 处理，记录实验效应。分析 4 种处理的实验效应有无差别？

[操作步骤]

1. 建立数据文件 仿例题 8，建立如图 11-45 所示的数据文件。

	a	b	c	d
1	22.00	15.00	35.00	58.00
2	40.00	28.00	35.00	52.00
3	58.00	29.00	45.00	54.00
4	48.00	29.00	40.00	52.00
5	40.00	24.00	32.00	61.00
6	38.00	38.00	26.00	70.00

图 11-45 4 组实验效应的数据文件

2. 做配伍组设计多样本比较的秩和检验　Analyze→Nonparametric Tests→K Related Samples Tests→同时选 a、b、c、d 到 Test Variable→Continue→OK。

〔结果〕

见图 11-46 和图 11-47。$\chi^2 = 13.780$，$P = 0.003$。4 种处理的实验效应有差别。

Ranks

	Mean Rank
a	2.92
b	1.25
c	2.00
d	3.83

图 11-46 4 组实验效应的秩和

Test Statistics[a]

N	6
Chi-Square	13.780
df	3
Asymp. Sig.	.003

a. Friedman Test

图 11-47 4 组实验效应的秩和检验结果

〔最佳选择题〕

1. 不同人群血清反应（-、+、++）资料比较适宜用（　　）

A. t 检验　　　　　　B. x^2 检验　　　　　　C. 秩和检验　　　　　　D. F 检验

2. 分布类型不清的数值变量资料宜用（　　）

A. t 检验　　　　　　B. x^2 检验　　　　　　C. 秩和检验　　　　　　D. u 检验

3. 两样本比较的秩和检验，若无效假设 H_0 成立，则表示（　　）

A. 两个样本来自分布相同的两个总体　　B. 两个样本均数相同

C. 两个样本来自均数相同的两个总体　　D. 两个总体均数相同

4. 比较某地区某年 3 种疾病的发病率，可绘制（　　）

A. 直条图　　　　　　B. 百分条图　　　　　　C. 线图　　　　　　D. 直方图

5. 某年某地流行性乙型脑炎患者的年龄分布，宜绘制（　　）

A. 直条图   B. 百分条图或圆图   C. 直方图   D. 线图

6. 直方图可用于（   ）

A. 某现象的内部构成   B. 各现象的比较

C. 某现象随另一现象的变化趋势   D. 某现象的频数分布

[计算题]

1. 某医院采用"母痔基底硬化疗法"治疗 198 例内痔的结果如表 11-8，试分析对三、四期内痔的治疗效果有无差别？

表 11-8   某年某医院母痔基底硬化疗法治疗三、四期内痔疗效

分期	疗效			合计
	痊愈	基本痊愈	好转	
三期	104	10	4	118
四期	53	19	8	80
合计	157	29	12	198

2. 试就下表中资料说明大白鼠感染脊髓灰质炎病毒后，再作伤寒或百日咳预防接种是否会影响生存日数？

对照组：8、9、10、10、10、11、12、12、14、16

伤寒组：5、7、8、9、9、10、10、11、11、12

百日咳组：6、6、7、8、8、9、9、10、10、11

3. 某地区医院用碘酊局部注射治疗 126 例地方性甲状腺肿患者，资料表 11-9 所示，问对各年龄组的疗效有无差别？

表 11-9   地方性甲状腺肿患者碘酊局部注射治疗结果

年龄（岁）	治愈	有效	无效	合计
10~	35	2	3	40
20~	32	17	2	51
30~	15	2	18	35
合计	82	21	23	126

4. 某实验室为了研究黄芪治疗肾病综合征的疗效，将 32 只同种属的大白鼠按性别相同，年龄、体重相近者配成区组，共 8 个区组，并将每个区组中的 4 只大白鼠随机分到对照组、模型组、泼尼松治疗组、黄芪治疗组。5 周后，测定各组的 24 小时尿蛋白量，结果见表 11-10。问各组的 24 小时尿蛋白量有无差别？

表 11-10   4 种不同方法处理的大白鼠 24 小时尿蛋白量（g）

区组	对照组	模型组	泼尼松治疗组	黄芪治疗组
1	5.92	39.45	17.10	15.75
2	5.50	38.32	16.67	15.23
3	6.21	35.25	18.04	14.90
4	6.55	38.79	15.82	16.26
5	5.87	39.86	16.28	16.21
6	5.76	42.13	17.29	15.63
7	4.23	43.68	17.22	15.22
8	6.41	39.89	16.50	15.46

第十二章 物理诊断学 ▷▷▷▷

第一节 基本检查法练习

【目的要求】

掌握视诊、触诊、叩诊、听诊的检查方法。

【检查器械】

检查床、听诊器。

【教学过程】

1. 以班内小组为单位进行。根据班级人数，每25~30名同学分为一个大组，每4~6名同学为一小组；男女生分开。

2. 教师首先引导同学复习基本检查法内容，而后示范查体要领，学生分组练习，同学之间互查，教师指导。

3. 教师检查学生的操作情况，进行技能课总结。

4. 学生撰写技能练习报告。

【练习内容及要领】

体格检查的基本方法包括视诊、触诊、叩诊、听诊、嗅诊五诊。

（一）视诊

视诊是医生通过视觉观察患者全身或局部表现的一种诊断方法。

1. 视诊内容

（1）全身视诊：主要包括发育、体型、营养、面容、体位、意识状态、姿势、步态等。

（2）局部视诊：主要观察皮肤、舌苔、头颈、胸廓、腹部、四肢外形等。

2. 视诊方法

自然光线下进行视诊。被检查部位要充分暴露，冬天室温低时注意保暖。

（二）触诊

触诊是应用触觉来判断器官特征的一种检查方法，应用范围很广。

1. 触诊内容

主要是腹部触诊。其次是体温、湿度、震颤、波动、摩擦感，以及包块的位置、大小、轮廓、表面性质、硬度、压痛及移动度等。

2. 触诊方法

手的感觉以指腹和掌指关节部掌面的皮肤最为敏感，故多用此两个部位进行触诊。

（1）浅部触诊法：以一手轻放于被检查的部位，利用掌指关节和腕关节的协调动作，轻柔地进行滑动触摸，触诊深度为 1~2 cm。适用于体表浅在病变、关节、软组织以及浅部的动脉、静脉、神经、阴囊和精索等部位的检查。同时，还用于了解腹部压痛、腹肌紧张或痉挛强直的区域。

（2）深部触诊法：主要用于检查腹腔内脏器大小和腹部异常包块等病变，一般触诊深度多在 2 cm 以上，可达 4~5 cm。深部触诊时嘱患者平卧、屈膝以松弛腹肌。

①深部滑行触诊法：检查者以右手并拢的二、三、四指指端，逐渐触向腹腔的脏器或包块，并在其上做上下左右滑动触摸。常用于腹腔深部包块和胃肠病变的检查。

②双手触诊法：将左手置于被检查脏器或包块的后部，并将被检查部位或脏器向右手方向推动，有助于右手的触诊。用于肝、脾、肾和腹腔肿物的检查。

③深压触诊法：用拇指或并拢的 2~3 个手指逐渐深压腹部被检查部位，以探测腹腔深在病变的部位或确定腹腔压痛点。如阑尾压痛点和胆囊压痛点的触诊。

④冲击触诊法：以右手 3~4 个并拢的手指与腹壁取 70°~90°角，放置于腹壁上相应的部位，进行快速而有力的连续冲击，此时指端下可有腹腔脏器沉浮的感觉，用于大量腹水患者肝脾和腹腔包块的触诊。

（三）叩诊

叩诊指用手指叩击身体某部表面，使之振动产生音响，根据音响特点判断脏器的状态及病变情况的诊断方法。

1. 叩诊方法

（1）间接叩诊法：检查者以左手中指第二指节紧贴于叩诊部位，其他手指稍微抬起，右手指自然弯曲，以中指指端叩击左手中指第二指骨的前端，叩击方向应与叩诊部位的体表垂直。叩诊时应以腕关节与指掌关节的活动为主，避免肘关节及肩关节参与运动，连续叩打二、三次，叩击后右手中指立即抬起。

（2）直接叩诊法：以右手中间三个并拢的手指的掌面直接拍击被检查部位。适用于胸、腹部病变范围较大的患者，如大量胸腔积液等。

2. 叩诊音

（1）清音：清音主要特点为音调低、音响强、振动时间长，是正常肺部的叩诊音。

（2）鼓音：鼓音主要特点，与清音相比音调更低、音响更强、振动时间更长，在叩击含有大量气体的空腔器官时出现。正常情况下见于左下胸的胃泡区及腹部。病理情况下常见于肺内巨大空洞、气胸和气腹等。

（3）过清音：过清音主要特点为音调、音响介于鼓音和清音之间。常见于肺组织含气量增多、肺泡壁弹性减弱的疾患，如肺气肿。

（4）浊音：浊音主要特点为音调较高、音响较弱、振动时间较短。正常情况下，当叩击被少量含气组织覆盖的实质脏器时可获得浊音。如心脏或肝脏的相对浊音区。病理情况下，肺泡含气量减少、肺泡壁弹性下降时常出现浊音，如肺炎、肺癌、肺结核等病灶部位。

（5）实音：实音主要特点，与浊音相比音调更高，音响更弱，振动时间更短。正常情况下，心脏、肝脏、脾脏等实质器官的部位叩诊为实音，即心脏或肝脏的绝对浊音区。病理情况下见于大量胸腔积液、肺实变以及严重的肺不张等。

（四）听诊

听诊是医生直接用耳或听诊器听取发自机体各部的声音，并判断其正常与否的一种诊断方法。

1. 听诊内容

主要用于心、肺听诊。此外，还可用于腹部、血管音、皮下捻发音、骨折面摩擦音的听诊等。

2. 听诊方法

（1）间接听诊法

应用听诊器进行听诊。听诊器对机体器官运动所发出的声音有放大作用。

（2）直接听诊法

医生耳廓直接贴附在被检查部位的体表进行听诊。

（五）嗅诊

嗅诊是以嗅觉判断发自患者的异常气味与疾病之间关系的诊断方法。

1. 呼气味　大蒜味见于有机磷农药中毒；烂苹果味见于糖尿病酮症酸中毒；尿氨味见于尿毒症；肝臭味见于肝性脑病；酒味见于酒后或醉酒。

2. 汗液　酸性汗味见于风湿热或长期服用水杨酸、阿司匹林等药物者；特殊的狐臭味见于腋臭。

3. 痰液　血腥味见于大量咯血者；恶臭提示支气管扩张并发厌氧菌感染或肺脓肿。

4. 呕吐物　粪臭味可见于肠梗阻。

5. 尿液味　浓烈的氨味见于膀胱炎。

【思考题】

1. 简述基本检查法。

2. 触诊有几种方法？深部触诊法又分为哪几种？各适用于检查什么器官？

3. 叩诊音有几种？在正常情况下，清音、鼓音、浊音及实音各在何处可叩得？鼓音、过清音、浊音及实音在病理情况下各见于哪些疾病？

4. 异常呼气味的临床意义是什么？

第二节 一般状态检查练习

【目的要求】

较熟练地掌握一般状态检查内容，即生命体征检查、皮肤黏膜检查、浅表淋巴结检查。要求掌握一般状态检查的判断标准。掌握生命体征的检查方法，熟悉其临床意义。

【检查器械】

检查床、体温计、血压计、听诊器等。

【教学过程】

1. 以班内小组为单位进行。根据班级人数，每 25~30 名同学分为一个大组，每 4~6 名同学为一小组；男女生分开。

2. 教师首先引导同学复习一般状态检查内容，而后示范查体要领，学生分组练习，同学之间互查，教师指导。

3. 教师检查学生的操作情况，进行技能课总结。

4. 学生撰写技能练习报告。

【练习内容及要领】

（一）生命体征检查

1. 体温（T）

主要练习腋测法。将体温计汞柱甩到 35℃ 以下，而后将水银一侧放置被检查者腋窝顶部（注意被检查者腋窝应干燥），嘱患者用上臂将体温计夹紧，10 分钟后读数，进行记录。正常值为 36℃~37℃。

2. 呼吸（R）

通过视诊检查呼吸频率、节律和深度的变化。检查时观察胸壁和腹壁的起伏情况，并记录每分钟胸腹起伏次数。正常成人，静息状态下呼吸为 16~20 次/分，呼吸与脉搏之比为 1：4。

3. 脉搏（P）

检查脉搏主要用触诊。检查时应选择浅表动脉，一般常选用触诊桡动脉搏动处，记录一分钟脉搏的频率和节律。检查者以食指、中指和环指指腹平放于被检查者手腕桡动脉搏动处，两侧均需触诊以作对比，正常人两侧脉搏差异很小。检查脉搏时应注意脉率、节律、脉搏强弱，以及血管紧张度、动脉壁弹性和波形变化。正常人脉率为 60~100 次/分，心率与脉率相等，脉律规则整齐。

4. 血压（BP）

目前广泛采用的血压测量方法为袖带加压法。其中以汞柱式血压计最为常用。被检查者安静休息 5~10 分钟，采取仰卧位或坐位。通常测右上肢血压。右上肢裸露伸直并外展 45°，上臂与心脏处在同一水平，将袖带均匀紧贴皮肤缠于上臂，使其下缘距肘窝约 2~3 cm，松紧适宜。检查者先于肘窝处触知肱动脉搏动，再将听诊器体件置于肱动脉上，轻压听诊器体件。然后用橡皮球将空气打入袖带，待动脉搏动音消失，再继续充气，使汞柱升高 20~30 mmHg（1 mmHg = 0.133 kPa）后，开始缓慢匀速放气（2~6 mmHg/s），测压时双眼平视汞柱表面，根据听诊结果读出血压值。根据 Korotkoff 的五期法，当听到第一个动脉搏动音时所示的压力值是收缩压（第 1 期）；继续放气，随后声音逐渐增强（第 2 期）；继而出现柔和吹风样杂音（第 3 期）；再后音调突然变低钝（第 4 期）；最终动脉搏动音消失时所示的压力值为舒张压（第 5 期）。个别声音不消失者，可采用变音值作为舒张压并加以注明。快速放气至 0，相隔 2 分钟重复测量，重复测量时应使汞柱下降到"0"点后再向袖带内打气。取两次读数的平均值记录，如果两次测量的收缩压或舒张压相差>5 mmHg，则相隔 2 分钟后再次测量，然后取三次读数的平均值。记录方法是：收缩压/舒张压 mmHg，如 120/80 mmHg。收缩压与舒张压之差值为脉压。血压标准：根据《中国高血压防治指南》（2018 年修订版）的血压水平和分类，见表 12-1。

表 12-1　血压水平的定义和分类（18 岁以上成人）

类别	收缩压（mmHg）	舒张压（mmHg）
正常血压	<120 和	<80
正常高值	120~139 和（或）	80~89
高血压	≥140 和（或）	≥90
1 级高血压（轻度）	140~159 和（或）	90~99
2 级高血压（中度）	160~179 和（或）	100~109
3 级高血压（重度）	≥180 和（或）	≥110
单纯收缩期高血压	≥140 和	<90

（二）一般状态检查

主要进行皮肤黏膜、浅表淋巴结检查。

1. 皮肤黏膜检查

一般通过视诊观察，有时尚需配合触诊。主要观察皮肤的颜色，注意有无苍白、发红、紫绀、黄染；其次注意有无蜘蛛痣、皮疹、出血点、水肿等。

2. 浅表淋巴结检查

检查淋巴结时主要应用触诊。应按一定的顺序进行。一般顺序为耳前、耳后、乳突区、枕骨下区、颌下、颏下、颈部、锁骨上窝、腋窝、滑车上、腹股沟、腘窝等。

淋巴结肿大时，应注意其部位、大小、数目、质地、表面情况、压痛、活动度、有无粘连、局部皮肤有无红肿、瘢痕、瘘管等。同时注意寻找引起淋巴结肿大的原因。

检查时用手指指腹由浅入深进行滑动触摸。同时，嘱患者被检查部位的皮肤及皮下组织松弛，如检查颌下淋巴结：要被检查者低头。检查颈部淋巴结：让被检查者头稍低，偏向检查侧。检查锁骨上窝淋巴结：让被检查者取坐位或卧位，头部稍向前屈，用双手进行触诊，左手触右侧，右手触左侧，由浅入深逐渐触摸至锁骨深部。检查腋窝淋巴结：检查者以右手检查左侧，左手检查右侧，由浅入深，直达腋窝顶部。检查滑车上淋巴结：左（右）手扶托被检查左（右）前臂，以右（左）手指于肱骨内上髁上，在肱二头肌内侧滑动触摸。

【思考题】

1. 生命体征包括什么内容？

2. 体温测量方法有几种？正常体温是多少度？

3. 体温测量误差的常见原因是什么？

4. 体温变化的临床意义是什么？

5. 如何触诊脉搏？脉率变化的临床意义是什么？

6. 正常成人静息状态下呼吸每分钟多少次？呼吸与脉搏之比是多少？

7. 什么是血压？如何测量血压？如何记录血压？正常值是多少？

8. 高血压、低血压的标准是多少？血压变化的临床意义是什么？

9. 怎样诊断高血压？高血压分级标准是什么？

10. 简述脉压大小变化的临床意义。

11. 简述皮肤检查的内容及病理变化的临床意义。

12. 简述浅表淋巴结肿大的临床意义。

第三节　头颈部检查练习

【目的要求】

较熟练地掌握头颈部检查的内容：头颅、口腔、鼻窦、眼睛、耳的检查；颈部血管、甲状腺、气管的检查。掌握检查方法，熟悉临床意义。

【检查器械】

检查床、检眼镜、视力表、皮尺、电筒、压舌板、一次性口罩、听诊器等。

【教学过程】

1. 以班内小组为单位进行。根据班级人数，每25~30名同学分为一个大组，每4~6名同学为一小组；男女生分开。

2. 教师首先引导同学复习头颈部检查内容，而后示范查体要领，学生分组练习，同学之间互查，教师指导。

3. 教师检查学生的操作情况，进行技能课总结。

4. 学生撰写技能练习报告。

【练习内容及要领】

（一）头部检查

检查内容主要是头颅及眼、耳、鼻、口腔（咽部、扁桃腺）等部位的检查。检查方法是视诊、触诊配合进行。

1. 头颅

主要检查头发（量、色泽）、头颅形状、大小（正常、方颅、小颅、巨颅）、压痛、肿块及头皮等。

2. 眼

主要检查眼眉（有无脱落）、睫毛（有否倒睫）、眼睑（下垂、水肿、闭合障碍）、眼球（突出或凹陷、运动自如或受限），角膜（透明、云翳、白斑、软化、溃疡、新生血管等），结膜（充血、出血，颗粒与滤泡）和巩膜（黄染）、瞳孔（形状、大小、对光反应、调节反应）等。

翻转眼睑要领：用食指和拇指捏住上睑中部的边缘，嘱病人向下看，此时轻轻向前下方牵拉，然后食指向下压迫睑板上缘，并与拇指配合将睑缘向上捻转即可将眼睑翻开。翻眼睑时，动作要轻巧、柔和，以免引起病人眼部不适。

瞳孔：正常为圆形，双侧等大，直径是 2~5 mm。病理情况下，瞳孔缩小见于虹膜炎症、中毒（有机磷农药中毒）、药物反应（毛果芸香碱、吗啡、氯丙嗪）等；瞳孔扩大见于外伤、颈交感神经刺激、青光眼绝对期、视神经萎缩、药物影响（阿托品、可卡因）等。双侧瞳孔散大并伴有对光反射消失见于濒死状态。

对光反射：对光反射分直接与间接对光反射两种。直接对光反射是用手电筒光直接照射一侧瞳孔，被照的瞳孔立即缩小，移除光照后立即复原。以手隔开两眼，光照一侧瞳孔，另一侧瞳孔立即缩小，称间接对光反射。瞳孔对光反射迟钝或消失，见于昏迷病人。

调节与集合反射：嘱被检查者注视 1 m 以外的目标，然后将目标迅速移向眼球（距眼球 10 cm 处），正常人此时瞳孔逐渐缩小，称为调节反射，同时双侧眼球向内集合，称为集合反射。动眼神经损害时，调节反射和集合反射均消失。

眼球：检查时注意眼球的外形和运动。眼球运动检查：检查时医师置目标物（棉签或手指）于受检者眼前 30~40 cm 处，嘱病人固定头位，眼球随目标方向移动，一般按左→左上→左下，右→右上→右下 6 个方向的顺序进行，观察眼球运动是否受限。

3. 鼻

主要检查鼻外形（正常、蛙鼻、鞍鼻）、鼻翼扇动、鼻中隔偏曲、鼻衄、鼻腔分泌物及鼻旁窦压痛（颌窦、额窦、筛窦）等。鼻旁窦检查方法：检查额窦时，一手扶持病人枕部，用另一手拇指或食指置于眼眶上缘内侧用力向后、向上按压或以两手固定头部，双手拇指置于眼眶上缘内侧向后、向上按压，询问有无压痛、两侧有无差别。检查筛窦时，双手固定病人两侧耳后，双侧拇指分别置于鼻根部与眼内眦之间向后方按压，询问有无压痛。检查上颌窦时，医师双手固定病人的两侧耳后，将拇指分置于左右颧部向后按压，询问病人两侧有无压痛及其区别。

4. 耳

主要检查耳廓外形、外耳道、分泌物、乳突压痛以及听力（用手表声测定，正常人约在 1 m 处即可听到手表声，此为粗略测定）。

5. 口腔

检查包括以下内容：①唇：注意颜色、疱疹。口腔黏膜：注意颜色、溃疡、出血点、色素沉着、斑疹。②牙齿：注意缺齿、义齿、龋齿、残根、齿龈（出血、齿槽溢脓、色素沉着，铅线）等。③舌：注意伸出位置（正中，偏斜）、震颤（有或无）、舌体（正常、肿大）、舌苔（颜色、厚薄）、舌乳头（萎缩或肿胀）。

6. 咽部及扁桃腺

观察咽部有无充血，出血点，分泌物。检查方法：检查时被检查者取坐位，头部后仰，张口并发"啊"音，医生用压舌板将舌的前 2/3 与后 1/3 交界处迅速下压，观察软腭、腭垂、软腭弓、扁桃体、咽后壁。咽部黏膜充血、水肿，分泌物增多见于急性咽炎；若咽部黏膜充血，表面粗糙，淋巴滤泡呈簇状增殖，见于慢性咽炎；扁桃体增大、红肿表面有黄白色分泌物，易剥离，见于化脓性扁桃体炎。

扁桃体肿大一般分三度：不超过咽腭弓者为Ⅰ度；超过咽腭弓且不超过咽后壁中线者为Ⅱ度；达到或超过咽后壁中线者为Ⅲ度。

（二）颈部检查

检查内容主要是颈部外形，颈动脉搏动，颈静脉怒张，肝颈静脉回流征，甲状腺（大小、轮廓、对称性、结节、质地、血管杂音等），气管位置等。检查方法是视诊和触诊，必要时配合听诊。

1. 血管检查

（1）颈静脉怒张

正常人坐位时颈静脉不明显，平卧时可稍见充盈，充盈水平仅限于锁骨上缘至下颌角距离下 2/3 内。若取 30°～45°角的半卧位时静脉充盈度超过正常水平，即超过锁骨上缘至下颌角距离的下 2/3 处，或立位与坐位可见颈静脉明显充盈，提示颈静脉怒张，表示腔静脉压增高。见于右心功能不全、心包积液，上腔静脉综合征等。

（2）颈动脉搏动

正常人颈动脉搏动微弱或看不见。安静状态下，颈动脉搏动增强见于主动脉瓣关闭不全、甲亢及严重贫血病人等。

2. 甲状腺检查

（1）视诊

注意甲状腺有无肿大、肿大程度及对称性。Ⅰ度肿大：不能看出肿大但能触及者；Ⅱ度肿大：能看到肿大又能触及，但在胸锁乳突肌以内者；Ⅲ度肿大：超过胸锁乳突肌者（颈部已变形）。检查时，嘱病人做吞咽动作，可见肿大的甲状腺随吞咽动作向上下移动，以此可与颈部其他肿块鉴别。

（2）触诊

从后面触诊甲状腺：检查者位于病人背面，触诊时嘱病人配合吞咽动作，随吞咽而上下移动者即为甲状腺。首先触诊甲状腺峡部，用食指从胸骨上切迹向上触摸，可感到气管前软组织，判断有无增厚。然后触甲状腺侧叶，检查左叶时，右手食指及中指触摸甲状软骨右侧，向左轻推气管，左手拇指在病人左侧胸锁乳突肌后缘向前推挤甲状腺左叶，左手示、中、无名指在胸锁乳突肌前缘触摸甲状腺的轮廓大小及表面情况，有无压痛及震颤。用同法检查右侧。从前面触诊甲状腺：检查者位于病人对面。检查峡部时，拇指从胸骨上切迹向上触摸。触左叶时，检查者以左手拇指置于甲状软骨右侧，向左轻推气管，右手三指在病人左侧胸锁乳突肌后缘向前推挤甲状腺左叶，左手拇指在胸锁乳突肌前缘触摸甲状腺左叶。换手检查右叶。

（3）听诊

用钟型听诊器放在肿大的甲状腺上，甲亢时常可闻及血管杂音。

3. 气管检查

注意气管的位置，是正中还是偏移。检查方法：嘱被检查者取舒适坐位或仰卧位，使颈部处于自然直立状态，医生将食指与无名指分别置于两侧胸锁关节上，然后将中指置于气管之上，观察中指是否在食指与无名指中间，若距离不等提示气管移位。

【思考题】

1. 头部检查内容包括哪些？

2. 异常头颅有几种？临床意义如何？

3. 如何检查瞳孔对光反射？反射弧如何？简述对光反射减弱、消失的临床意义。

4. 描述正常瞳孔及瞳孔变化的临床意义。简述眼睑变化的临床意义。

5. 体表能够检查到的鼻旁窦有哪些？如何检查？

6. 简述唇舌异常变化的临床意义。

7. 咽部如何检查？扁桃体肿大是如何分度的？扁桃体肿大见于什么病？

8. 如何检查颈部血管？颈静脉怒张说明什么问题？见于什么病？

9. 如何检查甲状腺？甲状腺肿大如何分度？说明甲状腺肿大的临床意义。

10. 如何检查气管？描述气管移位的临床意义。

第四节　胸廓、肺脏检查练习

【目的要求】

1. 能熟练辨认胸部体表标志；掌握听诊器使用的方法及注意事项。熟练掌握视诊、触诊、叩诊、听诊四种基本方法在胸廓及肺部检查时的应用。

2. 掌握视、触、叩、听诊的检查内容及方法。重点掌握语颤及叩诊的检查方法，以及听诊的内容。能辨别各种叩诊音。

3. 掌握三种呼吸音的特点及正常呼吸音的分布；熟悉肺部常见疾病的异常体征。

【检查器械】

检查床、听诊器、直尺、标记笔、心肺听诊模拟人等。

【教学过程】

1. 以班内小组为单位进行。根据班级人数，每25~30名同学分为一个大组，每4~6名同学为一小组；男女生分开。

2. 教师首先引导同学复习胸部检查和肺部检查理论内容，而后示范查体要领，学生分组练习，同学之间互查，教师指导。病理内容借助模拟人进行练习。

3. 教师检查学生的操作情况，进行技能课总结。

4. 学生撰写技能练习报告。

【练习内容及要领】

（一）胸部检查

1. 辨认胸部体表标志

辨认胸部体表标志，便于胸部病变定位。常用的体表标志主要是骨骼标志；此外，还有分区及画线。

（1）骨骼标志

主要有胸骨、胸骨角（路易氏角，Louis 角）、第七颈椎棘突、肩胛下角及肋骨。

胸骨角：为胸骨柄与胸骨体连接处向前突起所形成的角。此角与第二肋软骨相连，是计算前肋的标志。

第七颈椎棘突：为背部颈椎与胸椎交界的骨性标志，低头时明显突出，此以下即为第一胸椎，故为计算胸椎的标志。

肩胛下角：被检查者坐正，双手下垂，肩胛下角的位置相当于第七肋骨或第八胸椎的水平。

（2）自然陷窝及分区

主要是胸骨上窝、锁骨上下窝及腋窝。分区有肩胛间区、肩胛下区、肩胛上区。

胸骨上窝：胸骨上方的凹陷部，气管位于其后。

肩胛上区：在背部肩胛冈以上区域。相当于上叶肺尖的下部。

肩胛下区：在背部两肩胛下角连线与平第 12 胸椎水平线之间的区域。

肩胛间区：背部两肩胛骨内缘之间的区域。

（3）标志线

共 7 条垂直线。前正中线、锁骨中线、腋前线、腋中线、腋后线、肩胛下角线、后正中线。

锁骨中线：通过锁骨肩峰端与胸骨端二者中点的垂直线，正常男子此线常通过乳头。

腋前、中、后线：通过腋窝前皱襞，后皱襞所作的垂直线，为腋前、后线，自腋窝顶部于腋前、后线间等距离向下的垂直线叫腋中线。（确定腋前、中、后三线时被检查者上臂应外展，使上臂与躯干成 90°角）

前正中线：通过胸骨中央的垂直线。

后正中线：通过脊椎棘突的垂直线。

肩胛下角线：通过肩胛下角的垂直线。

2. 观察胸廓外形

（1）正常胸廓

正常胸廓外形为椭圆形，前后径与左右横径之比约为 1∶1.5，两侧对称，无局部凹陷或凸起。小儿和老人胸廓前后径与横径几乎相等，呈圆柱形。

（2）异常胸廓

①扁平胸　胸部扁平，前后径短于左右横径的一半。可见于瘦长体型或慢性消耗性疾病。

②桶状胸　胸廓呈桶状，前后径与左右横径几乎相等，见于严重肺气肿患者，亦可见于肥胖及老年人。

③佝偻病胸　多见于儿童。胸廓前后径长于左右径，上下径较短，胸骨下端前突，前侧壁肋骨可凹陷，称为鸡胸。肋软骨与肋骨交界处增厚隆起成珠状，称为佝偻病串珠。胸部前下肋骨向外突出，膈肌附着处向内凹陷，形成一沟，称肋膈沟。

胸骨下端剑突处显著内陷形似漏斗，称漏斗胸。

（二）肺脏检查

1. 视诊

呼吸运动：注意观察呼吸频率（应在病人不觉察时计算）、节律、深度、类型及两侧呼吸运动是否相等。

2. 触诊

（1）胸廓扩张度

检查者两手掌展开置于胸廓下面的前侧部，左右拇指分别沿两侧肋缘指向剑突，拇指尖在前正中线两侧对称部位，嘱患者做深呼吸运动，观察比较两手的扩张度是否一致。

（2）触觉语颤

将两手掌（亦可用更敏感的手掌尺侧缘）平贴在病人胸廓两侧的对称部位（不用力加压）嘱病人用同等强度重复发"yi"长音，比较胸部两侧的震动感。应自上而下，由内到外依次检查，不能遗漏。注意正常人语颤分布，通常前胸上部较下部强，右上胸较左上胸强，后胸下部较上部强。

3. 叩诊

（1）叩诊法

包括直接叩诊法和间接叩诊法。

注意事项：①环境需安静、温暖，适当暴露检查部位；②病人可取适当的坐位或卧位，坐位时头稍向前倾，两手自然下垂或置于膝上，胸部肌肉松弛，嘱病人作平静均匀的呼吸；③医生可在病人前面及后面叩诊，如病人取卧位，应立于病人的右侧；④叩诊顺序：左右对称由上而下，由前胸、侧面（腋部）到背侧按顺序进行叩诊；⑤注意双侧对比，叩诊力量不宜过重。

（2）叩诊音

清音（正常双肺脏叩诊音）、浊音（心肺、肺肝重叠部位叩诊音）、实音（心、肝、脾等实质器官叩诊音）、鼓音（胃泡区叩诊音）、过清音（肺气肿患者双肺脏叩诊音）。

（3）叩诊内容

①肺部叩诊：由肺尖部开始，自上而下进行叩诊，比较两侧对称部位的叩诊音。叩

诊前胸及两侧时，左手中指应与肋骨或肋间隙平行；叩诊背部时，在肩胛间区左手中指与脊柱平行，肩胛下区，左手中指仍保持与肋骨或肋间隙平行。肺的前面沿各肋间叩，侧面沿腋中线叩（此时病人的手应放在头上），后面依肩胛上部、肩胛间及肩胛下区顺序，由上向下叩诊。比较两侧对称部位的叩诊音，正常人肺部叩诊为清音，右上肺叩诊音较左上肺浊，前胸上部较下部浊，背部较前胸浊。

②肺上界（肺尖宽度）叩诊：医生站在病人的后外侧，将手指放在斜方肌前缘中央部开始叩诊，此部位为清音，由此逐渐叩向外侧，由清音变为浊音时，划上标记，而后转向内叩变浊后再划标记，测量内外两标记之间的距离（即肺尖宽度），正常肺尖的宽度为 4~6 cm，右侧稍窄。

③肺下界叩诊：沿锁骨中线、腋中线及肩胛下角线自上而下叩诊。在右锁骨中线上由浊音变为实音定肺下界；在腋中线及肩胛下角线上由清音变为浊音即为下界。正常肺下界：锁骨中线——第 6 肋；腋中线——第 8 肋；肩胛下角线——第 10 肋。

④肺下界移动度：先在病人平静呼吸时，在肩胛下角线上叩出肺下界并标记，然后嘱病人作深吸气，屏住呼吸，重新叩出肺下界，用笔标记，其后以同法在深呼气后屏住呼吸重新由上向下叩出已上升的肺下界并标记，两个标记间的距离，即为肺下界移动度。正常肺下界移动度为 6~8 cm。

4. 听诊

（1）方法

嘱病人解开衣服，将检查部位充分暴露，取坐位或卧位；听诊应自肺尖开始，自上而下分别检查前胸部、侧胸部和背部；要进行两侧对称部位的对照比较听诊；嘱病人微张口，作均匀而稍深的呼吸，必要时做深呼吸或咳嗽，易于听到呼吸音及啰音的变化；诊查室内必须安静，避免嘈杂声音的影响，室温要适宜，听诊器的胸件在使用前应保持温暖，避免因寒冷引起肌肉震颤影响听诊。

（2）内容

1）正常呼吸音：①支气管呼吸音　类似把舌尖抬高张口呼气所发出的"哈"（ha）音。其特点为呼气长而强，调较高。正常在喉、胸骨上窝、背部 6、7 颈椎及第 1、2 胸椎附近可听到。②肺泡呼吸音　类似上齿咬下唇吸气时所产生的"夫"（"fu-fu"）音，声音柔和，有如微风吹拂的声音。其特点为吸气长而强，调高，此音在正常两侧肺野均可听到，但以乳房下、腋窝下、肩胛下听诊最清楚。③支气管肺泡呼吸音特点为吸气似肺泡呼吸音的吸气音，呼气音似支气管呼吸音的呼气音。吸气与呼气声音在时间、强度及音调几乎相等。正常此音在胸骨角附近，肩胛间区的第 3、4 胸椎水平及肺尖前后部可听到。

2）啰音：借助模拟人听取干性啰音、湿性啰音。①干啰音常出现在气道狭窄时，双肺干啰音见于支气管哮喘、支气管肺炎、支气管炎。局部干啰音见于支气管内膜结核或肿瘤。听诊特点是：音调高，持续时间长；吸气、呼气均可听到，呼气明显；易变性大。其分类包括鼾音、哨笛音、哮鸣音。②湿啰音在气道、肺脏有病变时均可出现。其听诊特点：断续、连续出现，大中小水泡音可同时并存；吸气、呼气均可听到，但吸气明显；易变性小。双肺湿啰音见于急性肺水肿；双肺散在湿啰音见于支气管炎、支气管肺炎、血型播散型肺结核等；双肺底湿啰音见于肺瘀血、支气管肺炎等；局部湿啰音见于肺炎、肺结核、支气管扩张症等。

3）听觉语音：嘱患者用平时说话的音调发"一、二、三"，用听诊器在胸壁上进行听诊。正常人可听到柔和而模糊的声音。若听诊声音增强、响亮，且字音清楚为支气管语音。支气管语音可借助模拟人练习。

4）胸膜摩擦音：借助模拟人听取胸膜摩擦音。

【思考题】

1. 辨认胸骨角有什么意义？

2. 简述异常胸廓的临床特征及其意义。

3. 触觉语颤如何检查？语颤强弱变化有什么临床意义？

4. 胸廓正常叩诊音有哪些？简述叩诊音变化的临床意义。

5. 描述正常肺界及肺下界的移动度，肺界变化有什么临床意义。

6. 简述肺脏听诊的内容。

7. 正常呼吸音有几种？其听诊部位和特点如何？

8. 简述异常呼吸音的特点及临床意义。

9. 什么是 Kussmaul 呼吸？什么是潮式呼吸、间停呼吸？其临床意义如何？

10. 简述干、湿性啰音的发生机制、特点及临床意义。

11. 简述听觉语音的检查方法，胸部出现支气管语音说明什么问题？

12. 描述胸膜摩擦音的听诊特点及临床意义。

13. 气胸、胸腔积液、肺实变、肺不张、肺气肿患者的胸部有哪些体征？

第五节　心脏检查练习

【目的要求】

1. 熟练掌握心脏的视诊、触诊、叩诊和听诊。

2. 掌握心界的叩诊方法，心界的测量，心脏外形的判定。

3. 熟练辨认心脏听诊瓣膜区；掌握正常心音的听诊特点。

4. 掌握杂音听诊的内容及临床意义，注意器质性杂音与功能性杂音的区别。熟悉常见心脏病的体征。

【检查器械】

检查床、听诊器、直尺、标记笔、心肺听诊模拟人等。

【教学过程】

1. 以班内小组为单位进行。根据班级人数，每 25~30 名同学分为一个大组，每 4~6 名同学为一小组；男女生分开。

2. 教师首先引导同学复习心脏检查内容，而后示范查体要领，学生分组练习，同学之间互查。病理体征借助模拟人进行练习，教师指导。

3. 教师检查学生的操作情况，进行技能课总结。

4. 学生撰写技能练习报告。

【练习内容及要领】

（一）视诊

1. 视诊内容

（1）心前区：注意有无隆起。

（2）心尖搏动：正常心尖搏动在胸骨左缘第五肋间锁骨中线内 0.5~1 cm 处。范围是 2~2.5 cm。左心室肥大时，心尖搏动向左下方移位，搏动范围增大。

2. 方法、注意事项

环境安静，光线充足，嘱患者充分暴露胸部，取仰卧位，平静呼吸，检查者站在患者右侧，视线与胸廓同高，冬天注意保暖。

（二）触诊

1. 触诊内容

（1）心尖搏动：注意心尖搏动位置、范围、强度。心尖搏动冲击手掌或指尖时标志着心室收缩期的开始（有助于确定第一心音）。抬举性心尖搏动，见于左心室肥大。

（2）震颤（猫喘）：在心前区用手触知的一种微细的震动感。须注意触及的部位、时期，以此来判断病变的部位及性质，他是器质性心血管疾病的标志。

（3）心包摩擦感：胸骨左缘第四肋间处容易触到，病人取坐位深呼气之末更易触诊，收缩期明显，舒张期亦能触及，是心包炎的特征。

2. 方法、注意事项

检查者常用右手以手掌尺侧或用 2~4 指尖触诊，不加压。注意手部要温暖。

（三）叩诊

主要叩诊心脏相对浊音界。

1. 方法

（1）板指位置：以左手中指作为叩诊扳指，病人坐位时，检查者板指与所叩心界边缘平行，卧位时，板指与心缘垂直（即与肋间平行），放在肋间，紧贴胸壁。

（2）顺序：先叩左界，从心尖搏动最强点外 2~3 cm 处开始（一般为第 5 肋间左锁骨中线稍外），由外向内，叩至由清音变为浊音时用笔作标记，如此向上逐一肋间进行，直至第 2 肋间。然后叩右界，先叩出肝上界，于其上一肋间（通常为 4 肋间），由外向内、逐一肋间向上叩，直到第 2 肋间，分别标记。

（3）测量记录：划出前正中线（通过胸骨正中垂直线）和锁骨中线（从锁骨胸骨端开始测量，至锁骨肩峰端的距离，在此两点间的直线距离的1/2 处作一标记，从此标记用直尺向胸廓引出与前正中线平行的纵行直线，即为锁骨中线）。①测出前正中线到锁骨中线的距离。②以直尺测量每一肋间心脏左、右界距前正中线的距离，并填入表格。

2. 正常心脏相对浊音界（表 12-2）

表 12-2　正常心脏相对浊音界

右（cm）	肋间	左（cm）
2~3	II	2~3
2~3	III	3.5~4.5
3~4	IV	5~6
	V	7~9

正常人锁骨中线距前正中线距离：8~10 cm。

3. 注意事项

嘱患者取坐位或卧位，暴露检查部位，平静呼吸，用间接叩诊法轻叩。注意环境要温暖、安静。

（四）听诊

1. 听诊部位

二尖瓣区：心尖部。

三尖瓣区：胸骨体下端近剑突，稍偏右或稍偏左处。

肺动脉瓣区：胸骨左缘第二肋间处。

主动脉瓣区：胸骨右缘第二肋间处。

主动脉瓣第二听诊区：胸骨左缘第三、四肋间处。

2. 听诊顺序

二尖瓣区→肺动脉瓣区→主动脉瓣区→主动脉瓣第二听诊区→三尖瓣区，这种顺序易记忆，为大多数人所采用。

3. 听诊内容（心率、心律、心音、额外心音、杂音、心包摩擦音）

（1）心率：60~100 次/分为正常，<60 次/分为心动过缓，>100 次/分为心动过速。

（2）心律：正常人心律规则，部分青年人可出现窦性心律不齐，一般无临床意义。听诊发现的心律失常最常见的是期前收缩、房颤（借助模拟人完成）。

（3）心音

①正常心音　主要是第一心音、第二心音的听诊特点（表 12-3）。

表 12-3　第一心音、第二心音的听诊特点

鉴别特点	第一心音	第二心音
机制	房室瓣关闭	半月瓣关闭
时期	收缩期	舒张期
音调	低钝	高而清脆
时限	稍长	稍短
心尖搏动	一致	搏动之后出现
最清楚部位	心尖部	心底部

听诊心音时注意心音强度改变，心音性质变化以及是否有心音分裂。

②心音强度变化（借助模拟人完成）：第一心音强度变化受四个因素影响：即心肌收缩力、心室充盈度、房室瓣膜弹性和房室瓣膜的位置。S1 增强见于二尖瓣狭窄、期前收缩、完全性房室传导阻滞（可有大炮音）等。S1 减弱见于二尖瓣关闭不全、主动脉瓣关闭不全等。S1 强弱不等见于房颤。第二心音变化：A2 增强见于高血压、主动脉粥样硬化；P2 增强见于二尖瓣狭窄、原发性肺动脉高压、室缺、慢性肺源性心脏病等。A2 减弱见于低血压、主动脉瓣关闭不全；P2 减弱见于肺动脉瓣狭窄或关闭不全等。

③心音性质变化（借助模拟人完成）：钟摆律——第一心音失去原有性质，S1 与 S2 相似，当心率增快时，收缩期、舒张期时限几乎相等，极似钟摆之 "di da" 声，以此得名，见于心肌炎、心肌梗死。当心率>120 次/分，与胎儿心音相似，又称胎心律。出现钟摆律，提示心肌有严重病变。

④心音分裂（借助模拟人完成）：S_1 分裂——二尖瓣及三尖瓣关闭不同步，见于右束支传导阻滞。S_2 分裂——肺动脉瓣与主动脉瓣关闭不同步，见于二尖瓣狭窄，房间隔缺损，肺动脉高压。可分为生理分裂、通常分裂，固定分裂和逆分裂。

（4）额外心音（借助模拟人完成）

在两个心音以外，额外出现一个心音即为三音律。常见的三音律有：舒张早、晚期奔马律，二尖瓣开放拍击音，心包叩击音，收缩期喀喇音。

（5）杂音（借助模拟人完成）：听诊杂音时须注意以下分析要点：

①部位：杂音最响的部位，多是病变的部位。

②时期：收缩期杂音——发生在第 1 心音和第 2 心音之间；舒张期杂音——发生在第 2 心音至下一心动周期第 1 心音之间；连续性杂音——在收缩期和舒张期发生同一性质的杂音，且贯穿收缩期和舒张期。

③性质：吹风样、隆隆性、音乐样、叹气样、机器样、鸟鸣样等。

④传导：如主动脉瓣狭窄时，杂音向颈部传导。二尖瓣关闭不全时，杂音向左腋下及左肩胛下角处传导。主动脉瓣关闭不全时，杂音向胸骨下端、心尖部传导。二尖瓣狭窄时，杂音局限在心尖部。

⑤强度：收缩期杂音，一般可分六级，即：

Ⅰ级——杂音很轻微，所占时间很短，须仔细听。

Ⅱ级——较易听到的弱杂音。

Ⅲ级——中等响亮的杂音。

Ⅳ级——较响亮的杂音，常伴有震颤。

Ⅴ级——很响的杂音，粗糙、震耳、传至背部，伴有震颤。

Ⅵ级——极响、听诊器距胸壁一定距离时亦可听到，有强烈的震颤。

在病人身上听诊时还需考虑杂音与呼吸、体位的关系，如二尖瓣狭窄杂音，左侧卧位及呼气时更清楚。主动脉瓣关闭不全的杂音前倾坐位及呼气时更清楚。

4. 注意事项

听诊环境要安静、温暖；嘱被检查者取坐位或卧位，必要时左侧卧位。检查者集中注意力听心音，排除呼吸音干扰。此外，高音调杂音选用膜型听诊器，听时须紧贴胸壁。低音调杂音选用钟形听诊器，听时轻放在胸壁上，勿加压。

【思考题】

1. 心脏检查方法有哪些？

2. 简述正常人心尖搏动的位置和范围。

3. 心尖搏动变化有哪些临床意义？

4. 抬举性心尖搏动的临床意义是什么？

5. 简述猫喘产生的病理基础及其临床意义。

6. 心界如何叩诊？描述正常心界。心界变化有什么临床意义？

7. 心脏听诊包括哪些内容？心脏听诊瓣膜区位于哪儿？

8. 心脏听诊应注意哪些事项？

9. 何谓 Austin-Flint 杂音、Graham-Steell 杂音、心音分裂、奔马律、大炮音？

10. 正常心音有几个？简述第一、第二心音的区别要点。

11. 简述早搏（期前收缩）、房颤的听诊特点及其临床意义。

12. 心音强弱变化受哪些因素影响？简述 S1 变化的临床意义。

13. 简述舒张早期奔马律的产生机制、听诊特点和临床意义。

14. 简述正常第三心音和病理第三心音的区别点。

15. 心音分裂有几种？简述病理性第二心音分裂的种类和临床意义。

16. 何谓钟摆律、胎心律？简述临床意义。

17. 什么叫开瓣音？其临床意义如何？

18. 心脏杂音产生的机制包括哪些内容？

19. 简述心脏杂音的分析要点。描述常见心脏瓣膜病及先天性心脏病杂音听诊特点。

20. 器质性与功能性收缩期杂音的鉴别要点是什么？

21. 心包摩擦音与胸膜摩擦音如何鉴别？

22. 何谓水冲脉、交替脉、奇脉？描述特点和临床意义。

23. 周围血管征包括哪些体征，其临床意义是什么？

24. 描述循环系统常见疾病的主要症状和体征。

第六节 腹部检查练习

【目的要求】

1. 熟悉腹部体表标志、分区及与腹腔内脏的对应关系。

2. 熟练掌握视诊、触诊、叩诊、听诊四种基本方法在腹部检查时的应用，重点掌握腹部触诊，特别是肝脏、脾脏的触诊方法。

【检查器械】

检查床、听诊器、直尺、标记笔；腹部查体模拟人等。

【教学过程】

1. 以班内小组为单位进行。根据班级人数，每25~30名同学分为一个大组，每4~6名同学为一小组；男女生分开。

2. 教师首先引导同学复习腹部检查内容，而后示范查体要领，学生分组练习，同学之间互查。病理体征借助模拟人完成练习，教师指导。

3. 教师检查学生的操作情况，进行技能课总结。

4. 学生撰写技能练习报告。

【练习内容及要领】

复习腹部体表分区及其脏器分布。

九区法：右上腹部、上腹部、左上腹部、右侧腹部、中腹部、左侧腹部、右下腹部、下腹部、左下腹部。

四区法：右上腹、左上腹、右下腹、左下腹。

1. 右上腹部：肝右叶、胆囊、横结肠右曲、右肾上腺、右肾。

2. 上腹部：肝左叶、胃、十二指肠、大网膜、横结肠、胰腺头部和体部、腹主动脉。

3. 左上腹部：脾、胃、横结肠、胰腺尾部、左肾、左肾上腺。

4. 右侧腹部：右肾、升结肠，小肠。

5. 中腹部（脐部）：小肠、横结肠、腹主动脉、肠系膜及其淋巴结、大网膜。

6. 左侧腹部：降结肠、左肾，小肠。

7. 右下腹部：盲肠、阑尾、右侧输尿管及女性右侧卵巢和输卵管、男性右侧精索。

8. 下腹部：膀胱、子宫、回肠、直肠。

9. 左下腹部：乙状结肠、左侧输尿管及女性左侧卵巢和输卵管、男性左侧精索。

（一）视诊

1. 方法

（1）检查室内温暖，病人仰卧，裸露全腹，腹部及全身肌肉松弛。

（2）医生立于患者右侧，光源适当，可利用侧面来的光线观察搏动、蠕动、肿块及某些器官的轮廓。

2. 内容（健康同学之间查体，只观察腹外形、呼吸运动、腹壁皮肤等）

（1）腹部外形

1）正常人：腹部外形对称，平坦。

2）腹部外形变化的临床意义：①腹部膨隆：局限性，见于肿块及内脏肿大等；弥漫性，可见于胃肠胀气、腹水、腹腔内巨大肿块等。蛙状腹见于大量腹水。②腹部凹陷：舟状腹，见于显著消瘦、恶病质及严重脱水的病人。

（2）呼吸运动

正常人呼吸运动自如。腹式呼吸运动受限或消失：见于腹膜炎，剧烈腹痛等。

（3）腹壁静脉曲张及血流方向

1）检查方法：①医生用中、示二指合并紧压曲张的静脉，中指向上移动，向上挤空血管；②放松中指，静脉不充盈，说明血流方向是由下而上；③反之，松开食指，如静脉充盈，说明血流方向由下向上。

2）临床意义：①正常人腹壁静脉一般看不见，较瘦或皮肤较白的人腹壁静脉可隐约可见，但无曲张。②门静脉梗阻，其血流方向，脐水平线以上的腹壁静脉自下向上，而脐水平线以下静脉自上向下。③下腔静脉梗阻，脐上或脐下曲张静脉的血流方向均向上。④上腔静脉梗阻，脐上或脐下曲张静脉的血流方向均向下。

（4）胃肠蠕动波（胃型、肠型）

1）正常人：腹部视诊无胃肠蠕动波（胃型、肠型）。

2）临床意义：①幽门梗阻的病人可出现胃蠕动波（胃型）——于上腹部可见自左肋缘下向右运行的较大的蠕动波，至幽门区消失；有时亦可见自右向左的逆蠕动波。②肠梗阻的病人可见肠型和肠蠕动波。

（5）腹壁皮肤

观察皮疹，色素沉着，腹纹，瘢痕，疝，血管搏动等。

（二）触诊

1. 方法

（1）患者仰卧位，双腿屈曲，放松腹肌，做腹式呼吸。

（2）医生位于患者右侧，前臂应与患者腹部表面在同一水平，由浅入深进行触诊，从健康部位开始，逐渐移向病痛区。一般自左下腹部开始逆时针方向触诊腹部各区。注意观察患者的反应与表情。

（3）触诊手法见第十二章第一节基本检查法练习。

2. 触诊内容

（1）腹壁紧张度

正常腹壁柔软而有弹性。腹腔有炎症时腹肌呈反射性痉挛，腹壁紧张，有抵抗感。急性胃肠穿孔或脏器破裂所致的急性弥漫性腹膜炎时，腹壁紧张明显硬如木板，称板状膜。

（2）压痛及反跳痛

压痛固定于某一点，按压痛点。可用深压触诊法检查。即以一个或两、三个手指逐渐按压，触摸腹部深在病变部位，以明确压痛的局限部位。阑尾压痛点（位于右髂前上棘与脐部连线的外 1/3 与内 2/3 交界处）有固定的压痛见于急性阑尾炎。检查反跳痛时，可在深压的基础上迅速将手松开，并询问病人是否感觉疼痛加重或观察面部是否出现痛苦表情，若疼痛加重提示腹部病变累及腹膜，见于急性腹膜炎。

（3）腹部肿块

注意检查肿块的部位、大小、表面、边缘、质地、压痛、活动度、搏动性，以及与邻近脏器的关系。

（4）肝脏触诊

通常采用单手触诊法，医生将右手掌平放于被检者右侧腹壁上，腕关节自然伸直，四指并拢，掌指关节伸直，以食指前端桡侧或食指与中指指端对着肋缘，自髂前上棘连线水平，分别沿右侧腹直肌外缘、前正中线自下而上触诊。嘱被检者做慢而深的腹式呼吸。吸气时腹壁隆起，此时手指要向前上迎触下移的肝脏下缘，注意触诊手上抬路速度应慢于腹壁隆起。呼气时，腹壁松弛下陷，触诊的手应及时压向腹深部，如此自下向上，逐渐向肋缘方向滑动，直达肋弓或手指触及肝脏的下缘为止，经复查后如已触及肝下缘，则应继续向两侧移动检查，以确定整个肝下界的位置。

双手触诊法：检查者右手位置同单手法，而用左手托住被检查者右腰部，拇指张开放在肋部，触诊时左手向上托，使肝脏下缘紧贴前腹壁下移，并限制右下胸扩张，以增加膈下移幅度，这样吸气时下移的肝脏很容易被右手指触到，从而提高触诊效果。

检查肝脏应注意的内容：①大小：记录肝脏在右锁骨中线肋弓下（简称肋下，通常在平静吸气状态测量）及剑突下的大小，以厘米表示。②质地：质软、质韧或质硬。③表面状态：光滑，结节感及结节的大小。④边缘：规则或不规则。锐利、圆钝、清楚或不清楚等。⑤压痛：轻度、中度、明显压痛或无压痛。

临床意义：①正常人肝脏触不到，儿童及少数成年人可触及肝脏，但肋下小于 1 cm，剑突下<3 cm，质软、无压痛；②肝脏肿大，可见于各种肝病如肝炎、肝癌、肝脓肿、白血病、右心衰竭等。

（5）脾脏触诊

方法同肝脏触诊。检查者可用左手置于病人左腰部第 7~10 肋处，将脾脏由后向前托起，右手掌平放于上腹部，与肋弓大致成垂直方向，配合呼吸，以稍弯曲的手指末端轻压向腹部深处，待患者吸气时向肋弓方向迎触脾脏，直至触到脾缘或左肋缘。如平卧位不能摸及脾脏时，可让病人改为右侧卧位检查，这样常能发现轻度肿大的脾脏。

检查脾脏也要注意其大小、边缘、切迹、质地、压痛及表面状态。脾脏肿大时要记录三条线，以厘米表示，测量方法是：①甲乙线，在左锁骨中线上测量左肋弓缘至脾脏下缘间的距离；②甲丙线，左锁骨中线与左肋弓交点到脾脏最远点间的距离；③丁戊线，脾右缘到前正中线间的距离，超过正中线用正号表示，未超过正中线用负号表示。正常人脾脏不能触及。脾大见于败血症、伤寒、肝硬化、白血病及淋巴瘤等。

（6）肾脏触诊

检查肾脏时病人可取平卧位或立位，用双手触诊法。检查右肾时，嘱患者深呼吸，两腿屈曲，医生站于患者右侧，用左手掌托住其右腰部并向上推起，右手平放在腹部，进行滑行触诊，当患者深呼吸腹壁明显下陷时，右手深入压下，左右两手配合夹触肾，即可触到肿大或下垂的肾脏。触诊左肾时，医生左手可从患者腹部上方绕过而将其左腰部托住，右手掌横放在患者左上腹部，依前法触诊。或医生可位于患者左侧进行，此时左右手的位置正好和检查右肾时相反。正常人肾脏一般不能触及。瘦弱者有时可触及右肾下极。

（7）胆囊触诊

正常人胆囊不能被触及。胆囊肿大时，在右上腹部腹直肌外缘与肋缘交界处可触到卵圆形或梨形肿块，随呼吸运动而上下移动，并常有压痛。胆囊肿大常见于胆囊炎。

墨菲氏征（Murphy Sign），是检查胆囊压痛的方法。医生将左手掌放在患者右前下胸部，左手拇指钩压住右肋缘与右腹直肌外缘交界处（胆囊点），然后嘱病人缓慢深吸气，在吸气时膈肌下降，使发炎的胆囊下移并触碰正在加压的拇指，病人常因疼痛而突然屏气，即为墨菲氏征阳性，否则为阴性。

3. 注意事项

（1）病人取仰卧位，两腿屈起，以便腹肌松弛。

（2）嘱患者作缓慢腹式呼吸。

（3）医生站在患者右侧，面对病人，检查时手必须温暖、轻柔。

（4）必要时，医生可一边与病人谈话，一边检查，以分散病人的注意力，从而减轻病人的腹肌紧张。

（5）检查顺序，从健康部位开始，由浅入深，由下至上，最后触摸病变部位。

（6）手脑并用，即边检查，边思考。

（三）叩诊

1. 移动性浊音叩诊

嘱病人取平卧位，若有腹水时，在腹两侧叩诊为浊音，而腹中部因肠管浮起而呈鼓音，然后让病人侧卧，浊音区移至侧卧位的下方而上面一侧为鼓音，更换体位向另一侧卧时，叩诊浊音区仍在侧卧的下方，表明有腹水在腹腔内移动，称移动性浊音阳性。见于腹腔积液。

2. 肝浊音界叩诊

沿着右锁骨中线、右腋中线和右肩胛线由上向下叩诊，由清音变为浊音即肝上界，此处又称肝相对浊音界；再向下叩 1~2 肋间，则浊音变为实音叩肝绝对浊音界；继续向下叩，由实音转为鼓音即为肝下界。正常肝上界在右锁骨中线第五肋间，下界位于右季肋下缘，二者之间距离约 9~11 cm；在右腋中线上，其上界位于第七肋间，下界相当于第十肋骨水平；在右肩胛线上，上界位于第十间，下界不易叩出。肝浊音界扩大可见于肝脏肿大（如肝癌，肝脓疡等），肝浊音界上移见于腹压增高如腹水。肝浊音界下移见于肺气肿。肝浊音界消失见于急性胃肠穿孔。

3. 脾浊音区叩诊

在左腋中线上叩诊。正常脾浊音区位于 9~11 肋之间，前缘不超过腋前线，宽度不超过 4~7 cm。脾大时，脾浊音区扩大。

4. 充盈膀胱的叩诊

病人取仰卧位，从脐正中线脐部向下叩诊，由鼓音变浊音，代表充盈的膀胱，见于尿潴留患者，亦见于妊娠子宫或卵巢囊肿等，可于排尿或导尿后复查，尿潴留所致膀胱肿大者，膀胱排空后，该浊音区消失。

5. 胃泡鼓音区

位于左前胸下部肋缘以上，为胃内含气所致。其四界是：上为膈及肺下缘，右为肝左叶，左为脾，下为肋弓，呈一半月形，胃扩张时此鼓音区扩大，肝脾肿大时，则缩小。

（四）听诊

1. 肠鸣音

当肠蠕动时，肠内气体和液体移动的声音，称之为肠鸣音。正常每分钟 4~5 次，在脐部听诊最清楚。注意其频率，音调，强弱。机械性肠梗阻时频率增多（每分钟超过 10 次以上），音调增高，肠鸣音明显亢进。肠麻痹时肠鸣音减少或消失。

2. 振水音

用手指在病人上腹部作连续迅速的冲击动作，可听到胃内气体与液体相撞击而发出的声音称为振水音。有如水在水瓶内或热水袋内震荡的响声。清晨空腹或餐后 6~8 小时以后有振水音，提示幽门梗阻或胃扩张。

【思考题】

1. 腹部是如何分区的？

2. 简述腹部检查方法。

3. 腹部视诊的主要内容有哪些？简述腹部外形变化的临床意义。简述腹壁静脉曲张、胃肠型的临床意义。

4. 如何进行腹部触诊？注意事项有哪些？

5. 描述肝、脾触诊要点及其异常变化的临床意义。

6. 触诊病变肝脏应如何描述其特点？

7. 对肿大的脾脏如何进行测量？脾肿大是如何分度的？

8. 什么是腹膜刺激征（腹膜炎三联征）？临床意义如何？

9. 阑尾压痛点、胆囊压痛点、肋脊点、肋腰点、上输尿管点、中输尿管点位于哪儿？

10. 反跳痛的意义是什么？

11. 腹壁紧张度增加说明什么问题？

12. 何谓蛙腹、舟状腹、胃型或肠型、揉面感、反跳痛、肝-颈静脉回流征阳性、Murphy 征阳性、移动性浊音？

13. 腹腔积液有哪些体征？

14. 胃肠穿孔有哪些体征？

15. 如何鉴别腹水与巨大卵巢囊肿？

16. 简述急性腹膜炎的体征，简述肝硬化腹水的体征。

17. 如何检查振水音？临床意义如何？

18. 肠鸣音变化有何临床意义？

第七节　神经系统检查练习

【目的要求】

掌握运动神经、感觉神经的检查方法；掌握神经反射、脑膜刺激征的检查方法和临床意义。

【检查器械】

检查床、棉签、针、叩诊锤等。

【教学过程】

1. 以班内小组为单位进行。根据班级人数，每25~30名同学分为一个大组，每4~6名同学为一小组；男女生分开。

2. 教师首先引导同学复习神经系统检查内容，而后示范查体要领，学生分组练习，同学之间互查，教师指导。

3. 教师检查学生的操作情况，进行技能课总结。

4. 学生撰写技能练习报告。

【练习内容及要领】

（一）肌力检查

1. 方法

医生嘱被检查者做肢体伸、屈、内收、外展、旋前、旋后等动作，并从相反方向给予阻力，测试被检查者对阻力的克服力量，注意两侧对比。

2. 肌力评定

0级：完全瘫痪，无肌肉收缩。1级：仅有肌肉收缩，无肢体运动。2级：肢体在床面上能水平移动，但不能抬离床面。3级：肢体能抬离床面，但不能抗阻力。4级：能做抗阻力动作，但较正常偏弱。5级：正常肌力。

（二）肌张力检查

医生嘱被检查者肌肉放松，触摸肌肉的硬度初步判断肌张力强度，再以不同速度和幅度进行肢体各个关节的被动运动，医生所感阻力大小就是肌张力强度，注意两侧对比。肌肉坚实感，屈伸肢体阻力大为肌张力增高；肌肉松软，屈伸肢体阻力小，关节运动范围扩大为肌张力降低。

（三）生理反射

1. 浅反射

（1）角膜反射：检查时让患者注视内上方，用棉花絮轻触一侧角膜外缘。被刺激一侧的眼睑立即闭合，称为直接角膜反射，若对侧眼睑也闭合，称间接角膜反射。

（2）腹壁反射：检查时让病人仰卧位，双下肢稍屈曲使腹壁松弛，用钝竹签分别在两侧上、中、下腹壁上迅速自外向内轻轻划过。腹壁反射存在时，可看到该处腹壁肌肉收缩，正常人腹壁反射均可引出，但若腹壁过于松弛（老人，经产妇），过于肥胖或腹部膨胀时，可消失。

（3）提睾反射：用钝竹签由下向上轻划男性股内侧上方的皮肤，同侧的提睾肌收缩，使睾丸上提，正常人提睾反射均可引出。

（4）跖反射：用钝头竹签由后向前划足底外侧至小趾跖关节处再转向拇指侧，正常表现为足趾向跖面屈曲。

2. 深反射

（1）肱二头肌反射：嘱被检查者的上肢于肘部屈曲，并使前臂稍内旋，检查者以左拇指置于患者的肱二头肌肌腱上，用右手持叩诊锤叩打检查者的左拇指指甲，正常反应为肱二头肌收缩，表现为前臂呈快速的屈曲运动。

（2）肱三头肌反射：嘱被检查者的上肢外展肘部半屈曲，医生用左手托住其上臂，右手持叩诊锤直接叩打尺骨鹰嘴上方肱三头肌肌腱，正常反应为肱三头肌收缩，表现为前臂的伸展运动。

（3）桡骨膜反射：使被检查者前臂置于半屈半旋前位，医生以叩诊锤叩击桡骨茎突上方，正常反应为肱桡肌收缩，出现前臂旋前及肘屈运动。

（4）膝腱反射：嘱被检查者取坐位，小腿自然下垂或仰卧位，医生用左手在病人腘窝部托起下肢，使髋、膝关节稍屈曲，右手持叩诊锤叩击髌骨下方股四头肌肌腱。正常反应为股四头肌收缩，表现为小腿伸展。

（5）跟腱反射：嘱被检查者仰卧位，膝半屈，下肢外展及外旋，医生用左手托住病人的足掌使其背屈，右手持叩诊锤叩打跟腱，正常反应为腓肠肌收缩，表现为足向跖面屈曲。

（四）病理反射 （在病人身上完成）

1. 巴宾斯基（Babinski）征

用竹签或叩诊锤柄的尖端，由足跟开始沿足底外侧向前轻划，至小趾根部再转向拇趾侧，正常反应为拇趾及其他四趾跖屈，如表现为拇趾背屈，其余四趾呈扇形展开，即为巴氏征阳性，此征见于锥体束受损。

2. 奥本海姆（Oppenheim）征

医生用拇指及食指沿病人胫骨前缘用力由上向下推压，如拇趾背曲、四趾扇形展开者为阳性。

3. 戈登（Gordon）征

医生用拇指和其余手指握挤腓肠肌时，有巴宾斯基征反应者为阳性。

4. 查多克（Chaddock）征

医生用竹签划足背外侧时，有巴宾斯基征反应者为阳性。

5. 霍夫曼（Hoffmann）征

医生用左手握住病人前臂近腕关节处，右手食指和中指夹住病人中指，并向前上方提拉，再用拇指的指甲急速弹刮病人中指的指甲，如有拇指屈曲内收，其余手指关节有屈曲动作（微掌屈），即为阳性反应。

（五）脑膜刺激征 （在病人身上完成）

1. 颈项强直

检查时患者去枕仰卧位，双下肢伸直，医生右手置于患者胸前，左手托住患者枕部做被动屈颈运动检查，正常时下颌可贴近前胸。如下颌不能贴近前胸且有抵抗感，被检查者颈后疼痛为阳性。

2. 克匿格（Kernig）氏征

患者仰卧，一腿伸直，将另一腿的髋关节和膝关节均屈曲成直角，医生左手置于膝关节上，右手握住踝部抬高小腿，若在135度以内出现抵抗感，并感疼痛，即为克氏征阳性。

3. 布鲁津斯基（Brudzinski）氏征

患者仰卧，两下肢伸直，医生右手按在患者胸前，左手托其枕部，使颈部前屈，此时若膝关节与髋关节有反射性屈曲者即为阳性。

【思考题】

1. 何谓随意运动、肌力、肌张力、瘫痪、深反射、浅反射？
2. 简述面瘫的类型和临床特点。
3. 简述动眼神经损伤的临床表现。
4. 简述舌咽神经、迷走神经损伤的临床表现。
5. 中枢性瘫痪和周围性瘫痪有什么区别？
6. 肌力分几级？
7. 何谓病理反射（锥体束征）？其临床意义如何？
8. 何谓脑膜刺激征？其临床意义如何？
9. 感觉障碍的表现类型有哪些？
10. 简述角膜反射的反射弧及其角膜反射变化的临床意义。
11. 如何检查肌力、肌张力以及各种反射？

第八节　心电图机操作、正常心电图分析练习

【目的要求】

了解心电图的描记方法。初步掌握心电图的测量方法、分析步骤及正常心电图的波形特点、心电图各波段正常值。掌握正常窦性心律心电图的特点。了解几种常见异常心电图的特点。

【检查器械】

检查床、心电图机、连线板、持物夹、棉球、导电液、分规等。

【教学过程】

1. 教师首先引导同学复习心电图检查的理论内容，而后示教心电图机操作要领，学生分组练习，同学之间互查，教师指导。

2. 以班内小组为单位进行。根据班级人数，每 25~30 名同学分为一个大组，每 2 名同学为一小组，男女生分开。

3. 按照指导老师的操作要领，轮流进行心电图机操作，互做一份心电图。

4. 心电图描记完毕，教师指导同学进行心电图分析。

5. 学生撰写心电图分析报告。

【练习内容及要领】

（一）心电图的描记方法

1. 被检查者准备

（1）在进行描记心电图前，让被检查者静卧数分钟。使全身肌肉松弛，在冬天应在比较温暖的环境内进行，这样可以减少因肌肉震颤而引起的干扰。

（2）对初次检查心电图者，在操作前要做些解释工作，说明这种检查是毫不痛苦的，也没有什么危险性，以减少和消除心理上的紧张。

（3）被检查者一般采取卧位，宜用木床。如在铁床上做，应注意绝缘，使身体不与其他任何金属导电体接触，可在床上放置橡皮垫或塑料布，亦不能与墙壁和地面接触，以免受到干扰。

（4）四肢及胸前安放电极的部位，要将皮肤擦洗干净，并涂上导电液体，保持皮肤与电极良好接触及导电性能。

2. 心电图机的操作步骤

（1）检查心电图机，接好地线，以防交流电干扰并保障被检查者安全，之后接通电源，打开心电图机开关。

（2）设置参数：采用标准灵敏度 10 mm/min，走纸速度 25 mm/s，打开抗干扰。

（3）放置导联电极。黄色电极（L）连于左上肢，红色电极（R）连于右上肢，绿色电极（F）连于左下肢，黑色电极（RF）连于右下肢，V_1 导联电极连于胸骨右缘第 4 肋间，V_2 导联电极连于胸骨左缘第 4 肋间，V_4 导联电极连于左锁骨中线与第 5 肋间交点，V_3 导联电极连于 V_2 和 V_4 连线中点，V_5 导联电极连于腋前线与 V_4 水平处，V_6 导联电极连于腋中线与 V_4 水平处。

（4）打开记录开关，1、2 导同步记录心电图，记录长度不少于 3-4 个心动周期。

（5）记录完毕，拔下电极，关闭心电图机电源，取下记录纸，并注明姓名、导联、时间等。

（二）心电图的波形及其意义

正常心脏的活动，其兴奋传导的过程是由窦房结→间结束→房室结→房室束→左、右束支→蒲肯野纤维→心室肌纤维。在每一心动周期内，一个典型的心电图包括四波

（P、QRS、T 及 U 波）、三段（P-R 段、S-T 段、T-P 段）、两间期（P-R 间期、Q-T 间期）、一 J 点。

1. P 波

P 波代表心房激动时所产生的电位变化。P 波的起点表示激动自窦房结达到心房，其终点表示心房全部受到激动，其方向和外形与激动在心房内传导的途径有关，其时限表示激动经过心房全部所需的时间。

正常心电图的 P 波在Ⅰ、Ⅱ、aVF、V4～V6 导联向上。而 aVR 导联中 P 波倒置。aVL、Ⅲ、及 V1、V2 等导联中 P 波可向上，倒置，或呈双向。

正常向上的 P 波顶部圆滑。P 波的时限不超过 0.11 秒，其振幅在肢体导联上应 <0.25 mV，在胸导联上应 <0.2 mV。

2. P-R 间期

心脏的激动经过心房，传至房室结，再下传至房室束、左、右束支后传至两心室。自 P 波起点至 QRS 波群起点的间隙为 P-R 间期。P-R 间期表示激动经过心房，房室结，房室束而达心室所需的时间。正常数值为 0.12～0.20 秒。P-R 间期延长常代表房室传导阻滞。

3. QRS 波群

Q 波是 QRS 波群中第一个向下的波，R 波是 QRS 波群中第一个向上的波，其前面可以无向下的 Q 波，S 波是 R 波之后的向下的波。QRS 波群代表心室激动时电压的变化，其起点表示心室开始激动，其终点表示两心室已全部激动，其时限表示激动经过心室全部所需的时间，其形状与激动在心室内传播的途径有关。由于心室各部分产生的激动的先后不一，所以 QRS 波群的形成是代表几个部分激动过程所产生的电压变化的综合波。正常 QRS 波群的时间是 0.06～0.10 秒。

在标准导联中，每个导联的 QRS 波群的振幅的绝对值相加大于 0.5 mV，若小于 0.5 mV 则称低电压。胸导联每个导联 QRS 波振幅绝对值相加应大于 0.8 mV。在胸导联中 V1 的 R 波一般不超过 1.0 mV，V5 的 R 波一般不超过 2.5 mV，若电压过高，提示心室肥大。

4. S-T 段

起自 QRS 波群的终点至 T 波的起点之间的距离，代表心室缓慢复极过程。S-T 段应在等电位线上，但可稍向上或向下偏移（向下偏移不超过 0.05 mV，向上不超过 0.1 mV，V1、V2 导联中向上不超过 0.3 mV，V3 不超过 0.5 mV）。若 S-T 段上下偏移超过正常范围，可见于心脏缺血等病变。

5. T 波

T 波代表心室快速复极时的电压变化，在正常情况下，T 波的方向应与 QRS 波群的主波方向一致，（如在 aVR 导联 T 波是倒置的，而 V5 导联的 T 波是向上的）。估计 T 波振幅大小时，应同时注意 QRS 波群振幅的大小，如 QRS 波群振幅小，T 波也小，如 QRS 波群振幅大，T 波也大。一般 T 波的振幅应不小于同一导联 R 波的 1/10。T 波低平、双向或倒置见于心肌缺血、心肌损害等。

6. Q-T 间期

代表心室开始除极到复极完毕所需的时间，此段时间随心率快慢而改变。心率快，Q-T 间期短。而心率慢，Q-T 间期较长。心率在 60~100 次/分时，Q-T 间期正常范围是 0.32~0.44 秒。Q-T 间期延长可见于心肌病变。

7. U 波

U 波是在 T 波之后的一个较低的波，形成机制尚不明。一般方向与 T 波一致，应较 T 波为低，通常<0.1 mV，V3 导联的 U 波明显，U 波特别明显时可见于低血钾。

（三）心电图的测量和分析方法

1. 波幅及时限的测量

心电图记录纸是由纵线和横线交织而成的正方形小格组成，小方格边长 1 mm，横线代表时间（0.04 s），纵线代表电压（0.1 mV）。测量时，正向波从基线上缘量至波顶端，其垂直距离就是正向波的电压，负向波从基线下缘量至波的底端。这样，可除去基线本身的宽度，如要测量波的总电压，将正负波的绝对值相加即得。

如要测量波的时间，应选择波形比较清晰的导联，从波的起始部的内缘量到其终末部的内缘。若为双向 P 波，应测量该波两个方向总的时间。

2. 心电图分析方法

分析心电图，按以下步骤进行：

（1）将各导联心电图按标准导联，加压单极肢导联及胸导联排列。检查各导联有无技术误差。

（2）检查每个心动周期，是否有 P 波，以及 P 波与 QRS 波群的关系是否正常，以确定心脏的节律是窦性心律还是异位心律。

（3）用分规测量 P-P 间隔是否规律，测定时限，计其心率，计算的方法是，将 60 秒除以 P-P 间隔时间，即得每分钟心率。例如 P-P 间隔为 0.8 秒，则心率：60÷0.8 =75 次/分。

（4）检查 P 波的形态、振幅及宽度。Ⅱ导联及 aVF 和 V1 导联的 P 波一般较为明显，可着重在这些导联上辨认、测量。

（5）测量 P-R 间期。在标准导联中，选择 P 波宽而明显且有 Q 波的导联进行测量，如无 Q 波，则在有明显 P 波及 QRS 波群最宽的导联中测量即可。

（6）观察各导联 QRS 波群的波形，测量振幅。主要注意 V1、V5，AVL 及 aVF 导联，测量 QRS 时限，以时限最长的导联为准。

（7）测量平均心电轴。测量 Ⅰ 及 Ⅲ 导联 QRS 波群波幅的代数和，查表即可求出平均心电轴的度数。

（8）检查 S-T 段有无偏移及其偏移程度，以无偏移或上下偏移若干毫米（mV）表示。

（9）检查各导联 T 波的形态，方向及高度。方向用"向上，倒置及双向"表示，高度用"正常，低平及平坦"表示。

（10）测量 Q-T 间期。选择 T 波较高且终点明显的导联进行测量。

（11）根据以上分析所得资料，做出心电图诊断。

【思考题】

1. 何谓心电图？正常心电图包含哪些内容？

2. 描述正常心电图各波、段、间期正常值及其意义。

3. 何谓心电轴、心电向量、钟向转位、肢体导联低电压？

4. 心肌梗死、心肌缺血的心电图有哪些特点？

5. 左心室、左心房肥大的心电图有哪些特点？

6. 描述常见心律失常的心电图特点。

7. 心电图的分析步骤如何？

第九节　全身体格检查练习

【目的要求】

将头、颈、胸、腹、脊柱、四肢、神经系统的检查内容融为一体进行综合检查练习，锻炼学生全身系统查体的要领、步骤和方法。

【检查器械】

检查床、体温计、血压计、听诊器、检眼镜、视力表、音叉、电筒、压舌板、棉签、身高体重测量仪、软尺、直尺、标记笔、叩诊锤、一次性口罩、手套等。

【教学过程】

1. 以班内小组为单位进行。根据班级人数，每25~30名同学分为一个大组，每两名同学为一个练习小组；男女生分开。

2. 首先由学生描述系统查体内容，而后分组练习，学生同学之间互查，教师观察、指导。

3. 技能课注意保持安静，要爱护检查器械。

4. 教师检查学生的操作情况，进行技能课总结。

5. 学生撰写系统查体报告。

【检查顺序】

一般情况检查、生命体征检查、头部检查、颈部检查、胸部检查、腹部检查、神经系统检查、脊柱四肢关节运动检查。

【检查内容】

1. 一般检查及生命体征检查

准备、清点器械→自我介绍（说明姓名、职务，并进行简短交谈以融洽医患关系）→观察发育、营养、面容、表情和意识等一般状态→测量体温→触诊脉搏（用双手同时触诊双侧桡动脉，检查其对称性）→计数呼吸频率→测血压2次（取平均值）。

2. 头颈部检查

观察头部外形、毛发分布、异常运动等→触诊头颅、测量头围→视诊双眼及眉毛→

分别检查左、右眼视力→检查睑结膜、球结膜和巩膜→检查泪囊→检查眼球运动（检查6个方向）→检查瞳孔直接对光反射、间接对光反射→检查调节、集合反射和角膜反射→观察双侧外耳及耳后区→触诊双侧外耳及耳后区→触诊颞下颌关节检查其运动→分别检查双耳听力→观察外鼻→触诊外鼻→观察鼻前庭、鼻中隔→分别检查左、右鼻道通气状态→检查上颌窦、额窦和筛窦，注意有无压痛→观察口唇、牙齿、牙龈、上腭、舌质、舌苔、颊黏膜、口底→借助压舌板检查口咽部及扁桃体→检查舌下神经（伸舌）→检查面神经运动功能（露齿、鼓腮或吹口哨）→检查三叉神经运动支（触诊双侧咀嚼肌）→检查三叉神经感觉支→暴露颈部→观察颈部外形、皮肤、颈静脉充盈和颈动脉搏动情况→检查颈椎活动情况（有无颈强直、布鲁津斯基征）→检查副神经（耸肩及对抗头部旋转）→触诊耳前淋巴结→触诊耳后淋巴结→触诊枕后淋巴结→触诊下颌下淋巴结→触诊颏下淋巴结→触诊颈前浅淋巴结→触诊颈后淋巴结→触诊锁骨上淋巴结→触诊甲状软骨→触诊甲状腺峡部（配合吞咽）→触诊甲状腺侧叶（配合吞咽）→触诊左、右颈动脉→触诊气管位置→听诊颈部（甲状腺、血管）杂音。

3. 前、侧胸部检查

嘱受检者暴露胸部→观察胸部外形、对称性、皮肤和呼吸运动等→触诊左右乳房（4个象限及乳头）→触诊腋窝淋巴结→触诊胸壁弹性、有无压痛→检查双侧呼吸运动度（上、中、下，双侧对比）→检查双侧触觉语颤（上、中、下，双侧对比）→检查有无胸膜摩擦感→叩诊双肺（肺尖、前胸、侧胸，自上而下，由外向内，双侧对比）→听诊双侧肺尖、前胸和侧胸（自上而下，由外向内，双侧对比）→检查听觉语音（上、中、下，双侧对比）→观察心尖、心前区搏动（切线方向观察）→触诊心尖搏动（部位、范围、强度）→触诊心前区→叩诊心脏相对浊音界（先左界后右界，由外向内、由下向上叩）→心脏听诊、二尖瓣区、肺动脉瓣区、主动脉瓣区、主动脉瓣第二听诊区、三尖瓣区（上述心脏听诊，先用膜形体件，酌情用钟形体件补充）。

4. 背部检查

嘱受检者坐起→充分暴露背部→观察脊柱、胸廓外形及呼吸运动→检查胸廓活动度及其对称性→检查双侧触觉语颤→检查有无胸膜摩擦感→叩诊双侧后胸部（被检查者双上肢交叉）→叩诊双侧肺下界、肺下界移动度（肩胛线）→双侧后胸部听诊→检查双侧听觉语音→触诊脊柱（有无畸形、压痛）→检查脊柱有无叩击痛→检查双侧肋脊点和肋腰点有无压痛→检查肋脊角有无叩击痛。

5. 腹部检查

嘱受检者暴露腹部→屈膝放松腹肌，双上肢置于躯干两侧，平静呼吸→观察腹部外形、对称性、皮肤、脐及腹式呼吸等→腹部触诊，浅触诊全腹部（自左下腹开始，逆时针触诊至脐部结束）→深触诊全腹部（自左下腹开始，逆时针触诊至脐部结束）→训练被检查者做加深的腹式呼吸2~3次→在右锁骨中线上单手法触诊肝脏→在右锁骨中线上双手法触诊肝脏→在前正中线上双手法触诊肝脏→检到肝颈静脉反流征→检查胆囊点有无压痛及墨菲征→双手法触诊脾脏→如未能触及脾脏，嘱受检者右侧卧位，再触诊脾脏→双手法触诊双侧肾脏（先左侧后右侧）→检查腹部触觉（或痛觉）→检查腹壁反射→叩诊全腹→叩诊肝上界（由肺区向下叩诊）→叩诊肝下界（由腹部鼓音区向上叩诊）→检查肝脏叩击痛→移动性浊音叩诊（经脐平面先左后右），必要时检查波动感和腹围→听诊肠鸣音（脐部）1 min→检查振水音→听诊腹部有无血管杂音。

6. 上肢检查

嘱受检者暴露上肢→观察上肢皮肤、关节、双手及指甲→触诊指间关节和掌指关节→检查指关节运动→检查上肢远端肌力→触诊腕关节→检查腕关节运动→触诊双肘鹰嘴和肱骨髁（肱骨内上、外上髁）→触诊滑车上淋巴结→检查肘关节运动→检查屈肘、伸肘的肌力→暴露肩部→视诊肩部外形→触诊肩关节、检查肩关节运动→检查上肢触觉（或痛觉）→检查肱二头肌反射、肱三头肌反射、桡骨膜反射和霍夫曼征。

7. 下肢检查

嘱受检者暴露下肢→观察双下肢外形、皮肤、趾甲等→触诊腹股沟区有无肿块、疝等→触诊腹股沟淋巴结→触诊股动脉搏动（必要时听诊）→检查髋关节屈曲、内旋、外旋运动→检查双下肢近端肌力（屈髋）→触诊膝关节及浮髌现象→检查膝关节运动→检查髌阵挛和踝阵挛→检查跟-膝-胫试验→触诊踝关节及跟腱→检查有无凹陷性水肿→触诊双足背动脉→检查踝关节背屈、跖屈活动→检查踝关节内翻、外翻运动→检查屈趾、伸趾运动→检查下肢触觉（或痛觉）→检查膝反射→检查跟腱反射→检查巴宾斯基征→检查查多克征→检查奥本海姆征→检查戈登征→检查凯尔尼格征→检查拉塞格征。

8. 肛门、直肠（仅必要时）检查

嘱受检者左侧卧位，右腿屈曲→观察肛门、肛周、会阴区→戴上手套，食指涂以润滑剂行直肠指诊→观察指套上有无分泌物。

9. 外生殖器（仅必要时）检查

解释检查的必要性，消除顾虑，保护隐私→确认膀胱已经排空，被检查者取仰卧位。

男性：视诊阴毛、阴茎、冠状沟、龟头、包皮→视诊尿道外口→视诊阴囊，必要时做提睾反射→触诊双侧睾丸、附睾、精索。

女性：视诊阴毛、阴阜、大阴唇、小阴唇、阴蒂→视诊尿道口及阴道口→触诊阴阜、大阴唇、小阴唇→触诊尿道旁腺、巴氏腺。

10. 共济运动、步态与腰椎运动检查

嘱受检者站立→指鼻试验（睁眼、闭眼）→轮替动作→闭目难立试验→观察步态→检查腰椎运动情况。

【思考题】

1. 描述全身体格检查的顺序和内容。
2. 全身体格检查需要哪些检查器械?

附：体格检查书写内容

体 格 检 查

体温　℃　脉搏　次/分钟　呼吸　次/分钟　血压　mmHg

一般情况　发育、营养、神志、体位、面容表情、姿势步态等。

皮肤黏膜　色泽、弹性、湿度、皮疹、出血、淤斑、水肿、瘢痕、溃疡、瘘管、结节等。

淋巴结　全身浅表淋巴结表现特点。

头部及其器官

头颅：大小、形状；头皮、头发：量、色、光泽等。

眼：眼眉、睫毛、眼睑、结合膜、巩膜、角膜、瞳孔、眼球等。

耳：听觉、分泌物、乳突压痛等。

鼻：外形、鼻中隔、阻塞、分泌物、出血、鼻旁窦压痛等。

口腔：气味、唇、齿、齿龈、舌、口腔黏膜、咽喉、扁桃体等。

颈部　强直、对称、颈静脉充盈、颈动脉搏动、气管位置、甲状腺大小、震颤等。

胸部　胸廓形状、呼吸状态、胸壁静脉曲张、胸壁压痛、乳房等。

肺脏

视诊　呼吸运动。

触诊　呼吸动度、触觉语颤。

叩诊　肺部叩诊音、肺上界、肺下界、肺下界移动度。

听诊　呼吸音、啰音、听觉语音。

心脏

视诊　心前区隆起，心尖搏动位置、范围、强度。

触诊　心尖搏动位置、范围、强度、震颤、摩擦感。

叩诊　心脏浊音界（表12-4）。

表12-4　心脏相对浊音界

右（cm）	肋间	左（cm）
	II	
	III	
	IV	
	V	

左锁骨中线距前正中线距离

听诊　节律、频率、心音、额外心音、杂音、心包摩擦音等。

周围血管征：毛细血管搏动征、水冲脉、枪击音。

桡动脉：脉搏频率（次/分）、节律、强度、紧张度、血管壁状态、脉搏短绌等。

腹部

视诊　腹外形、皮疹、胃肠蠕动、腹壁静脉曲张及血流方向、呼吸运动、瘢痕、疝等。

触诊　腹壁肌肉紧张度、压痛、反跳痛、腹水波动感、肝脏、脾脏、胆囊（墨菲氏征）、肾脏、肿块等。

叩诊 腹部叩诊音、肝界叩诊、移动性浊音、肾区叩击痛等。

听诊 肠鸣音、震水音、血管杂音及其他等。

脊柱及四肢 脊柱畸形、压痛、四肢畸形、强直或瘫痪、肌肉萎缩、骨折、杵状指、静脉曲张、关节等。

肛门、外生殖器 必要时检查。

神经系统 神志、精神状态、生理反射、病理反射、脑膜刺激征等。

【思考题】

1. 住院病历的格式如何？

2. 住院病历的内容包括哪些？

第十节　问诊练习

【目的要求】

通过问诊练习，促使学生学会对症状的综合分析，明确症状产生的病理基础，进而看到疾病的本质；同时，在练习问诊的过程中进一步掌握问诊的方法、技巧、注意事项及主诉的书写内容、要求等。

【教学过程】

1. 4~6 名同学为一组，一名扮演患者（标准化病人），一名扮演医生，其他学生给予补充纠错。

2. 以发热、咳嗽、咯痰、呼吸困难、胸痛、腹痛、腹泻等常见症状为例进行问诊练习，重点是"症状"的临床特点。如发热时间、发热时的体温特点、发热规律、伴随症状以及相关病史等。

3. 写出主诉，确定检查部位，提出临床"初步印象"。

4. 教师进行点评、总结。

【思考题】

1. 如何问诊？问诊的内容包括哪些？

2. 什么是主诉？如何写主诉？

3. 现病史、既往史包括哪些内容？

第十一节　病例分析练习

【目的要求】

通过病例分析，学会诊断步骤和临床思维方法。掌握临床常见病的诊断依据。

【教学过程】

1. 教师选择典型病例让学生进行综合分析。学生结合患者的症状、体征、辅助检查结果找出诊断依据，并做初步临床诊断。

2. 教师选择典型病例，让学生对患者的症状、体征进行分析，而后拟定下一步应做的辅助检查项目。

附：分析病例

例1：患者，男性，28岁，因高热，咳嗽，胸痛3天入院。3天前淋雨后出现高热，体温达39.2℃，畏寒，咳嗽，咳痰，伴右侧胸痛，无皮疹、咯血。既往体健。

查体：BP100/60 mmHg，急性热病容，口角疱疹，右下肺叩诊呈浊音，可闻及支气管呼吸音。心率96次/分，律齐，无杂音。腹平软，无压痛，肝脾不大。余（-）。

血象：WBC11.0×10^9/L，N86%。

X线：右下肺大片密度增高影。

问题：该患者的诊断最可能是什么？诊断依据如何？

例2：男，66岁，有反复咳嗽、咳痰史20年，活动后气喘史5年。有长期吸烟史。近3天因受凉后出现咳嗽、咳痰、气喘加重来院就诊。入院体检：神志清楚，紫绀，呼吸急促，桶状胸，肺部叩诊为过清音，双肺闻及散在哮鸣音，双肺底少许湿啰音，心率110次/分，律齐，P2亢进，无杂音。双下肢轻度凹陷性水肿。

问题：该患者最可能的诊断是什么？诊断依据如何？

例3：患者男性，60岁，既往冠心病劳力型心绞痛5年，服用硝酸甘油3分钟内缓解。近日来因劳累心绞痛发作频繁，晨起活动后感胸骨后剧烈疼痛，伴恶心、呕吐、大汗，服硝酸甘油后不能缓解，在当地卫生院检查心电图显示Ⅱ、Ⅲ、aVF导联弓背向上抬高，病理性Q波。2小时后来医院急诊。

问题：该患者最可能的诊断是什么？诊断依据如何？

例4：男性，38岁，因活动后气促1月，加重伴下肢水肿5天入院，休息也时有气促。体格检查：BP138/80 mmHg，P92次/分。颈静脉充盈；双下肺可闻及湿啰音；心界向左下扩大，心率92次/分，心律齐，可闻及S3及心尖区2/6收缩期柔和的吹风样杂音；肝脏于右肋下2指触及，有压痛；双下肢指压性水肿；无其他异常体征。心电图：ST-T改变（Ⅰ、Ⅱ、aVF、V4、V5、V6导联ST段压低0.05~0.08 mV伴T波倒置）。

问题：该患者最可能的诊断是什么？诊断依据如何？

例5：某女，22岁，上腹痛5小时，伴恶心，呕吐一次，为胃内容物，自觉低热，月经未干净。体查：腹软，脐上区轻压痛，右下腹压痛，反跳痛，未扪及包块，肝脾未扪及，移动性浊音阴性。血常规提示WBC13.5×10^9/L，N90% L10%，Hb135g/L，PLT156×10^9/L；尿常规提示RBC15~20/HP，WBC0~2/HP。

问题：该患者最可能的诊断及诊断依据是什么？

例6：某男，38岁，因反复上腹痛3年，呕吐3天入院。3年前出现上腹痛，呈灼痛感，饥饿时加重，进食后可减轻，以冬春季发作频繁。3天前无原因出现上腹饱胀，反复发作呕吐，呕吐物为酸臭的宿食，呕吐后感到舒适。体查：生命体征平稳，心肺无异常，腹平坦，可见胃型及胃蠕动波，触诊软，剑突下偏右手掌大区域压痛，未扪及包块，肝脾肋下均未扪及，上腹可听到振水音，肠鸣音4次/分，未叩出移动性浊音。

问题：该患者最可能的诊断及诊断依据是什么？

例 7：某男，30 岁，反复上腹痛 10 余年，加重并上腹剧痛 4 小时，近 10 天每半夜出现上腹痛，昨夜 12 点突发出现持续性上腹剧痛。体查：急性痛苦面容，面色苍白，出冷汗、仰卧位，两下肢屈曲，脉细速，腹壁强直，全腹弥漫性压痛、反跳痛，可叩出移动性浊音，肝浊音界消失，肠鸣音消失。

问题：

（1）该患者最可能的诊断及诊断依据是什么？

（2）明确诊断的最佳检查。

例 8：女性，20 岁，腹痛、腹泻、发热 10 小时。患者于 10 小时前，出现下腹部不适，呈阵发性并伴有恶心，呕吐，呕吐物为胃内容物，自服小檗碱和多潘立酮，未见好转，腹痛由胃部移至右下腹部并出现发热（自测体温 38.5℃）及腹泻数次，为稀便，无脓血便。查体：T38.7℃，P120 次/分，BP110/70 mmHg，腹平，肝脾未及。无包块，全腹压痛以右下腹麦氏点周围为著，无明显肌紧张及反跳痛，肠鸣音亢进：10~15 次/分。Hb162 g/L，WBC 25×10^9/L，中性分叶 85%，杆状 9%，尿常规（-），粪便常规：稀水样便，WBC3~5/HP，RBC 0~2/HP，肝功能正常。

问题：该患者最可能的诊断是什么？诊断依据如何？

例 9：男性，75 岁，间断上腹痛 10 余年，加重 2 周，呕血、黑便 6 小时。10 余年前开始无明显诱因间断上腹胀痛，餐后半小时明显，持续 2~3 小时，可自行缓解。6 小时前突觉上腹胀、恶心、头晕，先后两次解柏油样便，并呕吐咖啡样液 1 次，此后心悸、头晕、出冷汗。

查体：T36.7℃，P108 次/分，R22 次/分，BP90/70 mmHg，神清，面色稍苍白，四肢湿冷，无出血点和蜘蛛痣，巩膜无黄染，心肺无异常。腹平软，未见腹壁静脉曲张，上腹中轻压痛，无肌紧张和反跳痛，全腹未触及包块，肝脾未及，腹水征（-），肠鸣音 10 次/分，双下肢不肿。

问题：该患者最可能的诊断是什么？诊断依据如何？

例 10：男性，56 岁。右侧肢体麻木 1 个月，不能活动伴嗜睡 2 小时。患者呈嗜睡状态，叫醒后能正确回答问题。无头痛，无恶心、呕吐，不发热，二便正常。既往无药物过敏史，有高血压史 10 余年。无心脏病史。查体：T36.8℃，P80 次/分，R20 次/分，BP 160/90 mmHg。嗜睡，双侧瞳孔等大，直径 2 mm，对光反射正常，右侧鼻唇沟浅，伸舌偏右，心率 80 次/分，律齐，未闻及杂音。右侧上下肢肌力 0 级，右侧腱反射低，右侧巴氏征（+）。

脑 CT：左颞、顶叶大片低密度病灶。

问题：该患者最可能的诊断是什么？诊断依据如何？

第十二节　临床见习

【目的要求】

安排学生到医院见习，直接面对病人，练习问诊、查体，观察典型体征，增强学生的感性认识和综合分析能力。

【教学过程】

1. 采集病史前讲解 30 分钟。

2. 选择病史及体征典型的病人，每 3～5 位同学分配一名病人。自带听诊器，老师提供体温计、血压计、压舌板、软尺等常规体检器械。先独立问诊及体格检查，再经老师启发与辅导后予以补充，共 120 分钟。

3. 用统一的病历纸，按照病历书写要求，认真完成病历，上交老师。

4. 指导教师批阅病历，点评总结。

【思考题】

1. 临床见习有何收获？

2. 谈谈临床见习的体会。

第十三节　典型病例诊断程序

【目的要求】

目的是提高学生的学习兴趣，激发学习热情，培养学生分析问题、解决问题的能力及创新思维能力。

【教学过程】

设计典型病例诊断程序：给出典型病例，让学生进行诊断，给他们以思考的空间，为"患者"进行应做的问诊、查体、化验和其他辅助检查，并进行全面分析，教师给予点评指导。

第十四节　动物实验

【目的要求】

通过常见病动物模型，早期了解相关表现，探讨其发病机制，全面认识疾病，拓展诊断思路。

【教学过程】

第一步：设计临床常见病"动物模型"。

第二步：观察"动物模型"表现、体征。

第三步：进行各器官的病理变化的观察、分析。

第四步：推断"患者"疾病过程中临床表现产生的病理基础。

第五步：撰写实验报告。

第十三章　实验诊断学 ▷▷▷

第一节　红细胞计数

【实验目的要求】

掌握手工法红细胞计数（red blood cell count，RBC）原理、计算方法及临床意义；熟悉仪器法红细胞计数的基本步骤；对照手工法与仪器法的优点和缺点；熟悉基本采血方法；了解计数板结构和基本用法。

【实验器械】

计数板、显微镜、全自动血细胞分析仪、一次性定量采血管（20 μL）、一次性采血针、盖玻片、小试管、刻度吸管、75%酒精、碘酒等。

【实验试剂】

红细胞稀释液。

【实验原理】

1. 手工法　即显微镜计数法。计数板与盖玻片组成计数池，计数板上刻度分为9个大方格，中央大方格用于红细胞计数，被双线等分成25个中方格，每个中方格又分为16个小方格，总计400个小方格（图13-1）。每个大方格的边长为1 mm，计数池深度为0.1 mm，故一个大方格所覆盖的液体体积是0.1 mm^3或0.1 μL。将红细胞悬液充入计数板，计数一定体积内的红细胞数，推算出RBC。手工法是RBC的参考方法。

2. 仪器法　即血液分析仪法。自动血液分析仪（automated hematology analyzer，AHA）应用最多的方法是电阻抗法。电阻抗法的根据是血细胞是电的不良导体，其电阻大于电解质溶液。在仪器取样部位有一个吸样管，管上有一个与血细胞大小相似的微孔，管内外各有一支电极，内外电极位于微孔两边，微孔为恒流电流必经之路，当血细胞在负压的吸引下通过微孔时，电阻瞬间增大，从而产生一个脉冲信号。有多少细胞通过将有多少脉冲信号产生；并且脉冲信号大小与细胞体积的大小成正比，脉冲信号通过放大、整形、甄别，经CPU处理得出计数结果。此即电阻抗原理（principle of electrical impedance），又称库尔特原理（coulter principle）。有些AHA还应用激光散射法和射频电导法，在此不再赘述。

【实验操作】

（一）手工法

1. 准备 于清洁小试管内精确加入红细胞稀释液 2.0 mL，备用。同时将计数板及盖玻片擦干净，并将盖玻片覆盖于计数池上面，备用。

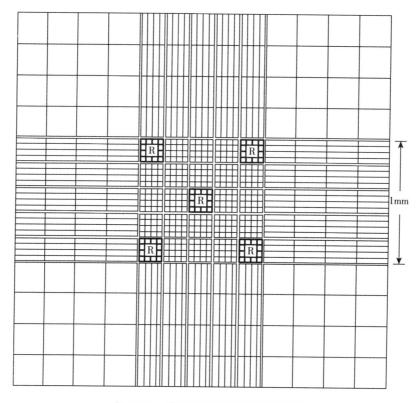

图 13-1 计数板的计数池平面示意图

2. 采血 认真消毒皮肤，用一次性采血针刺入皮肤，深 2~3 mm，第一滴血弃去，轻轻挤压，使血液流出形成绿豆大小的血滴，用一次性定量采血管采手指血 10 μL（如采静脉血则需用一次性注射器等），认真消毒。

3. 稀释 将 10 μL 全血立即注入 2.0 mL 红细胞稀释液中，轻轻反复抽吸数次，洗净吸管中的残余血液。轻轻摇动试管，充分混匀。血液被稀释 200 倍。

4. 充池 用吸管吸取已充分混匀的稀释血液一滴，滴于盖玻片的下方边缘处，稀释血液立即充入计数池中，静置 2~3 分钟，待红细胞完全下沉稳定后进行计数。

5. 计数 计数板平放于显微镜载物台，先用低倍镜找到计数池的中央大方格并观察细胞分布是否均匀；再转换高倍镜计数 5 个中方格（即四角及中央的中方格）中红细胞个数。镜下红细胞呈微黄色，圆形或双凹圆盘状，直径 6.7~7.7 μm。计数时须按一定顺序，以免重计或漏计。对于压线细胞，压外线者不计，压内线者只计两条边，如可以"数上不数下，数左不数右"等。

6. 计算 设5个中方格中红细胞个数为 a。

RBC = (a/5) ×25×200（稀释倍数）/0.1 μL

= 5a×200×10×10^6/L

= (a/100) ×10^{12}/L

（二）仪器法

按稀释键，自稀释管排出仪器自动定量的稀释液到样品杯中。如上法采血 20 μL，认真消毒，将 20 μL 全血立即注入仪器血细胞稀释液中，轻轻摇动样品杯，充分混匀，静置 5 分钟后再次混匀放于样品台上，按计数键计数。

参考值：①成年：男性 (4.09~5.74) ×10^{12}/L，女性 (3.68~5.13) ×10^{12}/L；②新生儿：(5.2~6.4) ×10^{12}/L；③婴儿：(4.0~4.3) ×10^{12}/L；④儿童：(4.0~4.5) ×10^{12}/L。

【注意事项】

1. 严格一人一针一管，避免交叉感染。

2. 实验各个环节及所用器材须洁净。

3. 稀释时反复抽吸的动作须轻微，避免吸球内杂质污染稀释液。

4. 充池一次完成，避免产生气泡和细胞分布不均。

5. 采血迅速，避免凝固，血凝后不能计数且不能上机。

【思考题】

1. 简述计数板计数池的方格结构。

2. 计数板 1 个大方格所覆盖的液体体积是多少？

3. 简述电阻抗法检测 RBC 的基本原理。

4. 试比较手工法与仪器法的优点和缺点。

5. 试述 RBC 病理性减少见于哪些疾病？

6. 血液分析仪还可检测哪些 RBC 相关参数？

第二节 血红蛋白测定

【实验目的要求】

掌握氰化高铁血红蛋白（hemoglobincyanide，HiCN）法检查原理及临床意义；熟悉 HiCN 法检查步骤；了解认识分光光度计比色原理及标准曲线的绘制。

【实验器械】

722 分光光度计、一次性定量采血管（20 μL）、一次性采血针、小试管和刻度吸管、75%酒精、碘酒等。

【实验试剂】

文齐氏液：含 $K_3Fe(CN)_6$、KCN 等。

【实验原理】

Hb 被高铁氰化钾 $K_3Fe(CN)_6$ 氧化为高铁血红蛋白（Hi），再与氰离子 CN^- 结合成稳定的棕红色氰化高铁血红蛋白（HiCN），在规定的波长和液层厚度的条件下，测得吸光度，即可求得血红蛋白浓度。

$Hb + K_3Fe(CN)_6 \longrightarrow Hi$

$Hi + CN^- \longrightarrow HiCN$

【实验操作】

1. 采血 认真消毒皮肤，用一次性采血针刺入皮肤，深 $2 \sim 3$ mm，第一滴血弃去，轻轻挤压，使血液流出形成绿豆大小的血滴，用一次性定量采血管采手指血 10 μL（如采静脉血则需用一次性注射器），认真消毒。

2. 反应 20 μL 全血加入 5 mL 文齐氏液中，混匀后静置 5 分钟。

3. 比色 722 分光光度计，波长 540 ± 1 nm，光径 1.0 cm，文齐氏液调零，比色测定吸光度。

4. 求值 查标准曲线，求得 Hb 值。

参考值：①成年：男性 $131 \sim 172$ g/L，女性 $113 \sim 151$ g/L；②新生儿：$180 \sim 190$ g/L；③婴儿：$110 \sim 120$ g/L；④儿童：$120 \sim 140$ g/L；⑤老年（>70 岁）：男性 $94 \sim 122$ g/L，女性 $87 \sim 112$ g/L。

【注意事项】

1. 文齐氏液中的氰化钾为剧毒，避免污染。

2. 废液处理：加入等量水混匀，每升加次氯酸钠溶液（安替福民）35 mL 充分混匀，于室温敞口 15 小时后排入下水道。

3. 文齐氏液只能保存于玻璃瓶中，否则 CN^- 含量下降。

4. Hb 也可用全自动血细胞分析仪求得。

【思考题】

1. 简述 HiCN 法测定 Hb 的基本原理。

2. 试述年龄、性别与 Hb 的关系。

3. 思考 Hb 与 RBC 的关系，已知 RBC 还有必要测定 Hb 吗？

第三节　白细胞计数

【实验目的要求】

掌握手工法白细胞计数（white blood cell count，WBC）原理、计算方法及临床意义；熟悉仪器法白细胞计数的基本步骤；对照手工法与仪器法的优点和缺点；熟悉计数板结构和基本用法。

【实验器械】

计数板、显微镜、全自动血细胞分析仪、一次性定量采血管、一次性采血针、盖玻片、小试管、刻度吸管、75%酒精、碘酒等。

【实验试剂】

1. 手工法 1%HCl。

2. 仪器法 血细胞稀释液。

【实验原理】

1. 手工法 即显微镜计数法。1%HCl 一方面破坏红细胞，另一方面保持白细胞形态完整。将白细胞悬液充入计数板，计数一定容积内的白细胞数，再推算出 WBC。手工法仍是 WBC 的参考方法。

2. 仪器法 即血液分析仪法。AHA 计数白细胞应用最多的方法是电阻抗法。详见第一节。有些仪器应用激光散射法。激光散射法应用了流式细胞术（flow cytometry，FCM）检测原理。当细胞通过激光束被照射时，细胞可阻挡或改变激光束的方向，产生各种角度的散射光。通过综合分析不同角度散射光的信息可准确计数白细胞数量及其分类。

【实验操作】

（一）手工法

1. 准备 加 0.38 mL 白细胞稀释液于小试管中。

2. 采血 认真消毒皮肤，用一次性采血针刺入皮肤，深约 2~3 mm，第一滴血弃去，轻轻挤压，使血液流出形成绿豆大小的血滴，用一次性定量采血管采手指血 20 μL（如采静脉血则需用一次性注射器），认真消毒。

3. 稀释 立即将 20 μL 全血轻轻注入稀释液中，轻轻反复抽吸数次，洗净吸管中的残余血液。轻轻摇动试管，充分混匀。血液被稀释 20 倍。

4. 充池 用吸管吸取已充分混匀的稀释血液一滴，滴于盖玻片的下方边缘处，细胞悬液立即充入计数池中。静置 2~3 分钟，待白细胞完全下沉稳定后进行计数。

5. 计数 在低倍镜下，白细胞呈规则圆形，核较清晰，稍有折光，而杂质不规则，且无细胞结构，借此区别。计数四角 4 个大方格中所有的白细胞数，1 个大方格含有 16 个中方格（图 13-2）。计数时须按一定顺序，以免重计或漏计。对于压线细胞，压外线者不计，压内线者只计两条边，如可以"数上不数下，数左不数右"等。

6. 计算 设四角的 4 个大方格中的白细胞数为 a。

WBC =（a/4）×20（稀释倍数）/0.1 μL

　　 =（a/4）×20×10×10^6/L

　　 =（a/20）×10^9/L

（二）仪器法

按稀释键，自稀释管排出仪器自动定量的稀释液到样品杯中。如上法采血 20 μL，认真消毒，将 20 μL 全血立即注入仪器血细胞稀释液中，轻轻摇动样品杯，充分混匀，静置 5 分钟后再次混匀放于样品台上，按计数键计数。

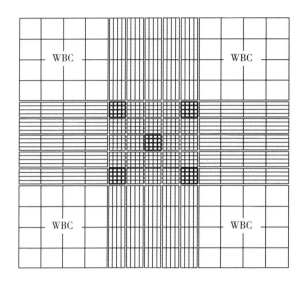

图 13-2　四角 4 个大方格用于 WBC

参考值：①成人：（4.0~10.0）×10⁹/L；②新生儿：（15~20）×10⁹/L；③6 个月至 2 岁：（11~12）×10⁹/L；④儿童：（5~12）×10⁹/L。

【注意事项】

1. 严格一人一针一管，避免交叉感染。

2. 实验各个环节及所用器材须洁净。

3. 稀释时反复抽吸的动作须轻微，避免吸球内杂质污染稀释液。

4. 充池一次完成，避免产生气泡和细胞分布不均。

5. 采血迅速，避免凝固，血凝后不能计数且不能上机。

【思考题】

1. 检测 RBC 与 WBC 的中方格有何不同？

2. 简述手工法 WBC 的计算方法。

3. 试比较手工法与仪器法的优点和缺点。

4. 试问 WBC 的参考方法，手工法是否退出历史舞台？

5. 试述 WBC 的生理变化和病理变化。

第四节　白细胞分类计数

【实验目的要求】

白细胞分类计数（differential leukocyte count，DLC）掌握血液涂片技术、瑞氏染色技术、外周血中五种正常白细胞形态特点及其分类技术；熟悉血涂片红细胞及血小板的形态特点；巩固外周血各种血细胞的功能及临床意义。

【实验器械】

载玻片和推片、显微镜、一次性定量采血管、一次性采血针、75%酒精棉球及干棉球、香柏油、洗耳球、擦镜纸。

【实验试剂】

姬-瑞氏染液、pH6.4~6.8磷酸盐缓冲液。

【实验原理】

瑞氏染料是由碱性染料美蓝（亚甲蓝）和酸性染料伊红组成的复合染料，又称伊红美蓝染料。瑞氏染料溶于甲醇。其中伊红离子带负电，酸性，红色；而美蓝离子带正电，碱性，蓝色。血细胞成分若带正电，则易与带负电的美蓝结合，从而被染成红色，称嗜酸性；血细胞成分若带负电，则易与带正电的美蓝结合，从而被染成蓝色，称嗜碱性；血细胞成分若为中性，则与伊红和美蓝均可结合，从而被染成淡紫红色，称嗜中性。不同的白细胞的胞浆、胞浆颗粒、胞核被染成不同的颜色，并呈现不同的形态，依此分类。

【实验操作】

1. 血涂片的制作

加1滴绿豆大小血滴于清洁载玻片的一端，以推片的一端放在血液前方，接触血滴并使其沿推片边缘均匀展开，然后以30°~45°角，自然、均匀而迅速沿玻片表面推向另一端，形成头体尾明显的舌形血膜。自然干燥。血膜厚度与血滴大小、推片角度和速度有关，血滴大，角度大，速度快则血膜厚，反之则薄。

2. 瑞氏（wright）染色

（1）滴加瑞氏染液数滴于已干燥的血涂片上，使其布满整个血膜，平置染色1分钟。

（2）滴加等量pH6.4的磷酸盐缓冲液，用吸耳球轻轻吹动，使染液与缓冲液充分混匀，染色5~10分钟。

（3）用细小流水自片端冲去染液，自然干燥后镜检。

3. 显微镜检查

先用低倍镜观察染色及细胞分布情况，选择细胞分布均匀的部分（最好是血膜体尾交界部），滴一小滴镜油，用油浸镜按顺序镜检。计数分类100个白细胞，如发现幼稚红细胞，则单独计数。按五种白细胞形态学特征进行分类，求出各类细胞所占百分率。

参考值：①中性杆状核粒细胞1%~5%；②中性分叶核粒细胞50%~70%；③嗜酸性粒细胞0.5%~5%；④嗜碱性粒细胞0%~1%；⑤淋巴细胞20%~40%；⑥单核细胞3%~8%。

【注意事项】

1. 计数中注意有无异常或幼稚白细胞。

2. 计数中注意红细胞形态和血小板形态。

3. 计数后，用二甲苯或乙醚和擦镜纸认真擦拭油镜。

【思考题】

1. 简述血膜厚度的相关因素。

2. 简述瑞氏染色的原理与三种粒细胞名称的由来。

3. 在血涂片上，体积较大细胞更容易出现在何处？

4. 简述外周血五种白细胞的形态特点。

5. 思考外周血五种白细胞的功能和临床意义。

第五节　血小板计数

【实验目的要求】

掌握仪器法血小板计数（platelet count，PLT）的基本步骤及临床意义；熟悉手工法血小板计数原理、计算方法；对照手工法与仪器法的优点和缺点；进一步熟悉计数板结构和基本用法。

【实验器械】

计数板、显微镜、全自动血细胞分析仪、一次性定量采血管、一次性采血针、盖玻片、小试管、刻度吸管、75%酒精、碘酒等。

【实验试剂】

血小板稀释液：草酸氨稀释液、许汝和稀释液或赤血盐稀释液等。

【实验原理】

1. 手工法　即显微镜计数法。血小板稀释液一方面破坏红细胞，另一方面保持血小板形态完整。将血小板悬液充入计数板，计数一定容积内的血小板数，推算出 PLT。手工法不是 PLT 的参考方法。

2. 仪器法　包括血液分析仪法和流式细胞仪法等。AHA 计数血小板应用最多的方法是电阻抗法和激光散射法，详见第一节与第三节。而流式细胞仪法是 PLT 的参考方法。

【实验操作】

（一）手工法

1. 准备　加 0.38 mL 血小板稀释液于小试管中。

2. 采血　认真消毒皮肤，用一次性采血针刺入皮肤，深 2~3 mm，第一滴血弃去，轻轻挤压，使血液流出形成绿豆大小的血滴，用一次性定量采血管采手指血 20 μL（如采静脉血则需用一次性注射器），认真消毒。

3. 稀释　立即将 20 μL 全血轻轻注入稀释液中，轻轻反复抽吸数次，洗净吸管中的残余血液。轻轻摇动试管，充分混匀。静置 2~3 分钟使红细胞全部溶解，此时，血液被稀释 20 倍。

4. 充池　用吸管吸取已充分混匀的稀释血液一滴，滴于盖玻片的下方边缘处，细胞悬液立即充入计数池中。静置 10~15 分钟，待血小板完全下沉稳定后进行计数。

5. 计数　在低倍镜下，血小板呈圆形、椭圆形或略不规则形的盘状小体，有屈光性，其直径 1.5~3 μm，约为红细胞的 1/5~1/3。按红细胞区域计数。计数中央大方格的五个中方格中血小板总数。计数时须按一定顺序，以免重计或漏计。

6. 计算 设五个中方格中血小板数为 a，则：

PLT =（a/5）×25×20（稀释倍数）/0.1 μL

= 5a×20×10×10^6/L

= a×10^9/L

（二）仪器法

血液分析仪法。按稀释键，自稀释管排出仪器自动定量的稀释液到样品杯中。如上法采血 20 μL，认真消毒，将 20 μL 全血立即注入仪器血细胞稀释液中，轻轻摇动样品杯，充分混匀，静置 5 分钟后再次混匀放于样品台上，按计数键计数。

参考值：（100～300）×10^9/L

【注意事项】

1. 严格一人一针一管，避免交叉感染。
2. 血小板体积小，实验各个环节及所用器材须洁净，否则严重干扰计数。
3. 稀释时反复抽吸的动作须轻微，避免吸球内杂质污染稀释液。
4. 充池一次完成，避免产生气泡和细胞分布不均。
5. 采血迅速，避免凝固，血凝后不能计数且不能上机。
6. 采血时，拭去第一滴血后，首先采血做血小板计数。
7. 滴入计数池，务必静置 10～15 分钟后方可计数。
8. 血小板易于黏附、聚集、破损和变性，较难识别，易有误差，故应严格操作。
9. 血小板标本采取后应在 1 小时内完成计数。

【思考题】

1. 比较手工法检测 RBC 与 PLT 的计数区域和计算方法。
2. 为何滴入计数池后，务必静置 10～15 分钟后方可计数？
3. 简述 PLT 减少的临床常见疾病。
4. 血液分析仪还可检测哪些 PLT 相关参数？

第六节　网织红细胞计数

【实验目的要求】

掌握网织红细胞计数（reticulocyte count，Ret）和形态特点及其临床意义；熟悉网织红细胞手工计数方法。

【实验器械】

显微镜计数板、一次性定量采血管、一次性采血针、载玻片、试管、一次性采血针、推片、香柏油、75%酒精、碘酒等。

【实验试剂】

10 g/L 煌焦油蓝（briliant cresyl blue）乙醇溶液、10 g/L 煌焦油蓝生理盐水溶液。

【实验原理】

网织红细胞是介于晚幼红细胞和成熟红细胞之间的一种尚未完全成熟的红细胞，胞浆内残存着 RNA 物质，经煌焦油蓝活体染色后，这些残存的 RNA 物质呈现蓝色枝点状、网织状等。

【实验操作】

（一）玻片法

1. 准备　于玻片一端滴加煌焦油蓝乙醇溶液 1 滴，待干。

2. 染色　取末梢血 1 滴滴于染液处，并用推片角混匀，并将两玻片部分粘合，以防干燥。

3. 推片　染色 5~10 分钟后，推片，待干。

4. 镜检　在低倍镜下选择红细胞分布均匀的部位，在油镜下计数至少 1000 个红细胞中的网织红细胞数。

（二）试管法

1. 准备　于小试管中滴加煌焦油蓝生理盐水溶液 1 滴。

2. 染色　加末梢血 2 滴于试管中，混匀。

3. 推片　染色 15~20 分钟后，取 1 滴推片，待干。

4. 镜检　在低倍镜下选择红细胞分布均匀的部位，在油镜下计数至少 1000 个红细胞中的网织红细胞数。

参考值：成人和儿童：0.5%~2.5%；新生儿：2%~6%。

【注意事项】

1. 活体染色　网织红细胞在活体染色条件下才能显示。

2. 时间温度　染色时间不能过短，染色温度不能过低，室温低时应适当延长染色时间。

3. 血液多少　染液与血液比例，玻片法以 1∶1 为宜，试管法以 1∶2 为宜，贫血时适当增加血量。

4. 计数部位　应选择红细胞分布均匀处计数，因网织红细胞体积较大，还应兼顾血涂片的边缘和尾部。

5. 计数视野　可在接目镜中放置一圆形有孔的纸片，缩小视野，便于计数。

6. 其他方法　Ret 也可通过仪器法（流式细胞仪法和血液分析仪法等）计数。荧光染料与 Ret 中 RNA 结合而发出特定荧光，通过 RNA 定量精确定量。

【思考题】

1. 简述网织红细胞的概念。

2. 网织红细胞增多和减少的临床意义是什么？

第七节　骨髓细胞检查

【实验目的要求】

掌握骨髓细胞检查（bone marrow cells examination）的分类及骨髓增生程度分级；熟悉骨髓细胞各阶段的基本形态特点。

【实验器械】

显微镜、香柏油、擦镜纸。

【实验操作】

（一）低倍镜观察

1. 通片浏览　在低倍镜下观察骨髓取材、涂片、染色是否满意，选择最好的区域进行检查。

2. 骨髓增生程度　根据骨髓片中成熟红细胞与有核细胞的比例，增生程度一般分为五级。

表 13-1　骨髓增生程度（分五级）

增生程度	成熟红细胞：有核细胞	常见情况
增生极度活跃	1：1	白血病等
增生明显活跃	10：1	白血病，增生性贫血等
增生活跃	20：1	正常骨髓，增生性贫血等
增生减低	50：1	再生障碍性贫血等
增生明显减低	300：1	再生障碍性贫血等

3. 巨核细胞　低倍镜下计算全片巨核细胞的数目，特别注意骨髓涂片的边缘及末端，以油镜鉴定发育阶段。

4. 特殊细胞　注意观察有无体积较大的特殊细胞，如转移瘤细胞，高雪氏细胞，尼曼-匹克氏细胞等。

（二）油镜检查

1. 在油镜下对每个细胞作仔细观察分类，一般共计数 500 个细胞，然后计算出各种细胞所占的百分率。

2. 粒/红比（M/E 或 G/E）：即粒细胞与有核红细胞的比例，各阶段粒细胞的百分率总和与各阶段有核红细胞的百分率总和之比。

3. 观察细胞形态有无异常。原始细胞区别要点见表 13-2。

4. 观察有无特殊细胞及寄生虫。

（三）诊断

根据骨髓检查结果，结合血象做出诊断。

附：正常骨髓象

1. 有核细胞增生活跃，粒：红比值＝2～4：1。

2. 各系统、各阶段细胞比例正常，相互间比例正常。

（1）粒系占比例最大，为50%～60%，原粒细胞<2%，早幼粒细胞<4%，嗜酸粒细胞<5%，嗜碱粒细胞<1%。

（2）红系中有核红占20%左右，原红细胞<1%，早幼红细胞<5%，中晚幼红各约10%。

（3）淋系约占20%，原幼淋罕见。单系<5%，浆系<2%，通常成熟。

（4）在一张1.5×3 cm的涂片上，通常可见巨核细胞7～35个，以颗粒巨和产板巨为主，血小板散在或成群。

（5）其他细胞如巨噬细胞、组织嗜碱细胞不多见。

3. 各系统、各阶段细胞形态正常。

4. 无寄生虫及其他异常细胞。

表 13-2　原始细胞区别要点

	原红细胞	原粒细胞	原淋细胞	原单细胞
胞浆	油墨蓝；浓稠；有伪足	水彩蓝；均匀浅淡	亮蓝；少，环于核周	灰蓝；毛玻璃状
染色质	粗粒状	细沙状	粗粒状	纤细网状

【思考题】

1. 骨髓增生程度如何划分？

2. 骨髓细胞可以分为哪几个系统？各有几个阶段？

3. 什么是粒/红比值？

4. 正常骨髓象有何基本特点？

5. 简述骨髓象检查的临床意义。

第八节　尿蛋白测定

【实验目的要求】

掌握加热醋酸法尿蛋白测定（urine protein test）的原理、操作和结果判断原则；熟悉磺基水杨酸法测定尿蛋白的原理、操作和结果判断原则；熟悉尿液分析仪法检测尿蛋白的原理和基本操作；对照三种方法的优点和缺点。

【实验器械】

尿液分析仪、试管及试管夹、酒精灯、吸管、试管。

【实验试剂】

5%醋酸、饱和氯化钠溶液、200 g/L磺基水杨酸水溶液、尿干化学分析试带。

【实验原理】

1. 加热醋酸法 加热凝固蛋白质，并溶解尿酸盐；加酸使蛋白质接近等电点，促使蛋白沉淀，并溶解磷酸盐和碳酸盐。

2. 磺基水杨酸法 磺基水杨酸与蛋白质结合生成不溶性蛋白盐沉淀。

3. 尿液分析仪法 尿液化学分析试带上有一系列试剂模块，尿液成分与相应试剂模块的试剂发生反应而出现颜色变化，颜色深浅与尿液成分浓度成正比。尿蛋白测定原理为蛋白质误差原理，pH指示剂阴离子受蛋白质阳离子吸引而进一步电离，当超过缓冲范围时则发生颜色变化，称pH指示剂蛋白质误差法。试带进入尿液分析仪比色槽，仪器分析后自动输出结果。

【实验操作】

（一）加热醋酸法

1. 加尿液于12 mm×100 mm试管的2/3处。
2. 斜执试管底部，加热斜面部分至沸腾。
3. 加3~4滴5%醋酸，再煮沸。
4. 立即观察结果，判断标准如下：
（1）清晰：（-）
（2）在黑色背景下轻微混浊：（±）
（3）雾状白色混浊：（+）
（4）颗粒状白色混浊：（++）
（5）絮状混浊：（+++）
（6）浓厚沉淀或凝块形成：（++++）

（二）磺基水杨酸法

1. 取小试管2支，各加尿液1 mL。
2. 于一管中滴加磺基水杨酸溶液2滴，混匀，另一管不加试剂作空白对照。
3. 1分钟观察结果，判断标准同上。

（三）尿液分析仪法

取一条尿干化学分析试带，由上至下使吸管中的尿液浸过试带，使试带模块充分接触尿液。多余尿液用滤纸拭干，将其准确放置于尿液分析仪比色槽中，按"start"键测定。

【注意事项】

1. 加热醋酸法 加酸不宜过多；实验前可先加1~2滴饱和氯化钠溶液以促沉淀。

2. 磺基水杨酸法 很敏感，（±）无临床意义；尿液混浊应离心；高浓度尿酸或尿酸盐尿液，可呈假阳性。

3. 尿液分析仪法 假阳性：尿 pH>9 或试带浸渍时间过长；假阴性：尿 pH<3 或试带浸渍时间过短。

【思考题】

1. 比较三种方法的优点和缺点。

2. 简述加热醋酸法测定尿蛋白的基本原理。

3. 尿液分析仪法是否可以完全取代手工法？

4. 尿液分析仪还可检测哪些参数？

5. 蛋白尿可以分为哪些类型？

第九节 尿酮体测定

【实验目的要求】

熟悉亚硝基铁氰化钠（硝普钠）法尿酮体测定（urine ketone bodies test）的原理、结果判断原则及临床意义；熟悉尿液分析仪法测定酮体的步骤。

【实验器械】

尿液分析仪、试管（硝普钠）及试管夹、酒精灯、吸管、试管。

【实验试剂】

亚硝基铁氰化钠（硝普钠）、冰醋酸、浓氨水、尿干化学分析试带。

【实验原理】

丙酮和乙酰在弱碱性条件下与亚硝基铁氰化钠发生反应，生成紫红色化合物。尿液分析仪法的本质也是亚硝基铁氰化钠法，试剂集中于试带的相应模块上。

【实验操作】

（一）亚硝基铁氰化钠法

1. 加尿液 2 mL 于试管中。

2. 加冰醋酸 2 滴（消除肌酐与试剂的反应）。

3. 再加入亚硝基铁氰化钠结晶少许，加热促其溶解，混匀。

4. 沿管壁缓缓加入浓氨水 0.5~1 mL，在两液交界处如发现紫红色环即为阳性。

5. 结果判断：

（1）10 分钟以上无紫色环出现：（-）

（2）10 分钟内出现紫色环：（+）

（3）两液接触后逐渐出现紫红色环：（++）

（4）两液接触后立即出现紫红色环：（+++）

（二）尿液分析仪法

取一条尿干化学分析试带，使其浸过尿液，多余尿液用滤纸拭干，将其准确放置于尿液分析仪比色槽中，按"start"键测定。

【注意事项】

1. 应取新鲜尿液。

2. 肌酐、肌酸以及安替比林、酚类等药物可呈假阳性。

3. 本法无法检测 β 羟丁酸。

【思考题】

1. 什么是酮体？

2. 酮尿可以分为哪些类型？

第十节　尿沉渣检查

【实验目的要求】

尿沉渣检查（urine sediment examination），要求掌握尿液中各种管型的形态特点及临床意义；熟悉尿液中各种细胞的形态特点及临床意义；了解尿液中各种结晶的形态特点及临床意义。

【实验器械】

显微镜、滴管、载玻片、盖玻片。

【实验操作】

用吸管吸取尿沉渣一滴，置于玻片上，加盖玻片。先用低倍镜观察标本大致情况，然后再用高倍镜仔细观察。每片至少观察 10 个高倍视野。计算有形成分通常用每高倍视野多少个表示。如每高倍视野有白细胞5~10个，即 WBC：5~10/HP。但管型通常用每低倍视野多少个表示。

【尿沉渣有形成分】

1. 细胞　白细胞：正常尿<5 个/HP。红细胞：正常尿<3 个/HP。上皮细胞：包括扁平上皮细胞，大圆上皮细胞，小圆上皮细胞以及尾形上皮细胞等，正常尿常见扁平上皮细胞。

2. 管型　管型是蛋白质、细胞或碎片在肾小管、集合管中凝结而成的管状蛋白聚合体。诊断肾脏病变最有价值的成分。临床常见透明管型、细胞管型（白细胞管型、红细胞管型及上皮细胞管型等）、颗粒管型（粗颗粒管型和细颗粒管型）以及蜡样管型等。

3. 结晶　酸性尿中的结晶：尿酸结晶、草酸钙结晶，无定形尿酸盐。碱性尿中的结晶：三联磷酸盐、磷酸钙结晶、碳酸钙结晶、尿酸铵结晶、无定形磷酸盐等。正常尿中可见上述结晶，无临床意义。

【思考题】

1. 正常尿中可见哪些有形成分？

2. 简述临床常见管型的形态特点。

3. 管型的概念，临床常见哪些管型？

4. 尿红细胞与尿隐血有何区别？

5. 思考尿液显微镜检查的不可替代性。

第十一节　床边检查

【实验目的要求】

床边检查（point-of-care testing，POCT），要求掌握 POCT 的常用项目和基本操作；了解 POCT 的基本概念及其临床意义以及在实验诊断学中的地位。

【实验器械】

袖珍尿液分析仪、血糖仪等。

【实验试剂】

尿液分析试纸条、血糖试纸条、尿糖试纸条等。

【实验原理】

床边检查即床边体外诊断检验，又称即时检查，指利用便携式设备在最贴近患者的地点于数分钟内得出结果的一种检查技术。尿液或血液中的被测成分（如蛋白质、葡萄糖、酮体等）与试纸条上的纸片中的相应化学试剂发生化学反应，显色，仪器判读显色程度，迅速得出结果。

POCT 主要特点是操作简单化、结果快速化和设备小型化。POCT 主要应用了干化学分析技术、免疫胶体金分析技术及生物芯片技术等，POCT 技术的发展使其应用领域不断扩展，从最初的隐血检查、早早孕检查、血糖及尿糖检查发展到临床检查的各个方面。

【实验操作】

（一）尿液分析

1. 取吸管 1 支，吸取尿液约 0.5 mL。

2. 取试纸条一支，由上至下使吸管中的尿液浸过试纸条，使纸片充分接触尿液。

3. 拭干试纸条边缘的尿液。

4. 将试纸条插入袖珍尿液分析仪，按开始键测定。

5. 判读结果。

（二）血糖分析

步骤基本同上，只是从手指取血 1 滴滴入血糖试纸条，插入血糖仪。

【注意事项】

1. 结果判读注意假阳性和假阴性。

2. 仪器测定具有局限性，金标准仍是手工试验。

3. 教师指导操作。

【思考题】

1. 什么是 POCT？

2. POCT 在临床检查中有何优势？

3. POCT 可检测哪些项目？

第十二节　小鼠脾细胞增殖实验

【实验目的要求】

掌握小鼠脾细胞增殖实验（mouse splenocyte prolifration test）的基本原理和基本步骤；熟悉小鼠脾细胞悬液的制备方法。

【实验动物】

体重 18~22 g 的昆明小鼠。

【实验器械】

TC2323 型 CO_2 培养箱、LH50A 型倒置相差显微镜、SW-CJ-IF 净化工作台、D-78532 多功能离心机、HT2 型酶标仪。

【实验试剂】

四甲基偶氮唑盐（MTT）、胎牛血清、RPMI1640、15%十二烷基磺酸钠（SDS）、刀豆蛋白 A（Con A）、Tris-NH_4Cl、Hank's 液。

【实验原理】

小鼠脾细胞含 T 细胞，Con A 为 T 细胞的有丝分裂原，可促使 T 细胞发生转化而增殖。活细胞线粒体代谢 MTT 生成蓝紫色结晶甲瓒（Formazan）并沉积在细胞中，而死细胞无此功能。SDS 能溶解细胞中的甲瓒，用酶联免疫检测仪在 570nm 波长处测定其光吸收值，可间接反映活细胞数量。在一定细胞数范围内，MTT 结晶形成的量与细胞数成正比。

【实验操作】

（一）脾细胞悬液制备

折颈处死小鼠，立即浸入 75%酒精消毒体表，无菌取小鼠脾脏，浸入冷 Hank's 液中，剪为三段，在 200 目钢筛上研磨，制备为单个细胞悬液，1500r/分钟离心 10 分钟，弃上清，加入 10 mL Tris-NH_4Cl 于 37℃水浴 10 分钟裂解红细胞，而后用 Hank's 液洗两次，加入含 10%胎牛血清的 RPMI1640 培养液，调整细胞浓度为 $5×10^6$/mL。

（二）增殖实验

将小鼠脾细胞悬液 100 μL/孔接种于 96 孔培养板，而后分别加入阳性对照、阴性对照各设三个复孔。将培养板置于饱和湿度、37℃、5% CO_2 培养箱中培养 48h，加入 5 mg/mL四氮唑盐（MTT）10 μL，再培养 8 小时，离心弃上清，每孔加入 15% SDS

100 μL，过夜。次日用酶标仪检测各孔吸光度（OD）值，测定波长 λ=570 nm，参考波长 λ=630 nm。并计算增殖指数。其计算公式为：

增殖指数（proliferation index，PI）＝实验组 OD 值／对照组 OD 值×100%。

【注意事项】

1. 实验过程注意无菌操作，避免污染。

2. 加 MTT 前可于镜下观察增殖状态。

3. 教师指导操作。

【思考题】

1. 脾细胞悬液主要含什么细胞？

2. MTT 法检测细胞活性的基本原理。

3. 小鼠脾细胞增殖实验可检测什么功能？

4. 思考小鼠脾细胞增殖实验与淋巴细胞转化实验的关系。

第十四章 外科学总论 ▷▷▷

第一节 外科无菌操作技术

【目的要求】

无菌术是外科临床中的基本技能之一,通过练习:①掌握无菌术的内容及其临床意义;②掌握手术人员术前准备内容及基本操作程序;③掌握病人手术区的消毒、铺单的方法;④熟悉手术中的无菌操作原则;⑤熟悉常用化学消毒剂及化学消毒的注意事项,了解常用灭菌消毒设备及使用方法。

【所需物品】

无菌手术衣、手套、洗手衣、一次性帽子、口罩、拖鞋、消毒液、高压蒸汽灭菌器等。

【教学过程】

①每4~5人为一小组,分工合作,相互配合;②穿好洗手衣、拖鞋,戴好帽子、口罩;③由带教老师讲解并示范;④分组练习,相互监督指正。

【练习内容及要领】

(一) 灭菌与消毒方法

1. 高压蒸气灭菌法

(1) 参观高压蒸气灭菌器,介绍高压蒸气灭菌器的构造及灭菌原理 (图 14-1)。

高压蒸气灭菌器是由一个具有双层壁的耐高压的锅炉构成,双层壁间可以相互通气,应用时将需要消毒的物品放于消毒室内,关紧灭菌器门,打开进气阀和排气阀,排净消毒室内原有的冷空气,然后关紧排气阀;蒸气不断进入消毒室,积聚产生压力,室内温度随之升高 (可通过观察灭菌器上的压力表、温度表了解灭菌器中的压力、温度情况),当蒸气压力达到 104~137.3kPa,温度达到 121℃~126℃,维持 30 分钟,即可杀死包括细菌芽孢在内的一切微生物。高压蒸气灭菌法是一种效果最可靠、经济、常用的灭菌方法。

(2) 注意事项

①高压蒸气灭菌法适用于能耐高温高压的物品,如金属器械、搪瓷器皿、布类及敷料等物品的灭菌。②高压蒸气灭菌法不适于锐利金属器械 (如刀、剪)、精密内镜、特

殊材料制成的导管、有机玻璃制品、生物制品以及易燃易爆物品的灭菌。③灭菌物品的包装不宜过大、过紧，体积限于 40 cm×30 cm×30 cm 以内，排列不宜过密，以免妨碍蒸气透入，影响灭菌效果。④预置专用的包内及包外灭菌指示纸带，在压力及温度达到灭菌条件并维持 15 分钟时，指示纸带即出现黑色条纹，表示已达到灭菌要求。⑤瓶装液体灭菌需用纱布包扎瓶口，如用橡胶塞，应插排气针头。⑥已灭菌物品需标明日期，并与未灭菌物品分开放置。⑦高压蒸气灭菌器应由专人负责，定期检修。

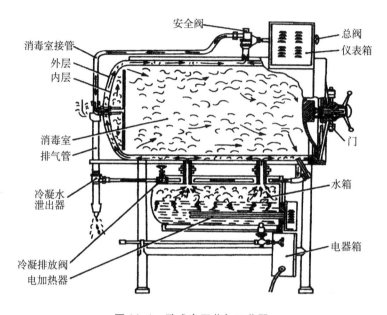

图 14-1　卧式高压蒸气灭菌器

2. 化学消毒法

锐利器械（如刀、剪等）、精密内镜、塑料制品及其他不适于热力灭菌的物品可用化学消毒液浸泡消毒；金属、玻璃、搪瓷器皿、橡胶制品、丝线等亦可浸泡消毒。

（1）常用化学消毒剂：①70%乙醇：能使细菌体蛋白质变性而达到灭菌的目的。用于锐利器械如针、刀、剪等，浸泡 30 分钟即可。②10%甲醛溶液：能使微生物蛋白质变性，致使微生物死亡。临床上用于输尿管导管消毒，浸泡 30 分钟即可。③2%中性戊二醛溶液：浸泡时间为 30 分钟。④0.1%氯己定溶液：浸泡时间为 30 分钟。⑤0.1%苯扎溴铵（新洁尔灭）溶液：浸泡时间为 30 分钟。

（2）注意事项：①浸泡前应将消毒物品洗净、去脂擦干。②物品必须全部浸泡于溶液内，不可露出液面；空腔管瓶类物品的内外均应浸泡在消毒液中，细导管须用注射器将药液注入管腔内。③有轴节的器械应将轴节张开，充分接触药液。④使用前需用灭菌盐水将消毒液冲洗干净，以防药液对组织的损害。

（二）手术人员的术前准备

1. 一般准备

手术人员进入手术室前应在更衣室更换手术室准备的清洁鞋、洗手衣，戴好帽子和口罩，帽子要盖住全部头发，口罩要遮盖口、鼻；剪短指甲。手臂皮肤有破损或化脓性感染者不能参加手术。

2. 手臂消毒法

参加手术的人员手臂皮肤消毒方法很多，常用洗手方法有肥皂刷手法、碘尔康刷手法、灭菌王刷手法、聚维酮碘手臂消毒法等。虽然目前沿用多年的肥皂刷手法逐渐被化学灭菌法所代替，但其基本原则仍应遵守。认真洗手是控制医院内感染的一项重要措施，是对患者和医务人员双向保护的有效措施。

（1）肥皂刷手法：先用肥皂及清水将手臂按普通洗手方法清洗一遍，再用消毒过的毛刷蘸肥皂液（或肥皂）顺序交替刷洗两个手臂，从手指尖至肘上 10 cm 处，特别应注意甲缘、甲沟、指蹼、手掌侧等部位的刷洗。一次洗刷 3 分钟后，肘部屈曲朝下，使清水自上而下冲净手臂。如此反复刷洗 3 遍，共约 10 分钟。用无菌毛巾从手向肘部顺序拭干，然后双手、前臂至肘上 6 cm 处浸泡于 70% 乙醇或 0.1% 苯扎溴铵溶液中 5 分钟，浸泡时用泡手桶内小毛巾反复轻轻擦拭手及前臂，最后屈肘将手举于胸前（双手勿低于肘、高于肩为度），晾干。手臂消毒后，若手臂不慎触碰未经消毒的物品时，应重新洗手泡手（图 14-2）。

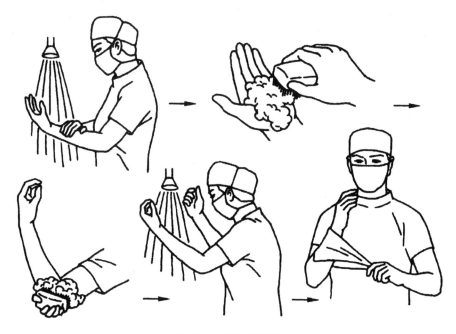

图 14-2　肥皂刷手法

（2）**外科消毒液手臂消毒法**：用流动的水清洗双手、前臂和肘上，取抗菌洗手液涂满双手、前臂、上臂至肘关节以上 10 cm，七步洗手法清洗双手，分段两侧同一水平交替清洗前臂及肘上 10 cm，不得回搓。流水冲洗，保持拱手姿势，水从指尖到双手、前臂，最后经肘部流走；或冲洗上臂后经肘部流走。冲洗过程中不可让水倒流。以上操作，重复一次。取无菌小毛巾，擦干双手，然后对折毛巾呈三角形。将手背搭在毛巾近身体侧，指尖方向与三角形直角方向一致，另一只手拉住毛巾两侧对角，边转动边向上擦，直到肘上 10 cm，将手臂水分擦干，不得回擦。随后将毛巾下角松开，另一只手捏住下角，翻转毛巾，用另一面以同样的方式擦干另外一只手臂。两侧手臂擦干后将毛巾扔到指定位置。取适量外科消毒液于一手掌心，浸泡另一手指尖约 5s，揉搓双手，然后将消毒液环形涂于前臂直至肘上 6 cm。以同样方法，消毒另外一侧手、前臂及肘上部位。最后再取适量消毒液，涂抹双手全部皮肤。双手保持拱手位，举于胸前，自然晾干。之后进入手术室内穿手术衣、戴无菌手套或进行铺无菌单操作。

3. 穿无菌手术衣和戴无菌手套的方法

手术人员手臂消毒后即需穿无菌手术衣、戴手套。目前多数医院采用经高压蒸气灭菌的干手套，应先穿手术衣后戴手套。

（1）穿无菌手术衣（图 14-3）：取手术衣后，在分清衣服的上、下、反、正面后，右手提起衣领，左手松开手术衣，两手分执衣领两端的内面，提起并轻轻抖开，注意勿将衣服外面对着自己，不要触碰到其他物品或地面。将手术衣轻轻抛起，顺势将两手插入衣袖内，两臂前伸，待巡回护士协助穿上并系好衣带。最后上身略前倾，双臂交叉提起腰带中段向后传递，两手不可超过腋中线，由巡回护士在身后将腰带系紧。

容易出现的错误：①两臂过度外展或抬得过高；②传递腰带时上身不前倾，手触碰手术衣；③传递腰带时双手不交叉、腰带交叉、手超过腋中线或与巡回护士的手接触。

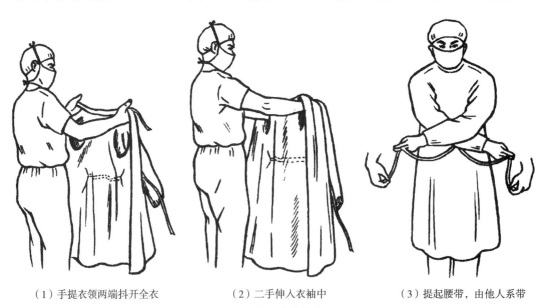

（1）手提衣领两端抖开全衣　　（2）二手伸入衣袖中　　（3）提起腰带，由他人系带

图 14-3　穿手术衣的步骤

（2）戴无菌手套（图14-4）：穿好手术衣后，取出叠好的手套，捏起手套的翻折部，分清左右手，左手捏起右手的手套掌侧翻折部，将右手插入手套内，切勿接触手套的外面；再用已戴好手套的右手四指插入左手手套翻折部内，帮助左手插入手套内，注意勿使右手手套触及左手皮肤。将手套翻折部翻回盖住手术衣袖口。用无菌盐水冲净手套外面的滑石粉。

容易出现的错误：①未戴手套的手接触到手套的外侧面；②手背部的手套过度翻转，使手套的外面接触手背侧的皮肤；③翻转手套腕部时，已戴手套手的拇指接触到腕部皮肤。

手术人员做完一台手术后，如需继续做另一台手术，最好重新洗手；若时间较紧，也可按下列步骤更换手套和手术衣：①洗净手套上的血渍、污物，先脱手术衣，后脱手套，注意双手皮肤不得接触手套外部及其他物品，以免受污染。②用清水冲洗双手后，再用无菌毛巾拭干。③在70%乙醇或0.1%苯扎溴铵溶液中浸泡双手、前臂5分钟，待干。④再按前述方法重新穿手术衣及戴手套。⑤若刚完成的是感染手术或手套有破损或上一台手术时间过长，则须按常规重新洗手。

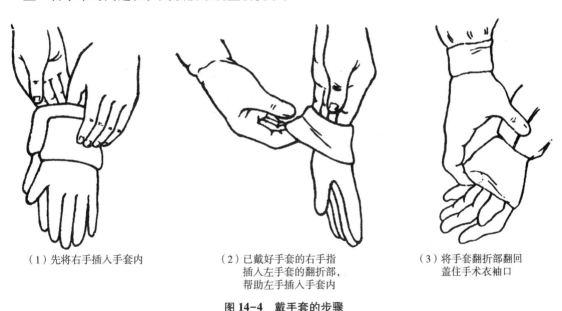

（1）先将右手插入手套内　　　　（2）已戴好手套的右手指　　　　（3）将手套翻折部翻回
　　　　　　　　　　　　　　　　　　插入左手套的翻折部，　　　　　盖住手术衣袖口
　　　　　　　　　　　　　　　　　　帮助左手插入手套内

图14-4　戴手套的步骤

（三）病人手术区的术前准备

1. 手术区皮肤准备

目的是尽可能减少切口处及其周围皮肤上的细菌。如择期手术者于术前1日洗澡或床上擦澡，更换清洁的衣裤。手术区皮肤的毛发应剃除，用温肥皂水擦洗干净，注意清除脐、腋、会阴等处的污垢。皮肤上若有较多油脂或胶布粘贴的残迹，可先用汽油或乙醚拭去。剃毛时勿损伤皮肤。对小儿的乳毛及细汗毛，可不必一律剃除。

2. 手术区皮肤消毒法

①常用的皮肤消毒剂：有 2.5%碘酊和 70%乙醇。先用 2.5%碘酊涂擦 1 遍，然后用 70%乙醇脱碘 2 遍；或用聚维酮碘（碘伏）涂擦 2 遍。对外生殖器、肛管、黏膜、儿童皮肤，或对碘过敏者，则改用刺激性较小的消毒剂，如 0.1%苯扎溴铵（新洁尔灭）、0.05%氯己定（洗必泰）、70%乙醇溶液等。②消毒方法：由术者或助手在手臂消毒后尚未穿手术衣和戴手套前执行。消毒者站在手术台一侧，用海绵钳或其他消毒钳夹住纱布块或棉球，由手术区中央开始向四周消毒（如腹部手术，则应先挤少许消毒液在脐凹内，待消毒完其他区域后再用纱布将脐窝中的消毒液拭尽）。消毒感染伤口或肛门区手术，则应从手术区外周开始向感染伤口或会阴肛门处涂擦。③各种手术野消毒范围（图 14-5）。

3. 铺无菌单

手术区消毒后，需铺无菌单。其目的是避免或减少手术中的污染。小手术仅铺一块洞巾即可，对较大手术，需铺盖无菌巾、中单及大单。原则上除手术野外，至少有两层无菌单遮盖。铺单方法：首先铺四块无菌巾，每块无菌巾近切口一边双折少许（约 1/4），在切口每侧铺盖一块无菌巾，遮盖切口周围，一般先铺相对不洁面（如会阴侧）或操作者的对面，最后铺近操作者一侧，用布巾钳将四个交角夹住，防止移动。无菌巾铺下后不能随便移动，如果位置不准，只能由内向外移动，不能向内移动。然后在切口上、下各铺中单一块；最后铺有开口的手术大单，外露切口，大单要求头端盖过麻醉架，两侧及足端应下垂超过手术台平面 30 cm。

颈部手术：皮肤消毒后先将 2 块无菌巾揉成团，分别塞于颈侧后方，然后铺手术单。

上、下肢手术：皮肤消毒后先在肢体下铺双层无菌单，如肢体近端手术，再用双层无菌巾将手或足部包裹，肢体远端手足部手术，则需用无菌巾将肢体近端包绕。最后用中单覆盖切口部位的近侧和远侧。

近年来，也有采用在手术区皮肤上粘贴塑料薄膜的方法替代四块无菌巾。其他铺单与上述相同。

（四）手术中的无菌操作原则

手术前的各项准备工作为手术提供了一个无菌操作的环境。如果在手术过程中没有一定的原则和制度约束，则已经灭菌和消毒的物品或手术区域仍可能受到污染，引起伤口感染发生，甚至导致手术失败，危及患者生命。所以，全体参加手术的人员，包括进入手术室的工作人员及参观人员，都必须严格执行、认真遵守无菌操作原则，来共同维护手术进行中的无菌环境，如有违反应立即纠正。

无菌操作规则包括以下方面。

1. 无菌区 手术人员穿无菌手术衣和戴无菌手套后，肩以下、腰以上的胸腹部及手臂为无菌区。病人经消毒、铺无菌单后，手术台平面为无菌区。手臂不能接触有菌部位，如背部、腰部以下和肩部以上的部位；亦不能接触手术台边缘以下的布单。

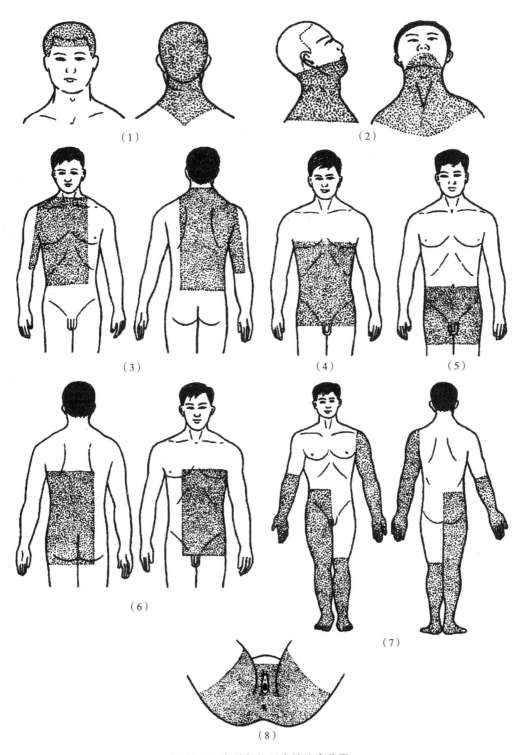

图 14-5 各种部位手术的消毒范围

注：（1）颅脑手术；（2）颈部手术；（3）胸部手术；（4）腹部手术；

（5）腹股沟区手术；（6）脊背部手术；（7）四肢部位手术；（8）会阴部手术

2. 手术器械物品的传递　不可在手术者的背后传递，坠落到手术台边缘以外的器械物品不准拾回再用。

3. 术中污染　术中如发现手套破损或接触到非无菌区，应及时更换；衣袖如碰触有菌物品，应加套无菌袖套或更换手术衣。术中如无菌巾、单等覆盖物湿透或接触有菌物品时，应加盖无菌单。

4. 术中换位　在手术过程中，同侧手术人员如需调换位置，应一人先退后一步，向后转，背对背地到达另一位置。

5. 核查器械无误　手术开始前要点清器械、敷料，手术结束前检查伤口，核对器械、敷料数目无误后才能关闭切口，以免异物遗留体腔内。

6. 保护切口和正常组织不被污染　切口边缘应以无菌大纱布垫或手术巾遮盖，并用巾钳或缝线固定，仅显露手术切口。切开空腔脏器前要先用纱布垫保护周围组织，以防止或减少污染。

7. 消毒　切开皮肤、缝合皮肤前需用70%乙醇再次涂擦消毒皮肤1次。

8. 预防污染　①参观人员不可太靠近手术人员，不能站得太高和过多走动，以减少污染的机会。②手术进行中不应开窗通风或用电扇，室内空调器出风口也不能吹向手术台，避免灰尘污染手术室内空气。

【注意事项】

1. 帽子口罩的正确戴法，帽子要盖住全部头发，口罩要遮盖口、鼻；剪短指甲。

2. 刷手的顺序，由手臂的远端向近端刷洗，刷完近端不能返回再刷远端。

3. 酒精泡手时手臂不能接触泡手桶边缘，避免污染手臂。

4. 拿手术衣时要找好里外、上下，不要里外拿反、上下颠倒，使手术衣污染；穿手术衣时双手不要举的过高，或向两侧过伸，易污染手臂；递腰带要双手交叉、身体略微前倾。

5. 戴手套注意：未戴手套的手只能接触手套的反折部（手套内面），已戴手套的手只能接触手套的外面。

【思考题】

1. 灭菌、消毒的方法有哪些？简述无菌操作技术在临床应用中的重要性。

2. 手术前手术人员准备、病人手术区的准备内容及方法有哪些?

3. 怎样树立无菌观念？

4. 无菌操作的原则有哪些?

第二节　手术室的管理制度及常用手术器械的介绍

【目的要求】

①熟悉手术室的环境、设置及管理制度；②熟悉常用手术器械名称及其用途；③掌握常用手术器械的正确使用方法；④了解常用的缝合材料。

【所需物品】

常用的手术器械、缝线等；洗手衣、拖鞋、帽子、口罩。

【教学过程】

①每4~5人为一小组，分工合作，相互配合；②穿好洗手衣、拖鞋，戴好帽子、口罩；③先由带教老师介绍手术室管理制度及常用的手术器械的名称、用途、用法，并示范操作。④分组练习。

【练习内容及要领】

（一）手术室环境与设置

手术室宜设在安静、明亮且易于保持清洁的地方，一般位于医院建筑的较高层，位置应邻近手术科室，以方便接送病人，并与病理科、放射科、中心化验室及血库等邻近。手术室内应配备中心供氧系统，中心负压吸引装置，有条件者还应配备参观台、电教设备等。

手术室的空气应保持洁净无菌，因此手术室的进出必须严格控制。手术室分为三个区域，即非限制区、半限制区和限制区。非限制区设在最外侧，包括外走廊、接收病人区、更衣室、休息室、弃置物品存放区、污染物品清洗区等；半限制区在中间，包括办公室及附属工作间，如器械间、敷料准备间及通向限制区的走廊等；限制区在内侧，包括手术间、刷手间、消毒物品贮藏间等。为保持空气洁净，在限制区内工作人员应戴口罩、帽子。

（二）手术间的设置

医院内手术间数目与外科病床数之比约为1:20。每个手术间面积一般为25~40 m²。手术间可分为无菌手术间、相对无菌手术间。手术间的基本配备有：①万能手术台，以适应各类手术需要；②器械台、器械托盘，供摆放各种无菌器械或物品使用；③麻醉机、麻醉桌、吊式无影灯、立地聚光灯、药品柜、读片灯、供氧装置、输液架、垫脚凳、污物桶、接线板、挂钟等。④每个手术间均应配备两个负压吸引装置，一个用于手术野的吸引，另一个为麻醉师清理呼吸道分泌物使用；⑤配备托扶固定病人的物品，如头架、肩挡、臂架、固定带等，以帮助病人摆放不同的手术体位，以利于手术的顺利进行，同时保证病人的安全。

（三）手术室管理制度

手术室需要有严格的管理制度来保证手术室的环境洁净。如果一个手术室需连续作多个手术时，应先作无菌手术，后作污染或感染手术。每次手术完毕及每天工作结束后，应彻底清理手术室，清除污物、杂物等。每周应彻底大扫除一次。手术室应定期进行空气消毒。通常采用乳酸消毒法，在手术室清洁工作完成后通风1小时，如100 m²的空间可用80%乳酸12 mL倒入锅内，置于三脚架下，点燃酒精灯，待其完全蒸发，关闭门窗30分钟后通风。绿脓杆菌感染者手术后，则先用乳酸行空气消毒，1~2小时后进行扫除，用 0.1% 的苯扎溴铵溶液擦洗手术室内物品，开窗通风 1 小时。如是破伤风、气性坏疽等感染患者手术后，可用 40% 的甲醛溶液消毒，按每 m^3 空间用甲醛溶液 2 mL 和高锰酸钾 1 g，蒸气熏蒸 12 小时后开窗通风。如是 HBsAg 阳性，特别是 HBeAg 阳性的患者手术后，手术室地面和手术台可喷洒 0.1% 次氯酸钠溶液，30 分钟后清扫或擦拭。亦可采用紫外线消毒手术室空气，通常以每 m^2 面积需紫外线功率 1~2W，照射 2 小时，照射距离不超过 2 m。

（四）手术人员分工、职责及站位 （图 14-6）

所有参加手术人员是一个整体，术中需密切配合，但又有明确的分工，使手术顺利进行。包括手术者、助手 1~3 名、器械护士 1~2 名、麻醉师 1~2 名、巡回护士 1 名。

手术者职责：①对手术负全部责任，术前应认真检查病人。安排手术进程，决定手术方式，担负手术的主要操作。一般站在病人的右侧，遇有疑难问题时，应征询其他手术人员的意见或请示上级医师，解决问题。②术后下医嘱，书写手术记录，或委托第一助手代写。③向上级医师及病人家属说明有关手术情况。

第一助手职责：①核对病人姓名、年龄、诊断，检查手术体位的摆放和器械准备情况。②提前洗手，负责手术区的消毒和铺无菌单。③手术时站在术者对侧，为术者提供方便，负责止血、显露手术野，协助术者完成手术。亦可在术者指导下进行部分操作，遇到特殊情况，手术者离开，应代替术者完成手术。④负责包扎伤口，处理病人，依据术者意见书写、审核医嘱。

第二助手职责：①协助第一助手消毒，协助手术者铺中单或大单。②手术时站在术者左侧，负责拉钩、剪线、吸引器清除积血等工作。

第三助手职责：站在第一助手右侧，主要职责同第二助手。

器械护士职责：①提前 15~30 分钟洗手上台，铺无菌器械台，检查并整理手术器械和敷料，与巡回护士共同清点手术器械和纱布数量。②消毒铺单时，按需要传递各类用品，并负责递给手术人员手术衣和手套。③手术中站在术者右侧，密切注意手术进程，迅速准确传递相应手术器械，保证手术顺利进行；负责保证手术台、器械台的清洁整齐，并监督纠正手术人员的无菌操作。④手术结束前，负责核对手术器械和敷料的数目，严防伤口内存留异物。⑤手术结束后负责完成清理工作。

麻醉师职责：①术前全面检查了解病人情况，选择麻醉方式，开麻醉前用药医嘱。手术前半小时接病人进手术室并进行麻醉。②负责监测麻醉情况及病人生命体征，保证麻醉平稳，发现病情变化应及时处理并通知术者。配合术者顺利完成手术。③负责填写麻醉记录单。④护送病人回病房，测量血压、脉搏、呼吸后，与复苏室或病房值班人员交代麻醉情况及注意事项。

巡回护士职责：①负责准备和供应工作。打开手术包，准备手套，协助手术人员穿手术衣，负责用无菌水冲洗手术人员手套外面的滑石粉。②负责摆放体位，固定病人，对好灯光，接好吸引器及电刀等。协助麻醉、输液、取血输血。③协助器械护士核对清点手术器械、纱布、缝针、缝线等。

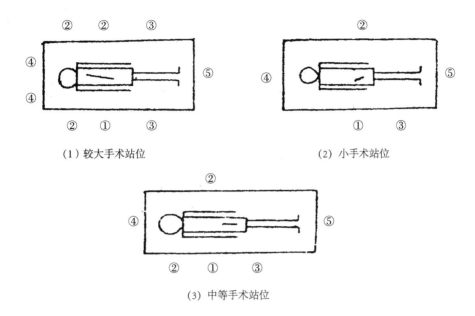

（1）较大手术站位　　　　　　　　（2）小手术站位

（3）中等手术站位

图 14-6　手术人员的站位

注：①术者　②助手　③器械护士　④麻醉师　⑤巡回护士

（五）外科手术常用器械及使用方法

外科手术按不同性质和要求而选用不同器械，常用的器械有以下几种。

1. 手术刀

手术刀是用于切开皮肤和解剖组织器官的工具。有可装卸式和固定式两种，临床常用可装卸式，可装卸手术刀由刀柄和刀片两部分组成，刀柄有大小、长短各种型号，常用的是 4 号和 7 号刀柄，刀柄的另一端亦可用作钝性分离组织。刀片有圆、尖、弯及大小型号，随手术需要及习惯选择应用。使用时用止血钳或持针器夹住刀片尖端，使其与刀柄对合为一体。使用后夹住刀片尾端，提起并向前推进取下。

常用的手术刀及正确的执刀方法（图 14-7）。

（1）执弓式：最常用。动作范围广而灵活，动作涉及整个上肢，力量集中在腕部。适用于切口大、用力大的皮肤切口。

（2）指压式：用于较长用力较大的切口。

（3）执笔式：用于短小切口或精细部位的解剖，其动作和力量在手，如解剖神经、血管等。

（4）反挑式：为避免损伤深部组织而采用向上挑开，如小脓肿切开或气管切开。

2. 手术剪

手术剪分为直弯、长短等类型，按不同用途又分为尖头和圆头。按用处分为组织剪和剪线剪两类。

（1）组织剪多是尖头、刃薄、锐利，用于分离、解剖和剪断组织；又有直弯、长

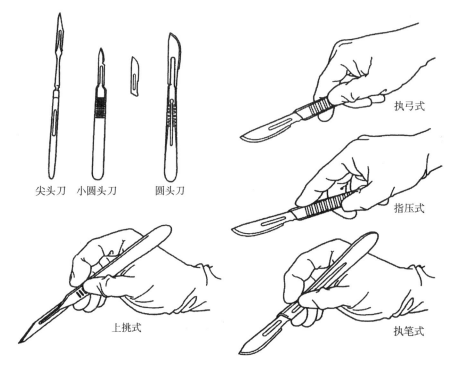

图 14-7　常用的手术刀及正确的执刀方法

尖头刀　小圆头刀　圆头刀

执弓式

指压式

上挑式

执笔式

短之分，手术中依据手术部位选用，一般浅部操作用直剪，深部操作用弯剪、长剪。

（2）剪线剪多为直剪、刃较厚，用于剪断结扎线、缝线等。

手术剪的使用方法：一般把右手拇指和无名指分别套入剪柄的环中，中指放在无名指前面的剪柄上，食指轻压剪柄的轴节上。弯剪，其弯尖与手心同向一侧（图 14-8）。

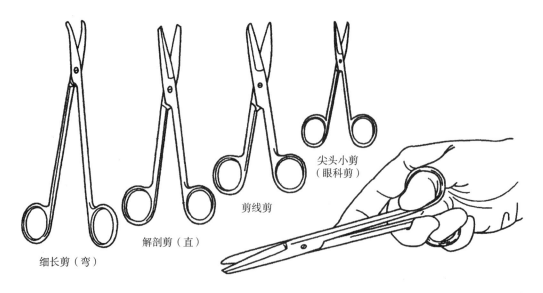

细长剪（弯）　解剖剪（直）　剪线剪　尖头小剪（眼科剪）

图 14-8　常用的手术剪及执手术剪的方法

3. 手术镊

手术镊用于夹持、提起组织，以利于剥离、剪开、解剖、缝合。分无齿镊和有齿镊两类，每种又有长短之分。

（1）无齿镊：又称解剖镊，俗称平镊子，头部钝、厚、无齿、内有横纹。主要用于夹持较脆弱的组织，短者用于夹持血管、神经和解剖组织；长者用于夹持脏器或深部血管、神经。

（2）有齿镊：又称外科镊，俗称牙镊子、齿镊子，头部有爪形小齿钩，可互相咬合。夹持提起组织较稳固，不易滑脱。用于夹持筋膜、皮肤、肌腱等组织，但不能夹持重要脏器，以免损伤。

正确执镊方法是拇指对食指和中指，分别执镊的两侧，使镊柄位于拇食指之间的指腹处（图14-9）。

4. 血管钳

血管钳又称止血钳，主要用于钳夹血管或出血点，达到止血目的，亦可用于分离组织、牵引缝线、夹持拔出缝针等。分为直、弯两大类，又有大小、长短、有牙等不同的规格。

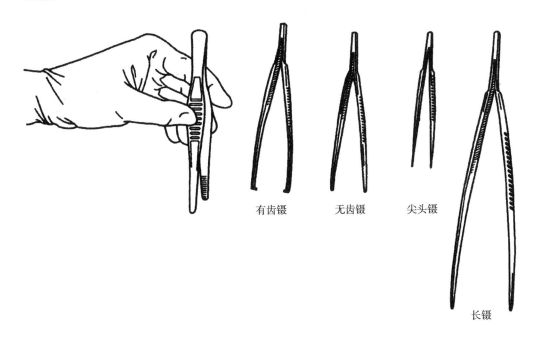

图14-9 常用手术镊及正确执手术镊的方法

（1）直血管钳：用于浅部组织止血、协助拔出缝针、牵引缝线等。

（2）弯血管钳：用于深部组织止血或内脏血管止血，亦可钳夹切断组织、协助夹持缝针、钝性分离软组织用。

（3）有牙血管钳（Koher血管钳）：用于夹持和牵拉被切除的病变组织或易于滑脱

的组织。但不能用于止血。

（4）蚊式血管钳：指小而精巧的血管钳，有直、弯两种，常用于精细手术或小出血点，如颜面及整形手术止血及细微解剖用（图 14-10）。

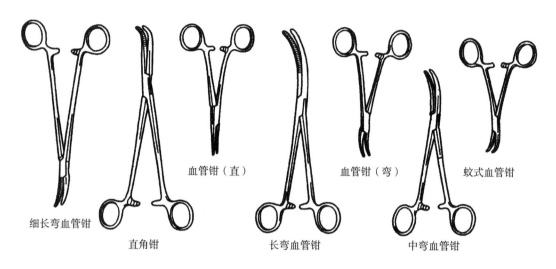

血管钳（直）　血管钳（弯）　蚊式血管钳

细长弯血管钳　直角钳　长弯血管钳　中弯血管钳

图 14-10　常用血管钳

执血管钳的姿势与执剪刀姿势相同。关闭血管钳时，各手指用力挤压；开放血管钳时，手指操作不一致，右手用已套入血管钳环口的拇指与无名指相对挤压，继而作旋开的动作放开止血钳，左手则是用拇指与食指捏住血管钳的一环，中指与无名指挡住另一环，拇指和无名指稍用力对顶一下，即可开放（图 14-11）。

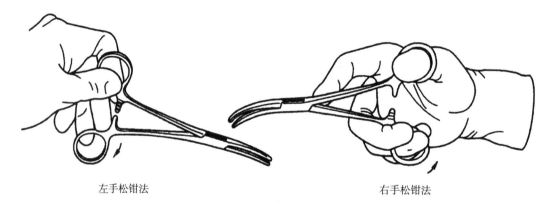

左手松钳法　　　　右手松钳法

图 14-11　松血管钳的方法

5. 组织钳

又称鼠齿钳（Alis 钳）。其前端有一排细齿，夹持组织时嵌合好，不易滑脱。常用于钳夹皮肤、筋膜、肿瘤被膜等组织，但不用夹持脏器（图 14-12）。

6. 巾钳

其前端尖而弯，可交叉咬合。主要用于固定各种手术巾及纱布垫，有时用于牵引组织。在使用时一定要注意勿损伤皮肤（图 14-12）。

7. 海绵钳

又称卵圆钳、环钳，有直、弯两种，有齿、无齿两类。有齿的常用于夹持浸有消毒液的纱布消毒皮肤或用于手术野深部的拭血及协助显露；无齿的常用于夹持腹腔内脏如肠管等（图14-12）。

8. 其他手术用钳

如肠钳、气管异物钳、胃钳、阑尾钳、直角钳、肾蒂钳、无损伤血管钳等。其形状、大小各依用途而定（图 14-12）。

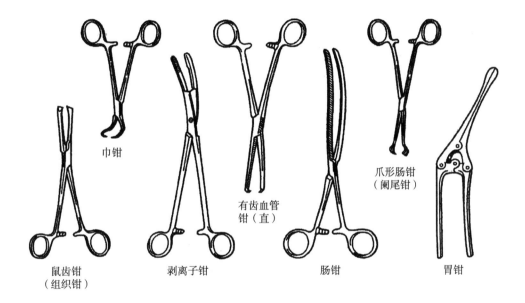

巾钳

鼠齿钳
（组织钳）

剥离子钳

有齿血管钳（直）

肠钳

爪形肠钳
（阑尾钳）

胃钳

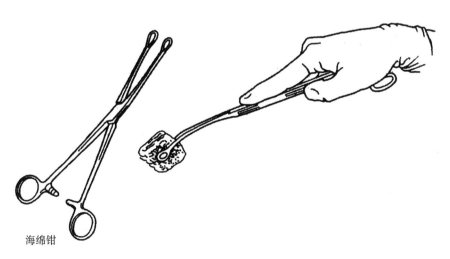

海绵钳

图 14-12 各种常用的手术钳

9. 持针器

又称持针钳。用于夹持缝针缝合用。有大小型号。用持针器的持物臂前 1/3 处夹持缝针近尾部 1/3 处，缝线的回头线一般为长线的 1/3，利于操作。持针器的握执方法同执血管钳的方法，但为了缝合操作方便，亦可抓执持针器柄的近侧部，不必将拇指和无名指套入环口内（图 14-13）。

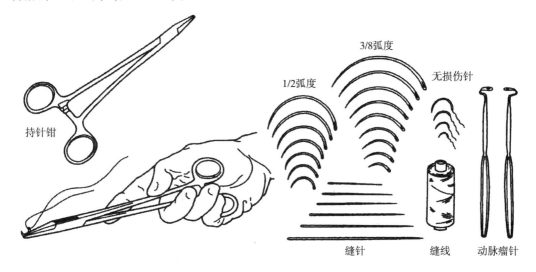

图 14-13　持针器及手术用缝合针、缝合线

10. 牵开器

又称拉钩，主要用于手术中牵开组织，利于显露术野，便于手术操作。牵开器的类型很多，大小、用途各不相同。一般可分为人工牵开器和自动牵开器两大类。人工牵开器有皮肤拉钩、直角拉钩（如甲状腺拉钩）、S 形拉钩和直板拉钩等；自动拉钩种类也很多，如腹腔自动牵开器、胸腔自动牵开器等（图 14-14）。

11. 探针

是由各种金属（铜制或银制）制成的实心条状器械，其特点是质地较软，用手易于弯曲（图 14-14）。常用有三种：

（1）双头探针：两端均为钝头，用于探查瘘管、腔道、伤口等。

（2）有槽探针：有沟槽，可用于探查瘘管或脓腔时沿探针沟槽切开。

（3）有孔探针：一端钝圆，另一端有孔，有孔的一端可以携带引线或纱布条以贯穿创口或瘘管。

不论哪一种探针，在使用时不可用力过猛，以免穿透正常组织或误伤重要器官。

12. 其他手术器械

在外科手术中，除了使用上述常用手术器械外，一些手术中还需要使用一些特殊手术器械，如高频电刀、各种缝合器和吻合器等。

（1）高频电力：高频电刀是近些年来随着科技发展而出现的一类用于手术中切割、解剖和直接、间接止血的新型手术器械。手术时根据手术部位和目的选用不同类型。

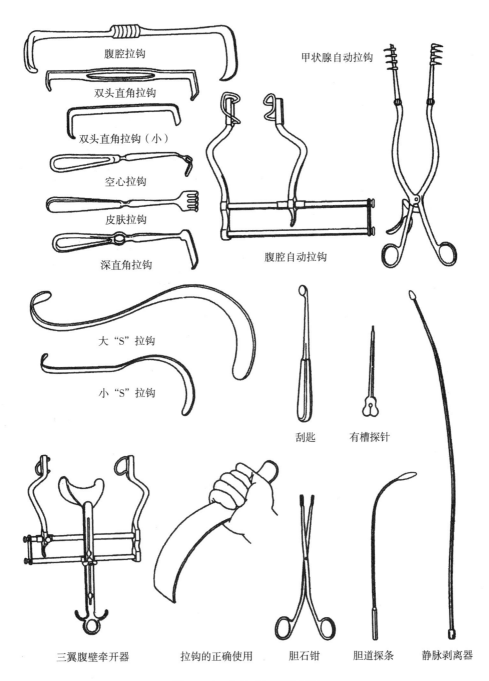

腹腔拉钩

甲状腺自动拉钩

双头直角拉钩

双头直角拉钩（小）

空心拉钩

皮肤拉钩

深直角拉钩

腹腔自动拉钩

大"S"拉钩

小"S"拉钩

刮匙

有槽探针

三翼腹壁牵开器

拉钩的正确使用

胆石钳

胆道探条

静脉剥离器

图 14-14 各种牵开器及探针

（2）缝合器和吻合器：缝合器和吻合器有多种类型，主要用于各种消化道手术，如用于胃肠道手术的吻合器。根据用途的不同可分为残端闭合器、切开缝合器和管状吻合器几大类。

13. 缝合针

缝合针用于各种组织的缝合及贯穿缝扎。有圆针及三角针两种，每种又有直弯、长短、粗细之分。弯针需用持针器夹持使用，而直针可用手直接使用（图 14-13）。

（1）圆针：尖端细而无刃缘，对组织损伤较小，用于缝合一般软组织，如胃肠道、血管、神经、脏器、腹膜、筋膜等，长短粗细视手术需要而定。

（2）三角针：尖端有三角形刃缘，故锐利、可穿透较坚韧的组织，常用于缝合皮肤及韧带、软骨等，但损伤较大。

此外还有一种无损伤缝合针，针的尾部已带有不可吸收的丝线，并且与针身一样粗细，常用于血管、神经的缝合。

14. 缝合线

缝合线用于缝合组织或结扎血管。分为不可被组织吸收和能被组织吸收的两类。不可吸收的缝线有棉线、丝线、锦纶线、涤纶线、麻线、金属线等，临床应用最多的是丝线。可吸收的缝线主要指羊肠线，由绵羊肠壁黏膜下层组织制成。号数越大，缝线越粗，零数越多，缝线越细（图 14-13）。

（1）丝线：手术应用最广，其优点是对组织刺激小、抗张力强、价廉；缺点是不被组织吸收，当伤口感染时可作为异物刺激影响伤口愈合；但在一定条件下可被结缔组织包裹。最细是8/0号，最粗是 10 号，以 3/0 号、1/0 号、1 号、4 号、7 号最为常用。一般用细丝线结扎小血管，缝合皮肤、浅筋膜等；用中号丝线缝合肌腱或其他结缔组织；粗丝线结扎大血管或减张缝合。

（2）羊肠线：其优点是可被组织吸收；缺点是对组织刺激反应大、抗张性能差、价格昂贵。分为素制肠线和铬制肠线两种。前者在组织内 72 小时失去张力，4~5 天被吸收，很少应用；后者是经铬酸处理的肠线，可延长组织吸收时间，2~3 周被组织吸收。最细为7/0号，粗至 4 号。以 3/0 号、1/0 号、1 号、2 号最为常用。常用于缝合腹膜、胃肠道黏膜、膀胱黏膜、输尿管、子宫壁等，亦可用于缝合污染严重的伤口。

（3）金属线：常用的有不锈钢线或银丝线，其优点是抗张强度大，对组织刺激反应最小，灭菌简单。缺点为操作不方便。常用于肌腱缝合、腹壁减张缝合或骨折固定。

（4）人造缝线：常用的是锦纶线、涤纶线。优点是光滑、组织反应小、抗张力强；缺点是线结易于松脱，且在结扎过紧时易在线结处折断，不适于有张力的深部组织缝合。多用于微小血管缝合及整形手术。

【注意事项】

注意安全，避免刀剪等锐利器械损伤。

【思考题】

1. 描述常用手术器械的名称、用法。

2. 手术人员的职责是什么？

3. 手术室的环境、布局、制度如何？

第三节 外科手术基本操作技术

【目的要求】

①掌握单手及持针器打结的技巧；②掌握各种缝合的基本方法和原则；③熟悉外科切开、止血、分离等基本操作。

【所需物品】

常用的手术器械、缝线、打结模具、缝合手臂等；洗手衣、拖鞋、帽子、口罩。

【教学过程】

①每4~5人为一小组，分工合作，相互配合；②穿好洗手衣、拖鞋，戴好帽子、口罩；③先由带教老师讲述手术的基本操作，并逐一示范操作；④分组练习。

【练习内容及要领】

手术是治疗外科疾病的一种方法，是外科疾病治疗成败的关键。尽管手术种类繁多，范围、大小、复杂程度有很大差别，但基本操作相同，包括切开、止血、结扎、缝合、分离、显露等手术的基本操作技术，是完成手术的基本条件，必须熟练地掌握。

（一）切开

1. 切开原则

（1）切开组织前应对局部组织的解剖关系做到心中有数，如组织解剖层次，各层的厚度，血管、神经的分布，以及重要器官体表解剖标志等。

（2）选择切口时应接近病变部位，显露充分，组织损伤小，无重要的血管、神经通过，易于愈合，并且不影响功能和美观的地方。如面部切口可沿皮纹处，乳房手术多以乳头为中心取轮辐状切口，关节处做"S"状切口，关节曲面取横切口等。

（3）切口大小要适宜，边缘要整齐。

2. 切开方法

（1）切开皮肤、皮下组织：选择好切口后，再次用酒精消毒一遍，用左手拇指和食指固定皮肤，右手执刀，垂直于皮肤切开，要用力均匀、果断、流畅，力求一次切开皮肤全层，使切口呈线状，边缘整齐。组织应逐层切开，深浅适度，切忌一刀切之过深，或与纤维走向垂直切开，以免误伤组织。

（2）切开深筋膜：为了避免损伤深筋膜下的血管及神经，常可将深筋膜与深层组织分开，然后切开深筋膜。

（3）分离肌肉组织：筋膜切开后，沿肌纤维走行方向用止血钳、手指、拉钩等钝性分离，必要时也可将肌纤维切断。

（4）打开腹（胸）膜：显露腹（胸）膜后，术者和助手用两把血管钳提起腹（胸）膜并交替钳夹，推开腹（胸）内容物，确认无内脏被夹住后，用手术刀在两钳之间的腹（胸）膜切一小口，用两把弯血管钳分别夹住腹（胸）膜切口边缘，并将其提起，用左手食、中指从切口处伸入腹（胸）腔以保护内脏，用弯钝头剪在两指之间分别向两端剪开腹（胸）膜。

（5）空腔脏器切开：空腔脏器切开前应先用盐水纱布垫加以保护，以免污染周围组织器官。在切开的同时用吸引器吸净脏器内流出的内容物。

（二）止血

迅速、准确、完善的止血，能减少失血、保持手术野显露清晰，是保证病人生命安全，减少术后并发症的重要环节。

1. 结扎止血法

有单纯结扎和贯穿缝扎两种。

（1）单纯结扎止血：先用止血钳钳夹出血点后，再用丝线结扎的止血方法。适用于一般小血管出血。

（2）贯穿缝扎止血法：先用弯圆针从被结扎的组织中间穿过，绕过一侧，再将缝针从原来进针处穿过，绕过另一侧并结扎。本法结扎牢固不易脱落。适用于较大血管或重要部位组织的结扎。（图14-15）

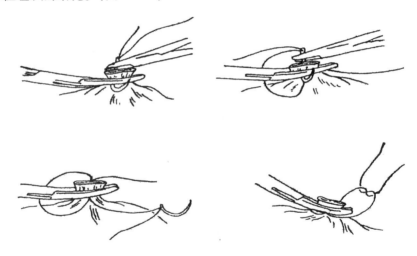

图 14-15　贯穿缝扎止血法

2. 压迫止血法

适用于找不到明确出血点的毛细血管渗血，可用温盐水纱布压迫，促使血液凝固达到止血目的。

3. 填塞止血法

对不易控制的内脏大出血，或一时无法找到出血部位，而病人处于危及情况时，可用纱布条压迫填塞止血。如肝破裂、子宫腔内大出血，待出血停止后再取出纱布，最迟不超过5天，过迟易导致感染。

4. 电凝止血法

目前应用较普遍，是利用高频感应电流，通过电极棒或电刀接触出血点，致使组织蛋白凝固，止血既迅速且组织内不留有异物，故适用于面积较广的小出血点或不宜结扎的毛细血管渗血止血；但凝固的组织易脱落可再次出血，故不适宜较大血管的止血。

5. 药物止血法

指在出血点或渗血处施以止血药物予以压迫止血的方法。常用的有吸收性明胶海绵、淀粉海绵、骨蜡、生物胶等。其特点是用后皆可被组织吸收，无异物刺激反应。

（三）打结

打结是手术中最常用、最基本的操作之一。用于结扎血管、缝合组织时结扎。熟练的打结可以缩短手术时间，正确而牢靠的打结可以使止血、缝合安全可靠。

1. 结的种类（图 14-16）

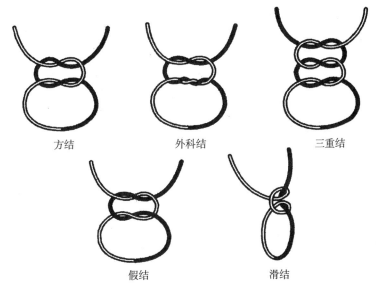

方结　　　　　　外科结　　　　　　三重结

假结　　　　　　滑结

图 14-16　打结的种类

（1）方结：又称平结、真结，最常用。方结由方向相反的两个单结组成，此结愈拉愈紧，故不会松懈或滑脱。用于出血点结扎和各种组织缝合的结扎。

（2）外科结：指在打第一个结时绕 2 次使摩擦力增大，然后再打一个与第一个结方向相反的单结，不易滑脱或松动，适用于大血管或有张力缝合后的结扎。

（3）三重结：是由三个方向彼此相反的单结构成。方法是在方结的基础上，再打一个与第二个单结相反的单结而成。结扎更为牢固，但在组织内留的结扎线较多。适用于重要血管结扎或张力较大的组织结扎，也用于肠线、化纤线的结扎。

（4）错误的结：有假结和滑结。假结由方向相同的两个单结构成，极易滑脱。滑结虽为两个方向相反的两个单结构成，但是打结时双手用力不均，易滑脱。这两种错误的结手术中应避免出现。

2. 打结方法

（1）单手打结法：是临床常用的一种打结法，简便迅速，易于掌握。左、右手均可打结。方法是：用拇指和食指捏线，用中指和无名指打结称为压结，亦称第一单结；用拇指和中指捏线，用食指打结称为扣结，亦称第二单结（图 14-17）。

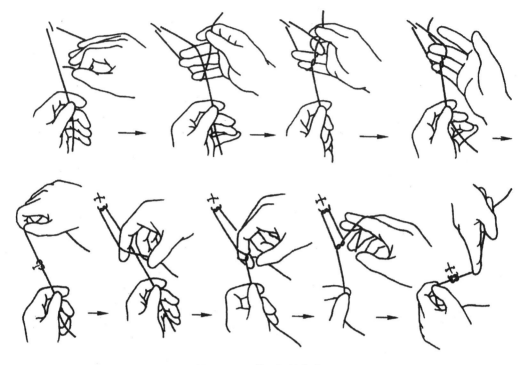

图 14-17　单手打结方法

（2）双手打结法：指用左手和右手进行打结。除用于一般结扎外，对深部或组织张力较大的缝合结扎较为方便、可靠（图 14-18）。

（3）持针器打结法：用持针器或血管钳打结。此法简便易行，先把持针器放在长线的上面，用长线绕持针器一圈后，夹住短线打一单结；再将持针器放在长线的下面，向相反方向绕持针器一周后，钳夹短线再打一个方向相反的单结即可。适用于一些术野较深较窄、单手打结法不易操作的结扎，或线头较短用手打结有困难，或为节省用线时。此法的缺点是缝合有张力时不易扎紧（图 14-19）。

（4）外科结的打法：有双手打外科结或持针器打外科结两种。双手打外科结，用左、右手各打一方向相反的单结，共同组成一个比单结多绕一周的结，然后再用左手或右手打一与其方向相反的单结而成。持针器打外科结的方法，在打第一个结时，在持针器上比打单结多绕一周，然后再打一个与其方向相反的单结即可。

3. 注意事项

（1）两手用力均匀：在打结过程中两手的距离不宜太远，用力一定要均匀一致。否则会导致 2 种可能：一是滑结；二是对结扎组织牵拉，引起组织撕裂或撕脱等。

（2）三点（两手用力点及结扎点）呈一直线：尤其在深部打结时更是如此。若三点不在一线，必然会导致对打结组织的牵拉，产生严重后果。

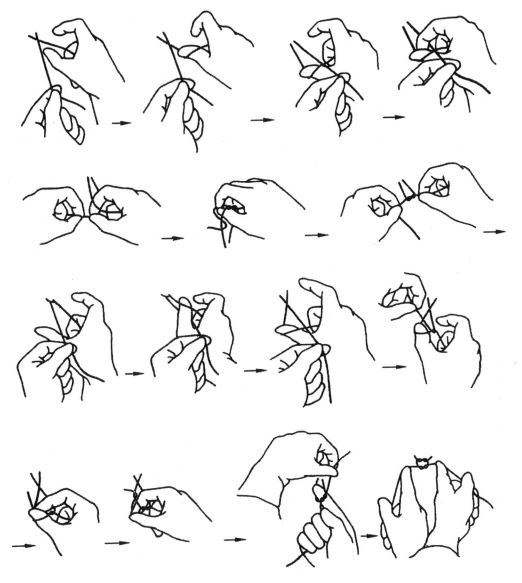

图 14-18　双手打结方法

（3）方向要正确：无论用何种方法打结，第一道结与第二道结方向绝对不能相同，否则就成假结，容易滑脱；且即使两道结的方向相反，如果两手用力不均匀，只拉紧一根线，亦可成为滑结，或者导致结扎线折断，均应避免。

（4）力求直视下操作：原则上打结应在直视下操作，既可使打结者能够在直视下根据结扎组织及部位来掌握结扎的松紧度，又可让术者或其他手术人员了解结扎的确切情况。即便是对某些深部位的结扎，也尽量显露于直视下操作。实在难以显露，只能依赖手感进行操作时需要良好的基本功。此时，最好用一手指按线结近处，一手在外，均匀用力，徐徐拉紧，确认牢固方可松手。

（5）防松滑：如遇到组织张力过大，第一个结容易松滑，可用血管钳轻夹在第一

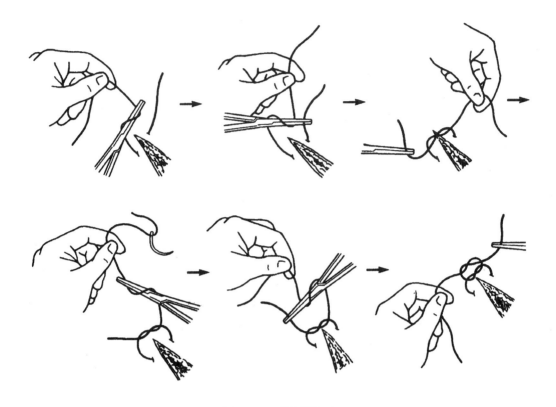

图 14-19 持针器打结法

个结扣之上。待第二个结打紧后，再松掉轻夹在第一个结扣上的血管钳。

（6）用力要适度：结扎时，切忌打结未到位而松脱；或者用力过大将线扯断，或皮肤缝合打结过紧而影响皮缘对合。打结用力的大小全赖于实践中反复体会、不断摸索。

（7）剪除结扎线：手术者结扎完毕，将双线尾提起略偏向术者左侧，助手将剪刀微张，顺线尾向下滑至线结上缘，略向上偏，将线剪断。这样所留的线头一般为 1 mm 左右，且迅速、准确，节省时间。如系大血管的结扎，所留线头应略长，以防滑脱；肠线留 3~4 mm，不锈钢丝留 5~6 mm，并将线头扭转埋入组织中。

（四）缝合

1. 缝合的基本要求（图 14-20）

（1）缝合时创缘距及针间距要均匀一致，两针之间距离以不发生裂隙为准，一般 1~1.5 cm 为宜。既体现外在的美观，更重要的是受力和分担张力一致，且缝合严密，不致发生泄漏。

（2）在彻底止血的基础上，按解剖层次由深到浅，逐层进行缝合，同层组织准确对合。

（3）进针深浅合适，不留无效腔，以免血液和渗出液潴留，导致感染。

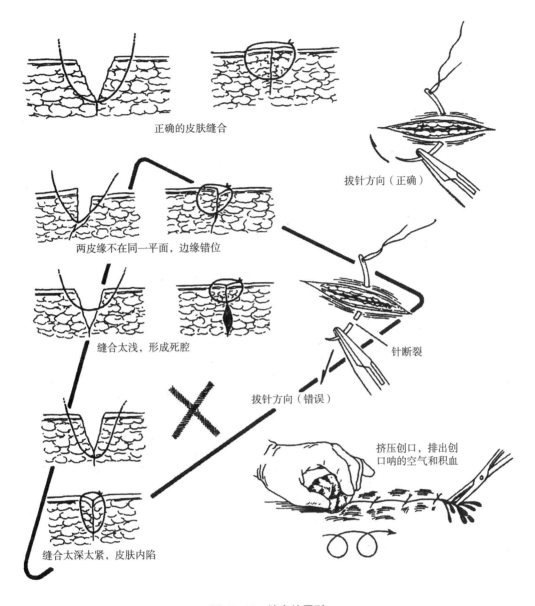

正确的皮肤缝合

拔针方向（正确）

两皮缘不在同一平面，边缘错位

缝合太浅，形成死腔

针断裂

拔针方向（错误）

挤压创口，排出创口呐的空气和积血

缝合太深太紧，皮肤内陷

图 14-20 缝合的原则

（4）打结松紧适度，过紧影响血运，导致组织缺血、坏死；过松会使创口裂开，影响伤口愈合。

（5）皮肤缝合应避免内翻或严重外翻，皮肤松弛处如阴囊可做外翻缝合。

（6）拔针宜依缝针曲度顺势用力，以免折断缝针。

（7）皮肤缝合后用齿镊将创缘皮肤对齐，并用纱布轻轻挤压，排出创口内的空气和血液。

（8）对张力过大或愈合能力低的伤口，除做一般缝合外，须加用减张缝合，以加强切口内筋膜层的闭合。减张缝合的针距 3~3.5 cm，边距 2~2.5 cm，多用于腹部切口，防止切口裂开和腹腔内脏脱出。

（9）感染伤口仅作引流，不宜缝合。

2. 缝合方法

常用的缝合法可分为单纯缝合、内翻缝合和外翻缝合三大类。每一类又有间断缝合和连续缝合两种方式。

（1）单纯缝合法（图 14-21）：将切口两侧组织对合缝合，操作简单。①间断缝合法：为最常用的缝合方法。用缝针从伤口一侧穿入组织，再从伤口的另一侧出针，对合打结即可。常用于皮肤、筋膜、皮下组织等处的缝合。②连续缝合法：多用于腹膜和胃肠道手术的缝合。首先单纯缝合一针后打结，剪除短线一头，然后用长线一头再连续缝合全部伤口，缝合过程中要逐针将缝线拉紧。优点是节省线和时间。③ "8" 字缝合法：此法常用于一些张力较大的组织缝合。有 2 种方法：一是 "8" 字交叉在缝合伤口的表面，又称外 "8" 字缝合；二是 "8" 字交叉在缝合伤口的深面，即内 "8" 字缝合。④锁边缝合法：又称毯边缝合法。他有较强的止血作用，常用于胃肠吻合时后壁全层缝合。开始、结束的方法与单纯连续缝合法一样，不同的是每缝一针时后一针的缝线都要从前一针的线套内穿出。需要注意的是，缝合时始终要逐针将缝线拉紧。

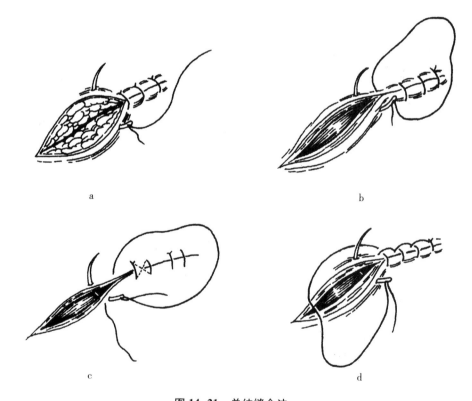

图 14-21　单纯缝合法
a. 间断缝合法；　b. 连续缝合法；　c. "8" 字缝合法；　d. 锁边缝合法

（2）内翻缝合法（图 14-22）：是将要缝合的组织边缘内翻，使缝合组织表面光滑、平整、对合良好。但需注意，缝合时不要将组织翻入过多，以免致组织管腔狭窄。常用于胃肠及膀胱等部位手术的缝合。此法的优点是可防止黏膜外翻，有利于防止尿液和胃肠液外漏。内翻缝合法分为：①间断内翻缝合：方法是缝合针在切口缘的外侧0.5~1 cm处垂直于切口进针，在同侧切口缘内侧穿出，再从对侧切口缘穿入，切口外侧缘穿出，拉紧缝线结扎，切口两侧穿入点和穿出点要对称，使创缘内翻对合，缝合后组织表面光滑平整。适用于胃肠道浆肌层加固缝合。②连续内翻缝合：又称连续平行褥式缝合，方法是由切口的一端作一针缝合后，用同一缝线平行于切口方向同侧进针、同侧出针，然后对侧平行于切口方向，对侧进针、对侧出针，拉紧缝线，两侧交替缝合，一直到切口的另一端，回头线结扎。适用于胃肠道、膀胱壁的缝合。③荷包式缝合：又称袋口缝合，如同烟袋荷包周围的系带。方法是围绕开口处作连续缝合，在将开口翻向里面埋没残端的同时，拉紧缝线打结。缝针穿入深浅依据手术需要而定，一般胃肠道手术以浆肌层为宜。

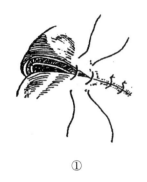 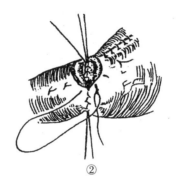 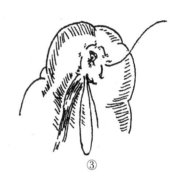

① ② ③

图14-22 内翻缝合法

注：①间断内翻缝合 ②连续内翻缝合 ③荷包式缝合

（3）外翻缝合法（图14-23）：又称垂直褥式缝合，由两个间断缝合连接而成，两次进针方向均与切口垂直，但方向相反，此缝合法是将要缝合组织上的边缘向外翻出，使缝合伤口的内面平整，适用于血管、输尿管的吻合。

（4）减张缝合（图14-24）：指减低伤口张力的缝合，切口的张力主要源于组织缺损或内部压力过高，由于张力过大，常导致缝合困难，如勉强缝合因张力过大而发生切口裂开或其他并发症。可用银丝或不锈钢丝作减张缝合线，缝线通常不穿透腹膜，只缝合腹膜外各层组织，针距3~3.5 cm，边距为2~2.5 cm；亦可用丝线或尼龙线作减张缝合，结扎缝线时套一个硬橡皮管，略长于皮肤两侧针眼的距离，以免割裂皮肤。

（五）分离

分离是显露手术区解剖结构和切除病变组织、器官的重要手术操作。分离时应尽量沿正常组织间隙进行，不仅操作容易，出血少，而且不易引起严重损伤。有钝性分离和锐性分离两种。

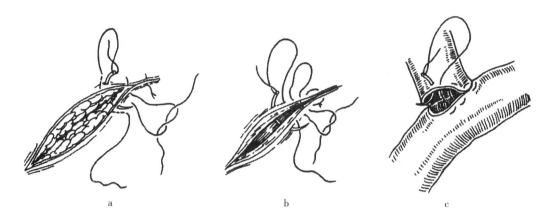

图 14-23　外翻缝合法

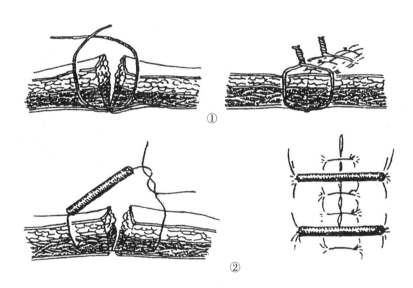

图 14-24　减张缝合法

注：①不锈钢丝的减张缝合　②丝线的减张缝合

1. 锐性分离

必须在直视下进行。用锐利的刀刃沿组织间隙作垂直的短距离切开，或用剪刀尖端深入组织间隙分离组织，看清楚后再予以剪开。在解剖过程中，遇到较大血管时，应用止血钳钳夹后再切断。锐性分离常用于分离致密组织处。

2. 钝性分离

常用于无重要血管、神经等疏松组织部位。有时可在非直视下进行。可用刀柄、血管钳、钝性剥离器或手指分离。将钝性器械或手指伸入疏松的结缔组织间隙，适当用力分离组织，切不可粗暴勉强分离，否则可导致重要组织结构损伤或撕裂，造成严重后果。如良性肿瘤、疝囊的分离。

临床上钝性、锐性两种分离方法常依据手术部位结合运用。

（六）显露

手术区良好的显露，是手术顺利进行的先决条件，手术区的显露是否充分，与病人的体位、切口、照明、麻醉及助手的协助等因素密切相关。

（七）剪线

结扎或缝合完毕后，术者将双线尾部靠拢，轻轻拉紧，与组织垂直，手不要遮挡助手的视线，助手将剪刀稍微张开，以剪尖一侧的刀锋沿拉紧的结扎线滑至线结处，然后将剪刀略向上倾斜，直视下剪断缝线，剪刀倾斜的角度愈大，则线头愈长，倾斜的角度愈小，线头愈短（图14-25）。

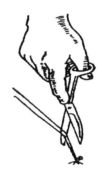
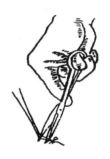

图 14-25　剪线的方法

（八）引流

1. 引流的目的

为保证伤口愈合良好，减少并发症的发生；防止感染扩散，促使炎症早日消退。

2. 引流的适应证

应严格掌握引流适应证。不必要的引流，增加感染及切口疝的发生率。

（1）手术区或切口内渗血未能彻底制止，估计有继续渗血的可能者，尤其有形成残腔可能的，需在手术区或切口内放置引流物。

（2）积脓、积液切开后，需放置引流物，将继续形成的脓液或分泌物经引流物排出。

（3）肝、胆、胰、胃肠道等手术后，估计有胆汁、胰液等可能从缝合处渗漏时，可在腹腔内放置引流物，将刺激性液体或污物引流到体外。

（4）为减压而放置引流物，如胸部手术后放置胸腔闭式引流管，排除胸腔积气、积液，恢复胸腔负压，利于肺的膨胀；胆道、膀胱手术后放置引流管，降低局部压力，促进伤口愈合。

（5）切口污染严重，估计有渗液或感染时，切口内可放置引流物。避免积液和感染发生。

放置引流物后不等于达到引流目的，术后要密切观察引流管是否通畅、引流量多少及引流液的性质等，及时调整保证其通畅。

3. 引流物的种类

（1）乳胶条引流：由废手套制成，适用于浅部切口或少量渗液的引流。

（2）纱布条引流：用纱布制成，适用于化脓感染的伤口引流。

（3）烟卷式引流：用纱布卷套入乳胶管制成，类似卷烟状，表面光滑，使用时可在放入组织内的一端剪开 2~3 个小侧孔，利于引流。适用于腹腔内或深部组织的引流。

（4）管状引流：由各种不同粗细的橡胶管或塑料管制成。如橡胶管、硅胶管、导尿管、T 形管等，适用于胸腔、腹腔引流，以及各种空腔脏器，如胆管、膀胱的引流。

（5）双腔管引流：由粗细不同两根塑料管组成。粗管一端剪 4~5 个小侧孔。细管套入到粗管内，细管末端不能超过粗管，并固定在粗管内，使用时，细管连接负压吸引器吸引。其优点是渗出液借吸力汇集于粗管腔内，由细管吸出，不会因吸力吸附周围软组织，能保持引流通畅。常用于腹腔引流。

4. 注意事项

（1）引流物种类选择要适当：根据不同部位、引流液性质及引流量决定。

（2）引流物放置的部位应正确：脓腔及体腔的引流物应尽可能放在需引流部位的底部，并且不能直接压迫血管、神经、脏器等。体腔内引流物一般不经过手术切口引出，以免发生伤口感染，应另做一小切口引出。

（3）引流物需固定牢固：任何部位引流物，均应在体外固定，防止滑脱或落入体腔内，多用别针或缝线固定。

（4）引流物应保持通畅：时刻保持通畅，禁忌受压、扭曲，如有堵塞不通，可用生理盐水冲洗引流管。

（5）引流物要详细记录：手术时放置的引流物的种类、数目、放置部位都要详细记录。拔出引流物主要依据引流出的液体量决定，拔出时应先轻轻松动、旋转，与周围组织分离，缓慢拔出，如有阻力，且不可用力猛拔。

【注意事项】

注意安全，避免损伤。

【思考题】

1. 常用的手术基本操作技术有哪些？

2. 简述打结、缝合的方法。

3. 简述学习外科手术基本操作的重要性。

第四节　伤口（切口）换药

【目的要求】

掌握换药相关操作及注意事项，能在临床工作中熟练应用，培养无菌操作观念。此外，通过换药观察伤口或手术切口的愈合情况。

【所需物品】

帽子、口罩、一次性换药包、酒精棉球、生理盐水棉球、无菌纱布等。

【教学过程】

①每2~3人为一组，相互配合协作；②戴好帽子、口罩，清洗双手；③带教老师详细讲解换药的步骤及过程，并操作演示；④分组练习。

【练习内容及要领】

1. 核对患者信息，向患者告知操作目的，取得患者配合。

2. 根据病情及换药需要，给患者取恰当的体位，伤口暴露充分，便于换药操作，伤口部位尽量避开患者的视线。

3. 将一次性换药包打开，并将其他换药物品合理地放置在医用推车上，再一次查验物品是否齐全，同时在保证物品、耗材够用的情况下做到不浪费。

4. 操作开始，先用手取下外层敷料，再用1把镊子取下内层敷料。揭除内层敷料应轻巧，一般应沿伤口长轴方向揭除，若内层敷料与创面发生粘连时，不可硬揭，可用生理盐水棉球浸湿后稍等片刻再揭去，以免伤及创面引起出血。

5. 双手执镊子，右手镊子接触伤口，左手镊子保持无菌，从换药碗中夹取无菌物品传递给右手镊子，左手镊子稍高于右手镊子，且两者不可碰触。

6. 如伤口（切口）愈合良好，无感染，用0.75%吡咯烷铜碘（碘伏）或2.5%碘酊75%酒精由伤口中心向四周方向进行消毒，涂擦时沿切口方向单向涂擦，范围半径距切口3~5 cm,连续擦拭2~3遍。如用2.5%碘酊消毒，待碘酊干后，再用75%酒精涂擦2~3遍脱碘。

7. 如为感染伤口，擦拭消毒时应从外周向感染伤口方向进行。

8. 伤口分泌物较多且创面较深时，先用干棉球及生理盐水棉球清除分泌物，然后按感染伤口方法消毒。

9. 消毒完毕，污染伤口或易出血伤口根据需要放置引流纱条，一般创面用无菌纱布覆盖，覆盖范围应超过伤口边缘3 cm以上，厚度8~10层纱布，医用胶带固定，贴胶带的方向应与肢体或躯干长轴垂直。

【注意事项】

1. 凡需接触伤口的物品，均须保持无菌。各种无菌敷料从容器内取出后，不得放回，污染的敷料须放在污物弯盘内。放置污染物时，不可从无菌换药碗上方经过。

2. 右手侧镊子可直接接触伤口，左手侧镊子专用于从换药碗中夹取无菌物品，递给右手，两镊子不可碰触。

3. 换药过程中，如需用两把镊子协同把生理盐水棉球拧干时，必须相对干净侧镊子位置在上，相对污染侧镊子位置在下，确保液体不会经过污染侧镊子流向干净侧镊子。

4. 特殊伤口，如气性坏疽、破伤风、铜绿假单胞菌等感染的伤口，换药时必须严格执行隔离要求，仅携带必要的换药物品，用过的物品要专门处理，敷料要焚毁或深埋，使用过的物品和医疗废物按相关规定进行处理。

第五节　创伤的现场止血

【目的要求】

准确判断出血的性质，根据出血的性质及部位选用止血物品，熟练处理临床工作中遇到的各种创伤情况。

【所需物品】

止血带、无菌敷料、绷带、三角巾、毛巾等。

【教学过程】

①每2~3人为一组，相互配合协作；②带教老师讲解创伤的现场止血方法并操作演示；③分组练习。

【练习内容及要领】

（一）指压止血法

适用于头、面、颈部和四肢的动脉性出血，将出血部位近心端的供血血管压向对应的骨骼，以阻断血流。

1. 头顶部、额部出血

指压颞浅动脉，一手固定伤者头部，另一手拇指在伤侧耳前将颞浅动脉压向下颌关节。

2. 面部出血

指压面动脉，左、右手拇指分别放在两侧下颌角前 1 cm 处的凹陷处，将左、右侧面动脉压向下颌骨，其余四指置于伤者后枕部与拇指形成对应力。

3. 前臂出血

指压肱动脉，一手固定伤者患肢，另一手四指并拢置于肱动脉搏动明显处，拇指放于对应部位，将肱动脉压向肱骨。

4. 手部出血

指压桡、尺动脉，双手拇指与食指分别放在伤侧的桡动脉与尺动脉处，分别将桡动脉、尺动脉压向手腕部骨骼。

5. 下肢出血

指压股动脉，将一手尺侧小鱼际置于伤肢股动脉搏动明显处，用力将股动脉压向股骨。

6. 脚部出血

指压胫前、胫后动脉，双手拇指与食指分别放在伤侧脚踝处的胫前动脉与胫后动脉处，分别将胫前动脉、胫后动脉压向脚踝部骨骼。

（二）加压包扎止血法

适用于中、小静脉以及小动脉或毛细血管出血。用无菌敷料或洁净的毛巾、手绢、三角巾等覆盖伤口，使用绷带加压包扎达到止血目的。必要时可将手掌放在敷料上均匀加压。

（三）填塞止血法

适用于伤口较深的出血。用无菌敷料或洁净的毛巾填塞在伤口内，然后加压包扎。

（四）弹性止血带止血法

适用于四肢的动脉性出血。扎止血带之前先抬高患肢以增加静脉回心血量。将三角巾、毛巾或软布等织物包裹在扎止血带部位的皮肤上，扎止血带时左手掌心向上，手背贴紧肢体，止血带一端用虎口夹住，留出长约 10 cm 的一段，右手拉较长的一端，适当拉紧拉长，绕肢体 2~3 圈，然后用左手的食指和中指夹住止血带末端用力拉下，使之压在缠绕在肢体上的止血带的下面。精确记录扎止血带的时间并标记在垫布上。

（五）屈肢止血法

适用于肘、膝关节远端肢体的创伤性大出血。先抬高患肢以增加静脉回心血量。在肘或腘窝处垫以卷紧的棉垫卷或毛巾卷，然后将肘关节或膝关节尽力屈曲，借衬垫物压住动脉以减少或终止出血，并用绷带或三角巾将肢体固定于能有效止血的屈曲位。精确记录止血的时间并标记在垫布上。

【注意事项】

1. 首先判断伤者生命体征，如发生心脏骤停，应立即实施心肺复苏。

2. 正确选定扎止血带的部位：止血带应扎在伤口的近心端，避开可能伤及神经的部位。①前臂出血：宜扎在上臂上 1/3 处，不可扎在下 1/3 处，以防损伤桡神经。②下肢出血：宜扎在大腿的中上 1/3 处，越靠近大腿根部止血效果越好。

3. 弹性止血带捆扎的松紧度要适宜，止血带的松紧度以出血明显减少或终止或远端动脉搏动刚好消失为适宜，过松达不到止血效果，过紧有造成局部软组织及神经损伤的风险。

4. 扎止血带部位必须加衬垫，以免损伤皮肤。

5. 精确记录并标记扎止血带的时间和部位，标记在垫布上或记录在标签上并挂在伤者醒目的部位。

6. 严格控制止血带捆扎时间，持续扎止血带的时间不宜超过 3 小时，并应每 1 小时放松止血带 1 次，每次放松 2~3 分钟。松解止血带时，如果伤口出血量大，应用指压法暂时止血。

7. 使用屈肢止血法之前必须先评估局部有无骨关节损伤，有肢体骨关节损伤者禁用此法。

第六节　心肺脑复苏术

【目的要求】
①掌握心肺脑复苏的临床意义；②掌握初步复苏的方法与步骤。
【所需物品】
心肺复苏模拟人。
【教学过程】
①每 2~3 人为一组，相互配合协作；②带教老师讲解心肺复苏术方法，并操作演示；③分组练习。
【练习内容及要领】
1. 在医院外发现患者突然昏倒，首先判断周围环境是否安全。
2. 判断患者是否有意识，轻拍患者肩部，同时对其耳部大声呼叫："喂！你怎么了？""醒醒！"，如无任何反应，可确定患者意识丧失。
3. 快速检查患者大动脉搏动及呼吸。施救者位于患者右侧，右手食指与中指并拢置于患者甲状软骨旁开 2~3 cm 处的颈动脉搏动处，稍用力按压判断大动脉搏动情况，同时将左侧面部贴近患者的口鼻部，感知患者有无自主呼吸，同时看向患者胸廓，判断是否有呼吸运动。判断用时不超过 5s，并准备记录时间发生的时间。
4. 确定患者自主心跳、自主呼吸消失，立即呼救，高声呼叫："来人啊！快拨打 120！"。
5. 将患者放置复苏体位，仰卧于平坦硬板或地面上，松解患者裤带及衣扣、拉链，充分暴露患者前胸部。
6. 实施胸外心脏按压
（1）按压部位：胸骨中下 1/3 处（少年儿童及成年男性可直接取两乳头连线的中点）。
（2）按压方法：将一手掌根放置在按压点上紧贴患者的胸部皮肤，手指敲起翘起脱离患者胸部皮肤。将另一手掌跟重叠在接触按压部的手掌跟背部，手指紧扣向其掌心，上半身稍向前倾，双侧肘关节伸直，双肩连线位于患者的正上方，保持前臂与患者胸骨垂直，用上半身的力量垂直向下用力按压，然后放松使胸廓充分弹起。放松使，掌根不要脱离患者胸部皮肤，按压于与放松的时间比为 1∶1。
（3）按压要求：成人按压时使胸骨下陷 5~6 cm，按压频率为 100~120 次/分。连续按压 30 次后给予 2 次人工呼吸（心脏按压与吹气的比例为 30∶2）。有多位施救者分工实施心肺复苏术时，每 2 分钟（或 5 个周期）后，可互换角色，保证按压质量。

7. 打开患者口腔、清除口腔异物及义齿。用右手拇指及食指捏住患者下颌处向下拉，打开口腔，取出义齿并检查有无口腔异物，如有异物需要清除，轻轻将患者头部转向右侧，用右手拇指压住患者的舌，将左手食指弯曲约90°从左侧口角处插入患者口腔内，将异物抠出，清理完毕轻轻将患者头部转回。

8. 开放气道是有效实施人工呼吸的前提，应用仰头举颏法或仰头抬颈法（仰头抬颈法禁用于有颈部损伤的患者）打开气道，要求患者耳垂和下颌角连线与地面成90°。

（1）仰头举颏法：施救者将左手小鱼际置于患者前额眉弓上方，下压使其头部后仰，另一手食指和中指置于下颏处，将下颏向前上方抬起，协助头部充分后仰，打开气道。

（2）仰头抬颈法：施救者右手置于患者颈项部并抬起颈部，左手小鱼际放在前额眉弓上方向下施压，使头部充分后仰，打开气道。

9. 实施人工呼吸

常用口对口人工呼吸法，有条件可采用气囊-面罩简易呼吸器实施人工呼吸。对口唇受伤或牙关紧闭的患者，应采取口对鼻人工呼吸法。

（1）口对口人工呼吸：在患者口部覆盖无菌纱布或一次性屏障消毒面膜（施救者戴着一次性口罩时不需要覆盖无菌纱布，可直接吹气），施救者用左手拇指和食指堵住患者鼻孔从患者鼻翼两侧捏住鼻部，使鼻腔闭塞，右手固定患者下颏，打开患者口腔，施救者张大口将患者口唇严密包裹住，稍缓慢吹气，吹气时用眼睛的余光观察患者胸廓是否隆起。每次吹气时间不少于1秒，吹气量500~600 mL，以胸廓明显起伏为有效。吹气完毕，松开患者鼻孔，使患者的胸廓自然回缩将气体排出，随后立即给予第2次吹气。吹气2次后立即实施下一周期的心脏按压。

（2）口对鼻人工呼吸：施救者稍用力抬起患者下颏，使口闭合，先深吸一口气，将口罩住患者鼻孔，将气体通过患者鼻腔吹入气道。其余操作同口对口人工呼吸。

10. 有效性评估

心脏按压：人工呼吸为30∶2的比例实施5个周期的操作，总用时不超过2分钟。五个周期操作完成后，立即判断患者颈动脉搏动及呼吸，评估复苏是否有效。评价心肺复苏成功的指标：①触摸到大动脉搏动；②有自主呼吸；③瞳孔大小逐渐恢复正常缩小；④面色、口唇、甲床发绀逐渐褪去；⑤出现四肢不自主活动或意识恢复。

11. 患者大动脉搏动及自主呼吸恢复后，整理患者衣服，如患者意识恢复应对患者进行语言安慰，之后开始进行进入高级复苏环节。

【注意事项】

1. 对于老年患者，胸外心脏按压的深度不宜过深，以防发生肋骨骨折等压伤事件，影响复苏术的进行。

2. 口对口吹气时速度不宜过快，吹气压力不宜过高，以免引起急性胃扩张或胃胀气而影响复苏。

3. 连续实施五个周期的复苏后必须进行有效性评估。

4. 多人实施复苏术时，必须完成五个周期的复苏操作后才可进行角色互换。

5. 复苏过程中除颤仪或自动体外除颤器（AED）到位，应立即进行非同步直流电复律，电击后立即实施胸外心脏按压，如未复苏成功，待 5 个周期的按压结束后可进行第二次电复律。

第十五章　中医诊断学 ▷▷▷▷

第一节　舌诊方法与舌象分析

【实训目的和原理】

舌与脏腑、经络、气血、津液有着密切的关系。五脏六腑通过经络直接或间接同舌产生联系，观察舌象的各种变化，可测知体内脏腑的病变。舌形、舌色与气血的盈亏和运行状态有关，舌的润燥与津液的多少有关，因此观察舌象还可以判断体内气血津液的盛衰。舌诊是中医常用的诊断方法之一，也是中医诊断学实训的一项基本操作技术。本实训的目的是使学生掌握舌象的观察方法，准确辨识正常舌象和临床常见的各种病理舌象，掌握中医舌象智能辅助诊断系统的使用方法。

【实训对象】

学生。每 2 名学生 1 组，互相配合。

【实训器材】

中医舌象智能辅助诊断系统，压舌板，棉签，清水。

【实训步骤】

表 15-1　舌诊观察记录

姓名：_____　　　性别：_____　　　年龄：_____

舌质	舌色	
	舌形	
	舌态	
舌苔	苔质	
	苔色	

综合舌象：_____舌　　　　_____苔

观察者：_____　　班级：_____

_____年_____月_____日

1. 学生2人一组，按《舌诊观察记录》内容互相观察舌象，填写《舌诊观察记录》，再由带教老师点评。（表15-1）

2. 练习使用压舌板刮舌，使用棉签蘸少许清水揩舌。

3. 使用中医舌象智能辅助诊断系统诊察舌象

（1）打开计算机，在教师的指导下了解中医舌象智能辅助诊断系统的使用方法。

（2）被检查者正坐于向光位置，将下颌抵于观测托架，舌自然伸出口外，充分暴露舌体，舌尖稍弯曲向下。

（3）使用中医舌象智能辅助诊断系统，拍摄被检查者舌象。

（4）对拍摄的舌图进行分析，判断其舌色、舌形、苔色、苔质。

（5）填入被检查者姓名、班级，形成舌诊分析报告。

（6）对照舌象观察记录，与中医舌象智能辅助诊断系统舌象分析结果进行比较。

【注意事项】

1. 观察舌象时注意光线、口腔疾病、食物和药物染苔等因素对舌象的影响。

2. 注意舌象的生理性变异。

3. 检查者检查时要做到迅速、准确、全面。

【思考题】

1. 舌诊的原理是什么？

2. 影响诊舌的因素有哪些？如何预防或鉴别？

第二节　脉诊方法与脉象辨识

【实训目的和原理】

脉诊是医生通过体察脉象来了解病情、辨别病证的方法，是中医诊断疾病的特色方法之一。脉象的产生与心脏的搏动、心气的盛衰、脉管的通利直接相关，亦与人体气血的盈亏及各脏腑的协调作用密切相关。因此，脉象能够全面反映人体的综合信息。本实训的目的是通过练习各种运指手法，掌握正确的诊脉方法；通过同学间互相诊脉，掌握正常脉象的特点；通过对脉象模拟手的诊脉练习，掌握临床常见病理脉象的特点。

【实训对象】

学生。每2名学生1组，互相配合。

【实训器材】

脉象模拟手、脉枕。

【实训步骤】

1. 脉象模拟手诊脉练习

（1）带教老师讲解脉象模型的使用方法和各种病理脉象的特点。

（2）学生在脉象模拟手上体会各种病理脉象的特点。

2. 同学之间互相诊脉练习

（1）老师讲解寸关尺的定位及诊脉的方法。

（2）学生 2 人为 1 小组，体会对方脉象，并进行记录。

（3）在带教老师的指导下，整理脉诊记录。

3. 学生填写实训报告（表 15-2）。

表 15-2　诊脉观察记录

姓名：_____ 性别：_____ 年龄：_____

左脉：

脉　位		至　数	
脉　长		脉　力	
脉　宽		流利度	
紧张度		脉　律	

右脉：

脉　位		至　数	
脉　长		脉　力	
脉　宽		流利度	
紧张度		脉　律	

脉象：左手_____脉　　　右手_____脉

观察者：专业 _____　班级_____　姓名_____

_____年_____月_____日

4. 体会典型脉象。

（1）带教老师找出典型脉象数个，只公布脉象名称。

（2）学生逐个体会典型脉象，自己一一对号，并做好记录。

（3）带教老师公布每个典型脉象的同学姓名，学生自己对照检查诊脉的准确性。

【注意事项】

1. 诊脉应采取正确的体位。体位错误可以影响气血的运行，而使脉象失真。

2. 检查者以右手诊患者左手，以左手诊患者右手，并以食指、中指、无名指分别切按寸、关、尺三部脉。

3. 布指的疏密。病人手臂较长或医者手指较细者，布指宜疏，反之宜密。

4. 检查者应以指目切脉。因指目为手指较敏感部位，以获取较丰富的脉象信息。

5. 脉象的生理变异。年龄、性别、形体、情志、运动、季节、饮食、饮酒等因素皆可影响脉象，注意与病脉区别。

6. 注意鉴别斜飞脉与反关脉、六阴脉与六阳脉，此四部脉均为生理脉象，非病理脉象。

【思考题】

1. 脉诊的原理是什么？

2. 影响脉象的因素有哪些？如何与病理脉象相鉴别？

3. 寻找影响自己正确诊脉的因素，课后继续练习。

第三节　脉图识别和分析

【实训目的和原理】

长期以来，医家们对脉象的认识仅停留于指感描述，使初学者多有"心中了了，指下难明"的困惑。脉图是借助测力式传感系统，模拟中医切脉过程及指法而得到脉管搏动的轨迹图（图15-1），使脉诊从抽象的文字叙述转到比较直观的图形示意。因此，脉图的检测和分析是脉诊客观化研究的重要组成部分。本实训的目的是使学生了解脉象仪的使用方法，熟悉正常脉图的形态及其参考值，了解脉图所反映的脉象信息及其生理、病理意义，初步掌握脉图判读的内容和方法。

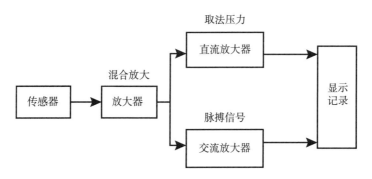

图 15-1　脉图描记原理示意图

【实训对象】

学生。每2名学生1组，互相配合。

【实训器材】

ZM Ⅲ C型中医智能脉象仪、计算机、脉枕。

【实训步骤】

1. 带教老师讲解脉图形成的原理，脉图各波峰的临床意义。

2. 检查本实训所需器材是否齐全。带教老师讲解并演示智能脉象仪的使用方法。打开计算机及脉象仪电源开关，计算机显示页面为"智能脉象仪辨脉辨证系统"，将脉象仪正面的工作/校正开关置于"工作"状态。

3. 受试者取坐位，静坐数分钟，四肢放松，被测的手臂平放（基本与心脏处于同一水平），外展 30°，直腕仰掌，腕下垫一脉枕。将脉搏换能器的探头垂直固定于受检测者关脉部位（短臂对准桡侧、长臂对准尺侧）。

4. 脉图描记操作：打开"脉图采样处理"系统，按要求分别描记被测者 50 g、100 g、125 g、150 g、175 g、225 g 六段压力下的脉图形态。在系统进行参数调整后，按要求将取脉压力调整到最佳取脉压力，描记 40 秒脉图形态。操作完毕后，拆下换能器，调零备用。

5. 对最佳压力段下的脉图（红线标示脉图）进行智能分析，测算脉图的生理参数，分析脉象特征，讨论脉图各拐点意义，得出测脉结论。

6. 必要时可结合望诊、闻诊、问诊，根据软件提示选择被测者相关病情资料，进行辨证分析，得出辨证结论。

7. 学生 2 人 1 组，先运用智能脉象仪检测脉象，再采用传统诊脉方法进行诊脉，将两个结果进行比较。

【注意事项】

1. 脉图检测前 24 小时内，受试者不能服用血管收缩、扩张药或心肌兴奋、抑制药物。

2. 开机前，必须先接好换能器插头。严禁用大于 250 g 的外力直接触按换能器探头，以免因过载而损坏换能器元件。

3. 固定换能器注意松紧适宜，过紧则压迫血管，太松会使探头移位或加压不到位。加压时手法宜轻，避免大幅度晃动换能器或用手直接按压换能器的取脉探头。

【思考题】

1. 脉图的原理是什么？

2. 脉图描记的影响因素有哪些？

第四节　中医辨证练习

【实训目的和原理】

计算机辨证，又称中医专家诊疗系统，是模拟中医"辨证论治"的思维、推理方法，做出辨证诊断的智能计算机程序。朱文锋教授研制的"WF 文锋-Ⅲ中医（辅助）诊疗系统"是对各科疾病进行中医辅助诊疗的巨系统，使用本系统进行辨证练习，不仅能使学生进一步掌握中医"辨证论治"的思维、推理方法，也是其他所学知识的综合练习。

【实训对象】

学生。每 2 名学生 1 组，互相配合。

【实训器材】

计算机，中医（辅助）诊疗系统软件、诊疗练习病案。

【实训步骤】

1. 检查本次实训所需器材是否齐全。

2. 打开计算机，检查中医（辅助）诊疗软件是否能正常运行。

3. 带教老师讲解并演示中医（辅助）诊疗系统的使用方法。

4. 对示例病案进行人工辨证，把结果记录下来。

5. 将示例病案的病情资料，按诊疗系统软件的输入方法输入计算机，使用相应功能键进行计算机模拟辨证，最终显示各项诊断数据、治疗方案。

6. 对该病案在计算机显示的治疗方法进行分析、选择，并与人工辨证结果进行比较。

7. 每人选择 2 份拟作练习的病案（如本组内同学恰好有患病者可收集其病情资料，也可以使用自己要验证的资料，或者从下面思考题中选择）。

8. 将练习病案的相关内容及诊疗方案填入《训练报告》（表 15-3）。

9. 按要求关闭计算机，将《训练报告》交给带教老师。

【注意事项】

1. 必须熟悉软件中的系统菜单、工作条按钮、病状输入、诊断提示、方案列表、诊疗方案等的内容、使用方法。

2. 病情资料必须按要求准确输入，主症等重要资料无法按要求准确输入时，一般不宜采用本诊疗软件进行练习。

【思考题】

1. 何谓"证素"？证素有哪些？

2. 董某，女，21 岁，学生。近两月来时感心悸头晕，寐少梦多，记忆力减退，伴月经量少色淡，面色淡白无华，舌质色淡，脉细弱。你辨为何证？

3. 田某，男，37 岁。7 天前因着凉后出现恶寒发热，头痛体痛，服治"感冒"药后恶寒已罢，但热势反增，现 T39.2℃，剧烈咳嗽，咳痰黄稠量多，气息喘促，鼻翼煽动，小便短赤，大便秘结，苔黄腻，脉滑数。你辨为何证？

4. 王某，男，48 岁。素感脘腹坠胀，食后益甚。伴气短乏力，倦怠懒言，头晕目眩，面白无华，食少便溏。舌淡苔白，脉象缓弱。你辨为何证？

5. 李某，女，35 岁。半月来常感头晕胀痛，急躁易怒，耳鸣如潮，口干口苦，面红目赤。伴胁肋灼痛，尿赤便干。舌红苔薄黄，脉弦数。你辨为何证？

6. 周某，女，35 岁。5 天来尿频尿急，尿道灼痛，小便短少色黄，小腹胀痛，伴有发热（T38.6℃）腰痛。苔薄黄腻，脉滑数。你辨为何证？

7. 王某，男，42 岁。患腹泻 5 年余。大便稀溏，日泻 4~6 次，时轻时重。常因饮食不慎，着凉受寒而加重。体瘦神疲，食减纳呆，伴有腰膝酸软。舌淡嫩，脉沉细无力。你辨为何证？

8. 王某，男，25 岁。身目发黄 3 天，伴胁肋灼热胀痛，厌食腹胀，泛恶欲呕，口苦，舌苔黄腻，脉弦滑数。你辨为何证？

表 15-3　计算机模拟辨证训练报告

训练一

患者姓名：_____；　　性别：_____；　　年龄：_____；　　就诊日期：_____

主诉				
病史				
主要症状体征				
临床辨证论治	证名：		治法：	方药：
电脑模拟辨证论治	辨证要素	1.　　　　2.　　　　3.　　　　4.		
	病名提示	1.　　　　2.		
	证名提示	1.　　　　2.		
	治疗提示	治法：　　　　方药：		

训练二

患者姓名：_____；　　性别：_____；　　年龄：_____；　　就诊日期：_____

主诉				
病史				
主要症状体征				
临床辨证论治	证名：		治法：	方药：
电脑模拟辨证论治	辨证要素	1.　　　　2.　　　　3.　　　　4.		
	病名提示	1.　　　　2.		
	证名提示	1.　　　　2.		
	治疗提示	治法：　　　　方药：		

实验者姓名：_____　　学号：_____　　专业班级：_____

第五节　四诊综合应用

【实训目的和原理】

中医诊察收集病情资料的基本方法主要包括望、闻、问、切四种诊察手段。通过四诊所收集到的病情资料,主要包括症状、体征和病史。辨证是在中医学理论的指导下,对患者的各种临床资料进行分析、综合,从而对疾病当前的病位与病性等本质做出判断,并概括为完整证名的诊断思维过程。四诊综合应用实训通过对临床诊病场景的高度模拟可使学生获得深刻的诊病体验,从而提高学生运用诊法收集病情资料、规范书写临床病历以及运用辨证思维进行中医诊断的能力,从而为进一步学习中医临床各科奠定坚实的基础。

【实训对象】

学生。每组 15 人,两人轮流配合操作。

【实训器材】

检诊床、多媒体、脉枕、练习病案资料

病案资料 1:刘某,男,28 岁,学生。腹胀半年,加重 2 周。自述半年来时感腹部胀满,食后益甚,面色萎黄,肢体倦怠,神疲乏力,少气懒言,形体消瘦,大便溏薄,舌淡苔白,脉沉细无力。西医诊为"慢性胃炎"。

病案资料 2:张某,男,46 岁,工人。右胁肋胀痛 1 年。口苦,口中黏腻,恶心,厌油腻,腹胀,身目俱黄,泛恶欲呕,便溏不爽,小便黄,舌苔黄腻,脉弦滑数。西医诊为"慢性乙型肝炎合并肝硬化"

病案资料 3:乔某,女,38 岁,农民。间断性下肢浮肿 3 年。症见面色㿠白虚浮,腰膝酸痛乏力,腹胀,小便短少,大便溏泻,甚或完谷不化,畏寒,下肢浮肿,舌质淡胖,有齿痕,苔白,脉象沉迟无力。西医诊为"慢性肾炎"。

病案资料 4:龚某,男,34 岁,商人。间断性便血 2 月余。自述 2 月前饮酒后出现脘腹隐痛,大便呈黑色,面色萎黄,乏力,纳少,腹胀,便黑而溏,舌淡苔白,脉细无力。胃镜显示:"十二指肠球部溃疡,胃粘膜糜烂"。

病案资料 5:王某,女,33 岁。咳嗽半个月。2 周前因情志不舒致咳嗽阵作,咳痰色黄黏稠,严重时咳血。并感胁肋灼痛,头晕头胀,面红目赤,口苦,舌红苔薄黄,脉弦数。胸片显示:支气管扩张。

病案资料 6:黄某,女,56 岁。自述胃脘烧灼疼痛 3 天,多食易饥,渴喜饮冷。闻之口臭,并见牙龈红肿、溃烂。大便秘结。舌红苔黄,脉滑数。

病案资料 7:张某,男,45 岁。咳嗽、气喘声低气弱,吐痰清稀,短气自汗,语声低弱,神疲倦怠。舌淡苔白,脉弱。哮喘病史 15 年,每遇冬季气候寒冷时发作,次年四月份缓解。

病案资料 8:李某,女,22 岁。半月前因与人争吵之后出现胁肋胀满,渐感食欲不佳,胃脘胀甚,嗳气频频,嘈杂不舒。苔薄白,脉弦。

病案资料9：孙某，男，62岁。患高血压病12年。眩晕耳鸣，头目胀痛，面红目赤，急躁易怒。伴见失眠多梦，腰膝酸软，头重脚轻。舌红，脉弦实有力。

【实训步骤】

1. 老师讲解中医四诊的操作要点及注意事项。

2. 训练前准备

（1）准备5名学生模拟患者，每个学生随机抽取一份病案资料，提前熟悉病案内容。

（2）老师讲解模拟患者的注意事项。

3. 训练步骤

（1）一名学生模拟患者，一名学生模拟医生，演示望、闻、问、切四诊过程。期间打开多媒体，展示对应病案舌象、面色等望诊资料内容。其余同学认真观察诊病过程。

（2）模拟医生把四诊收集的病情资料进行整理，完成病历书写，并进行辨证分析和证候判断。

（3）围观学生对模拟医生的诊法操作进行点评，并对该病历的证候分析进行讨论。

4. 老师对学生讨论内容进行总结。

5. 根据上述步骤，分小组进行四诊综合实训，并完成报告（表15-4）。

【注意事项】

1. 必须熟悉中医四诊的基本理论。

2. 四诊资料收集要全面。

3. 注意辨证方法的正确使用。

【思考题】

1. 如何围绕主诉展开问诊？

2. 辨证思维中如何提炼病位要素和病性要素？

表15-4　中医诊断学综合实训报告

班级：　　　　姓名：　　　　学号：　　　　成绩：

四诊：

辨证：

评语：

第十六章 针灸学 ▷▷▷

第一节 腧穴定位示教（一）

【教学目的】

在学习腧穴的基础上，通过示教，掌握取穴的标准体位、身体方位、腧穴定位方法及任脉、督脉、手太阴肺经临床常用腧穴的定位，教师先在实体上进行标准体位、身体方位、腧穴定位方法和腧穴定位的示范操作，然后学生分组进行练习，教师指导，要求学生能准确取穴。

【教学器材】

点穴彩笔，实体模特。

【教学内容及步骤】

（一）标准体位

传统腧穴定位的人体体位在中医基础理论中已涉及，在此不作赘述。依据 GB/T12346-2006《腧穴名称与定位》的国家标准，目前腧穴定位的描述采用标准解剖学体位，即身体直立，两目平视前方，两足并拢，足尖向前，上肢下垂于躯干两侧，掌心向前。（图 16-1）

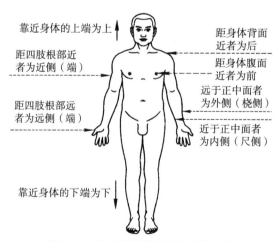

靠近身体的上端为上
距四肢根部近者为近侧（端）
距四肢根部远者为远侧（端）
靠近身体的下端为下

距身体背面近者为后
距身体腹面近者为前
远于正中面者为外侧（桡侧）
近于正中面者为内侧（尺侧）

图 16-1　标准解剖学体位及身体方位

（二）身体方位

1. 内侧与外侧　近于正中面者为内侧（前臂部称尺侧）；远于正中面者为外侧（前臂部称桡侧）。

2. 上与下　靠近身体的上端为上；靠近身体的下端为下。

3. 前与后　距身体腹面近的为前；距身体背面近的为后。

4. 近侧（端）与远侧（端）　距四肢根部近的为近侧（端）；距四肢根部远的为远侧（端）。（图 16-1）

（三）腧穴定位方法

1. 体表解剖标志定位法

常用定穴体表（固定、活动）标志如下。

前（后）发际正中：头部有发部位的前（后）缘正中。

额角发际：前发际额部曲角处。

耳尖：折耳廓向前时耳的最高点处。

眉间：两眉头之间的中点处。

胸骨上窝：胸骨切迹上方凹陷处。

胸剑结合中点：胸骨体与剑突结合部中点。

第 2 肋：与胸骨角相平。锁骨下触及的肋骨即第 2 肋。

第 4 肋间隙：男性乳头与第 4 肋间隙相平。

第 7 颈椎棘突：颈后隆起最高，并随头部旋转而转动者为第 7 颈椎棘突。

第 7 胸椎棘突：直立，两手下垂，两肩胛骨下角水平线与后正中线的交点。

第 12 胸椎棘突：直立，两手下垂时，横平两肩胛骨下角与两髂嵴最高点连线的中点。

第 4 腰椎棘突：两髂嵴最高点连线与后正中线的交点。

第 2 骶椎：两髂后上棘连线与后正中线的交点。

骶管裂孔：与两骶角（尾骨上方可触及左右骶角）平齐的后正中线上。

腋前（后）纹头：腋窝皱襞的前（后）端。

肘横纹：屈肘 90°时，与肱骨内（外）上髁连线相平的肘窝横纹。

肘尖：即尺骨鹰嘴。

腕掌（背）侧远端横纹：与豌豆骨上缘、桡骨茎突尖下连线相平的腕掌（背）侧横纹。

赤白肉际：手掌与手背、足底与足背的皮肤移行处。

甲根角：指（趾）甲侧缘与甲体基底缘形成的夹角。

腘横纹：腘窝处横纹。

内（外）踝尖：内（外）踝最凸起处。

2. "骨度"折量定位法

（1）头面部（图 16-2）

前发际正中至后发际正中折量为 12 寸。

眉间（印堂）至前发际正中折量为 3 寸；如前发际不明，即从眉间至后发际折量为 15 寸。

两额角发际（头维）之间折量为 9 寸。

耳后两乳突（完骨）之间折量为 9 寸。

（2）胸腹部（图 16-3）

胸骨上窝（天突）至胸剑结合中点（歧骨）折量为 9 寸。

胸剑结合中点至脐中折量为 8 寸。

脐中至耻骨联合上缘（曲骨）折量为 5 寸。

两肩胛骨喙突内侧缘之间折量为 12 寸。

两乳头之间折量为 8 寸。

（3）背部（图 16-4）

肩胛骨内侧缘至后正中线折量为 3 寸。

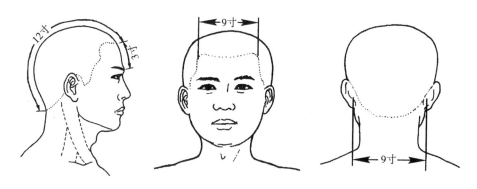

图 16-2　头面部骨度分寸

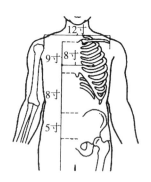

图 16-3　胸腹部骨度分寸

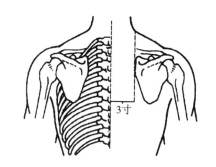

图 16-4　背部骨度分寸

（4）上肢部（图 16-5）

腋前、后纹头至肘横纹（平尺骨鹰嘴）折量为 9 寸。

肘横纹至腕掌（背）侧远端横纹折量为 12 寸。

（5）下肢部（图 16-6）

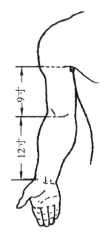

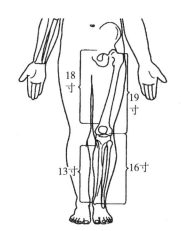

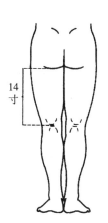

图 16-5　上肢部骨度分寸　　　　　图 16-6　下肢部骨度分寸

耻骨联合上缘至髌底折量为 18 寸。

胫骨内侧髁下方（阴陵泉）至内踝尖折量为 13 寸。

股骨大转子至腘横纹（平髌尖）折量为 19 寸。

臀沟至腘横纹折量为 14 寸。

腘横纹至外踝尖折量为 16 寸。

3. "指寸"定位法

（1）中指同身寸：以被取穴者中指指端抵在拇指指腹上相屈为环，食指伸直，暴露中指的桡侧面，取其中节上下两横纹头之间的距离作为 1 寸。（图 16-7）

（2）拇指同身寸：以被取穴者拇指指间关节横纹两端之间的距离作为 1 寸。（图 16-8）

（3）横指同身寸：被取穴者第 2~5 指伸直并拢，以中指中节近端横纹为标准，其 4 指宽度作为 3 寸，四指相并名曰"一夫"；用横指同身寸量取腧穴，又名"一夫法"。（图 16-9）

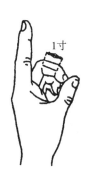
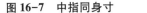

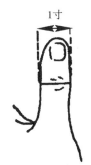

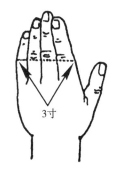

图 16-7　中指同身寸　　　图 16-8　拇指同身寸　　　图 16-9　横指同身寸

（四）任脉腧穴定位

1. 腹部（图 16-10）

体表标志：耻骨联合、脐中、胸剑结合中点。

体位：仰卧位。

取法：下腹部自耻骨联合上缘中点至脐中分为 5 等份，每等份为 1 寸；上腹部脐中至胸剑结合中点分为 8 等份，每等份为 1 寸。

中极：脐下 4 寸。

关元：脐下 3 寸。即中极上 1 寸。

气海：脐下 1.5 寸。即关元至脐中连线的中点。

神阙：脐中央。

中脘：脐上 4 寸。即胸剑结合中点至脐中连线的中点。

下脘：中脘下 2 寸。即中脘至脐中连线的中点。

2. 胸部 （图 16-11）

体表标志：乳头、肋骨、胸骨角、胸骨柄、胸骨上窝。

体位：仰卧位。

取法：定取肋间隙、胸骨上窝。

膻中：前正中线上平第 4 肋间隙处，男性恰当两乳头连线中点。

天突：胸骨上窝中央，仰头取之。

附注：取膻中时，女性可借助胸骨角定取第 2 肋，再向下推寻至第 4 肋间隙。

3. 颈、颏部 （图 16-12）

体表标志：喉结、舌骨、颏唇沟。

体位：正坐仰靠位。

取法：定取喉结、舌骨与颏唇沟。

廉泉：喉结上方，舌骨上缘中点处。

承浆：颏唇沟正中凹陷处。

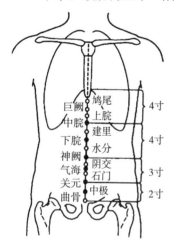

图 16-10 任脉腹部腧穴定位

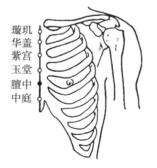

图 16-11 任脉胸部腧穴定位

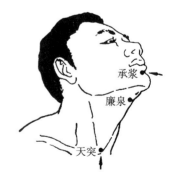

图 16-12 任脉颈、颏部腧穴定位

（五）督脉腧穴定位

基准穴点：百会。

1. 腰骶部（图 16-13）

体表标志：肛门、尾骨、腰椎、髂嵴。

体位：俯卧位。

取法：定取尾骨端与肛门连线、髂嵴连线。

长强：跪伏位，于脊柱最下端摸到尾骨下方，在尾骨端与肛门连线的中点处。

腰阳关：两髂嵴最高点连线与后正中线的交点处为第 4 腰椎棘突，其下凹陷是穴。

命门：自腰阳关向上推摸两个棘突即第 2 腰椎棘突下是穴。约与脐相平。

2. 背部（图 16-13）

体表标志：胸椎、颈椎、肩胛骨、肩胛骨下角。

体位：俯卧位或俯伏坐位。

取法：定取第 7 胸椎、第 7 颈椎。

至阳：直立两手下垂，两肩胛下角水平线与后正中线的交点处为第 7 胸椎棘突，其下凹陷是穴。

大椎：令患者正坐伏案，颈后隆起最高，并随头部旋转而转动者为第 7 颈椎棘突，其下是穴。

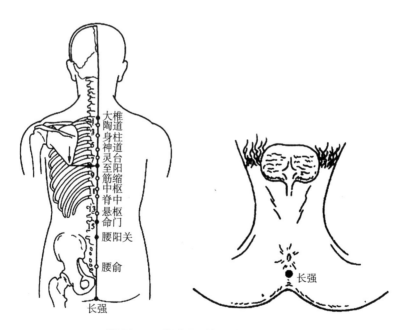

图 16-13　督脉腰骶部、背部腧穴定位

3. 头颈部（图 16-14）

体表标志：发际、斜方肌、枕骨粗隆、耳尖。

体位：正坐位。

取法：前发际正中至后发际正中分为 12 等份，每等份为 1 寸。

哑门：后发际正中直上 0.5 寸，第 2 颈椎棘突上际两侧斜方肌之间凹陷中。

风府：头稍仰，使斜方肌松弛，从后发际正中上推至枕骨粗隆下缘。

百会：两耳尖通过头顶连线的中点，距后发际 7 寸。

上星：前发际正中直上 1 寸。

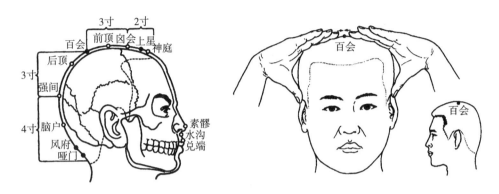

图 16-14　督脉头颈部腧穴定位

4. 面部（图 16-15）

体表标志：眉间、鼻尖、人中沟。

体位：坐位或仰卧位。

取法：为方便取穴，可用拇、食两指将人中沟提捏后分为上、中、下 3 等份。

素髎：于鼻尖中央取之。

水沟：在人中沟的上、中 1/3 交界处。

印堂：当两眉头的中间。横平攒竹。

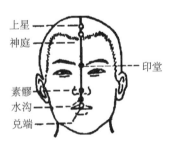

图 16-15　督脉面部腧穴定位

（六）手太阴肺经腧穴定位

基准穴点：太渊、尺泽。

1. 胸部（图 16-16）

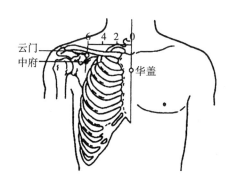

图 16-16　手太阴肺经胸部腧穴定位

体表标志：锁骨、肩胛骨喙突、第 1 肋间隙、胸大肌。

体位：正坐或直立位。

取法：先在胸部锁骨下窝凹陷中，肩胛骨喙突内缘，前正中线旁开 6 寸处定取云门。

中府：在云门直下 1 寸，横平第 1 肋间隙，锁骨下窝外侧，前正中线旁开 6 寸。

附注：当手臂向前平伸时，锁骨外端下方之三角形凹陷的下缘即为胸大肌，中府、云门两穴恰被该肌分隔。

2. 前臂部（图 16-17）

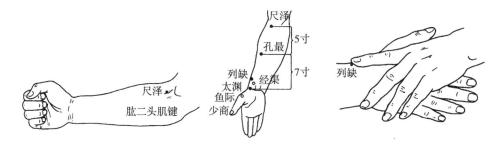

图 16-17　手太阴肺经前臂部腧穴定位

体表标志：肱二头肌腱、肘横纹、桡骨茎突、桡动脉、腕掌侧远端横纹。

体位：正坐或仰卧位，微屈肘，掌心向上。

取法：应先定取尺泽、太渊，再取尺泽与太渊之间的其他腧穴。

尺泽：微屈肘，肘横纹中，肱二头肌腱桡侧的凹陷中。

太渊：腕掌侧远端横纹的桡侧，桡动脉搏动处。

孔最：尺泽下 5 寸，即尺泽与太渊连线中点上 1 寸。

列缺：两手虎口自然平直交叉，一手食指按在另一手桡骨茎突上，指尖下的凹陷是穴。

附注：①连线：指两点间随体表自然形态的一条连线，而非绝对垂直或水平直线，以下各经取穴时所用"连线"同此。②虎口：拇、食指相连处。

3. 手部（图 16-18）

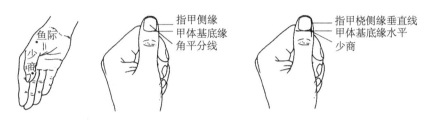

图 16-18　手太阴肺经手腧穴定位

体表标志：第 1 掌骨、赤白肉际、指甲、甲根角。

体位：正坐位，仰掌。

取法：定取第 1 掌骨桡侧、赤白肉际、指甲角平分线、指甲桡侧缘垂直线与甲体基底缘水平线的交点。

鱼际：第 1 掌骨桡侧缘中点，赤白肉际处。

少商：拇指桡侧甲根角侧上方（沿角平分线方向）0.1 寸，指甲桡侧缘垂直线与甲体基底缘水平线的交点处。

附注：甲体基底缘：甲体嵌入皮下部分的近端边缘。

第二节　腧穴定位示教（二）

【教学目的】

在学习腧穴的基础上，通过示教，掌握手阳明大肠经、足阳明胃经、足太阴脾经、手少阴心经、手太阳小肠经、足太阳膀胱经中临床常用腧穴的定位，教师先在实体上进行腧穴定位的示范操作，然后学生分组进行练习，教师指导，要求学生能准确取穴。

【教学器材】

点穴彩笔，实体模特。

【教学内容及步骤】

（一）手阳明大肠经腧穴定位

基准穴点：阳溪、曲池、肩髃。

1. 手部（图 16-19）

体表标志：指甲、第 2 掌骨、第 2 掌指关节。

体位：正坐位，侧掌，微握拳。

取法：定取指甲角平分线、指甲桡侧缘垂直线与甲体基底缘水平线的交点、第 2 掌骨桡侧。

商阳：食指桡侧甲根角侧上方（沿角平分线方向）0.1 寸，指甲桡侧缘垂直线与甲体基底缘水平线的交点处。

三间：微握拳，第 2 掌指关节近端桡侧赤白肉际处。

合谷：手背第 2 掌骨桡侧中点。或一手拇指指间关节掌面横纹，放于另一手背面拇、食指伸开后的指蹼边缘处按下，拇指尖下取之。或拇、食指并拢时于第 1、2 掌骨间背侧肌最高点取之。

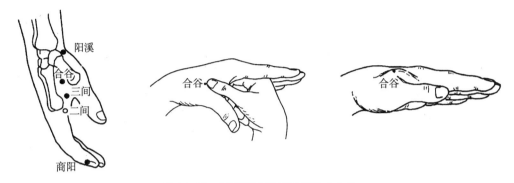

图 16-19　手阳明大肠经手部腧穴定位

2. 前臂部（图 16-20）

体表标志：腕背侧远端横纹、肘横纹、肱骨外上髁、拇长伸肌腱、拇短伸肌腱、鼻咽窝。

体位：正坐位，屈肘，掌心向胸。

取法：先定取曲池、阳溪，再定取两穴之间连线上的其他腧穴。

曲池：在尺泽与肱骨外上髁连线的中点。屈肘 90°时在肘横纹桡侧端外凹陷中；极度屈肘时在肘横纹桡侧端凹陷中。

偏历：阳溪与曲池连线的上 3/4 与下 1/4 交点处，在腕背侧远端横纹上 3 寸。

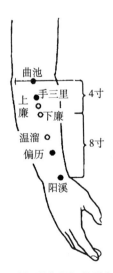

图 16-20　手阳明大肠经前臂部腧穴定位

手三里：阳溪与曲池连线的上 1/6 与下 5/6 交点处，曲池下 2 寸。

阳溪：在腕背侧远端横纹桡侧，手拇指上翘时，拇短伸肌腱与拇长伸肌腱之间的凹陷（鼻烟窝）中。

附注：量取 1 或 2 寸可用拇指同身寸。

3. 上臂部（图 16-21）

体表标志：三角肌、肩峰、肱骨大结节。

体位：正坐位，屈肘，上臂下垂。

取法：定取三角肌、肩峰外侧缘前端。

臂臑：在曲池与肩髃连线上，三角肌前缘处，曲池上 7 寸。

肩髃：屈臂外展，在三角肌上方，肩峰外侧缘前后呈现两个凹陷的前一较深凹陷中。

附注：肩峰即肩部最高点。

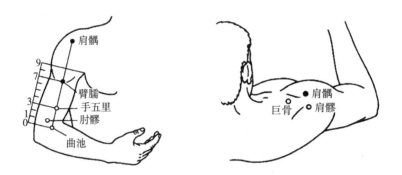

图 16-21 手阳明大肠经上臂部腧穴定位

4. 面部（图 16-22）

体表标志：鼻唇沟、鼻翼。

体位：正坐位。

取法：定取鼻翼外缘中点。

迎香：与鼻翼外缘中点相平，鼻唇沟中。

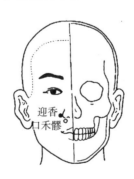

图 16-22 手阳明大肠经面部腧穴定位

（二）足阳明胃经腧穴定位

基准穴点：头维、梁丘、犊鼻、解溪。

1. 头面部（图 16-23）

体表标志：瞳孔、眼球、眶骨、眶下孔、口角、下颌角、咬肌、颧弓、下颌切迹、额角发际。

体位：仰卧或正坐。

取法：目下各穴以两目直视前方为宜；口角旁穴可以鼻唇沟延长线为标志；定取咬肌、颧弓、额角发际。

承泣：目正视，瞳孔直下，当眼球与眶下缘之间。

四白：承泣直下，当眶下孔凹陷处。

地仓：承泣直下，平口角，在口角旁鼻唇沟或鼻唇沟延长线上。

颊车：沿下颌角角平分线上一横指（中指），咀嚼时咬肌隆起处最高点，放松时按之凹陷处。

下关：闭口取穴，颧弓与下颌切迹之间，张口隆起。

头维：额角发际直上 0.5 寸，头正中线（督脉）旁开 4.5 寸。

附注：一横指（中指）是指中指近心指间关节的宽度。

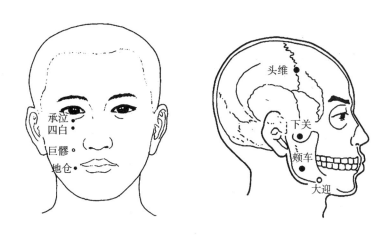

图 16-23　足阳明胃经头面部腧穴定位

2. 腹部（图 16-24）

体表标志：肚脐、耻骨联合。

体位：仰卧位。

取法：胃经腹部腧穴均在前正中线（任脉）旁开 2 寸，各穴之间相距 1 寸。

梁门：脐上 4 寸，前正中线旁开 2 寸。横平中脘。

天枢：脐中旁开 2 寸。横平神阙。

归来：脐下 4 寸，前正中线旁开 2 寸。横平中极。

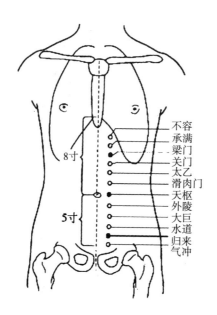

不容
承满
梁门
8寸
关门
太乙
滑肉门
天枢
外陵
大巨
5寸
水道
归来
气冲

图 16-24　足阳明胃经腹部腧穴定位

3. 大腿部（图 16-25）

体表标志：髂前上棘、髌骨、髌骨底。

体位：仰卧位。

取法：胃经大腿部腧穴均在髂前上棘至髌骨底外上缘连线上。

伏兔：髌骨底外上缘直上 6 寸。

梁丘：髌骨底外上缘直上 2 寸，髌骨底外上缘至伏兔穴中、下 1/3 交点处。

4. 小腿部（图 16-26）

体表标志：髌韧带、胫骨前肌。

体位：仰卧或坐位，屈膝。

取法：胃经小腿部腧穴的定位在犊鼻与解溪的连线上。

犊鼻：屈膝 45°，髌骨外下方髌韧带外侧凹陷中。

足三里：犊鼻直下 3 寸，犊鼻与解溪连线上，胫骨前肌上取穴。

上巨虚：足三里直下 3 寸，犊鼻与解溪连线上，胫骨前肌上取穴。

条口：犊鼻下 8 寸，犊鼻与解溪连线上，胫骨前肌上取穴。

丰隆：外踝尖上 8 寸，胫骨前肌外缘处。条口外侧一横指（中指）。

5. 足部（图 16-27）

体表标志：内踝尖、外踝尖、趾长伸肌腱、踇长伸肌腱、跖趾关节、跖骨、趾蹼缘、赤白肉际。

体位：仰卧位或正坐垂足位。

取法：定取趾长伸肌腱、踇长伸肌腱、跖趾关节。

解溪：足趾上跷，足背显现踇长伸肌腱与趾长伸肌腱，穴在踝关节前面中央凹陷中，相当于内、外踝尖连线的中点。

内庭：足背，第2、3跖趾关节前，趾蹼缘后方赤白肉际处。

附注：足部第1跖趾关节最明显，其他跖趾关节可以其为参照。

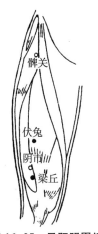 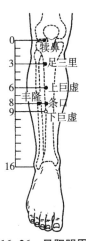 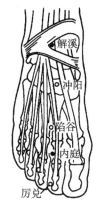

图16-25　足阳明胃经　　　　图16-26　足阳明胃经　　　　图16-27　足阳明胃经
　　　大腿部腧穴定位　　　　　　　小腿部腧穴定位　　　　　　　足部腧穴定位

（三）足太阴脾经腧穴定位

基准穴点：阴陵泉。

1. 足部（图16-28）

体表标志：甲根角、第1跖趾关节、赤白肉际、第1跖骨基底部。

体位：坐位或仰卧位。

取法：定取趾甲角平分线、趾甲内侧缘垂直线与甲体基底缘水平线的交点、第一跖趾关节。

隐白：足大趾末节内侧甲根角侧后方（沿角平分线方向）0.1寸，趾甲内侧缘垂直线与甲体基底缘水平线的交点处。

太白：足大趾内侧第1跖趾关节近端，赤白肉际处。

公孙：第1跖骨基底部前下缘赤白肉际处，沿太白向后推至凹陷中。

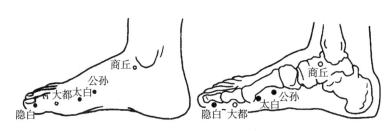

图16-28　足太阴脾经足部腧穴定位

2. 小腿部（图 16-29）

体表标志：内踝、胫骨内侧缘、胫骨内侧髁。

体位：坐位或仰卧位。

取法：定取内踝尖、胫骨内侧缘，脾经小腿部腧穴均在胫骨内侧缘后。

三阴交：内踝尖上 3 寸（一夫），胫骨内侧缘后际。

地机：阴陵泉之下 3 寸（一夫），胫骨内侧缘后际。

阴陵泉：沿胫骨内缘由下往上推至膝关节下，胫骨内侧髁下缘与胫骨内侧缘之间，胫骨向内上弯曲的凹陷中。

3. 大腿部（图 16-30）

体表标志：髌骨、髌底内侧端、股内侧肌。

体位：正坐位，屈膝。

取法：定取股内侧肌的隆起。

血海：屈膝，髌底内侧端上 2 寸，股内侧肌隆起处。或患者屈膝，取穴者左手掌心按于患者右膝髌骨上缘，2 至 5 指向上伸直，拇指呈 45°斜置，拇指尖下是穴，对侧取法仿此。

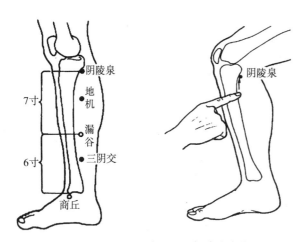

图 16-29　足太阴脾经小腿部腧穴定位

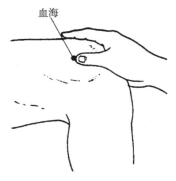

图 16-30　足太阴脾经大腿部腧穴定位

4. 胸腹部（图 16-31）

体表标志：肚脐、腹直肌、肋间隙。

体位：仰卧位。

取法：腹部脾经循行距前正中线（任脉）旁开 4 寸，距胃经旁开 2 寸。侧胸部取穴应参照肋间隙。

大横：脐中旁开 4 寸。横平内侧的天枢、神阙，上直对乳头。

大包：在侧胸腋中线上，第 6 肋间隙处。

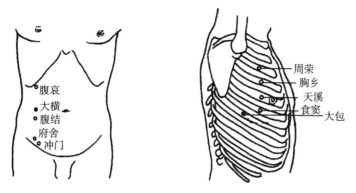

图 16-31　足太阴脾经胸腹部腧穴定位

（四）手少阴心经腧穴定位

1. 腋窝部（图 16-32）

体表标志：腋窝、腋动脉。

体位：正坐位，张臂开腋。

取法：定取腋动脉搏动处。

极泉：腋窝正中，腋动脉搏动处。

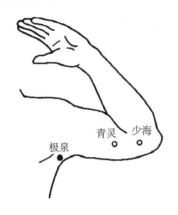

图 16-32　手少阴心经腋窝部腧穴定位

2. 前臂部（图 16-33）

体表标志：肱骨内上髁、腕掌侧远端横纹、尺侧腕屈肌腱、豌豆骨。

体位：正坐位，屈肘仰掌。

取法：定取肘横纹、尺侧腕屈肌腱的桡侧，腕部需先定取神门、通里，阴郄在两穴连线上。

少海：屈肘，肘横纹与肱骨内上髁连线的中点，肱骨内上髁前缘。

神门：腕掌侧远端横纹尺侧端，尺侧腕屈肌腱的桡侧，豌豆骨上缘桡侧凹陷中。

通里：神门直上 1 寸，尺侧腕屈肌腱的桡侧。

阴郄：神门直上 0.5 寸，尺侧腕屈肌腱的桡侧，神门与通里连线的中点。

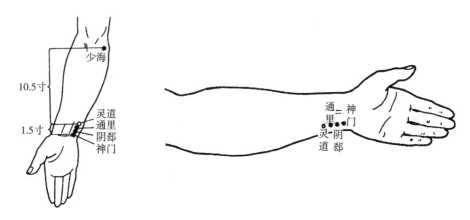

图 16-33　手少阴心经前臂部腧穴定位

（五）手太阳小肠经腧穴定位

1. 手部（图 16-34）

体表标志：第 5 掌指关节、第 5 掌骨底部、三角骨、掌远侧横纹、手掌尺侧赤白肉际、甲根角。

体位：正坐位，微握拳，拇指近胸。

取法：定取指甲角平分线、指甲尺侧缘垂直线与甲体基底缘水平线的交点、第 5 掌指关节尺侧赤白肉际。

少泽：小指尺侧甲根角侧上方（沿角平分线方向）0.1 寸，指甲尺侧垂直线与甲体基底缘水平线的交点处。

后溪：第 5 掌指关节尺侧近端，微握拳，掌远侧横纹尽头赤白肉际处。

腕骨：自后溪沿第 5 掌骨尺侧向腕部推至第 5 掌骨底与三角骨之间的赤白肉际凹陷中。

2. 前臂部（图 16-35）

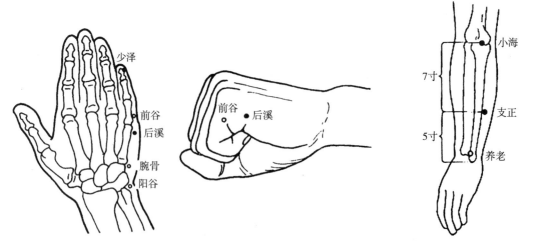

图 16-34　手太阳小肠经手部腧穴定位　　　**图 16-35　手太阳小肠经前臂部腧穴定位**

体表标志：尺骨、尺侧腕屈肌、腕背侧远端横纹。

体位：正坐位，屈肘，前臂垂直，肘尖向下。

取法：定取肘尖、腕背侧远端横纹及二者连线。

支正：腕背侧远端横纹上5寸，尺骨尺侧与尺侧腕屈肌之间。即肘尖与腕背侧远端横纹连线中点下1寸。

3. 肩胛部（图16-36）

体表标志：肩胛骨、肩胛冈、肩胛下角、肩胛冈下窝。

体位：正坐位，垂臂，略前倾。

取法：定取肩胛冈中点至肩胛下角的连线。

天宗：肩胛冈中点至肩胛下角连线的上、中1/3交界处，恰当肩胛冈下窝的中央。

4. 面部（图16-37）

体表标志：目外眦、颧骨、耳屏、下颌骨髁突。

体位：正坐位。

取法：耳前穴宜张口取之，并定取耳门、听会及两穴之间的连线。

颧髎：目外眦直下，颧骨下缘凹陷中。

听宫：耳屏正中与下颌骨髁突之间的凹陷中，在耳门、听会连线的中点，微张口取穴。

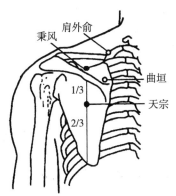

图16-36 手太阳小肠经肩胛部腧穴定位

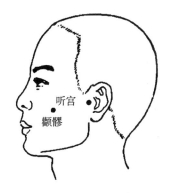

图16-37 手太阳小肠经面部腧穴定位

（六）足太阳膀胱经腧穴定位

基准穴点：昆仑。

1. 头项部（图16-38）

体表标志：目内眦、眉毛内侧端、额切迹、后发际、枕骨粗隆、斜方肌。

体位：正坐位。

取法：定取目内眦、额切迹、后头部膀胱经循行与后正中线的距离。

睛明：闭目，目内眦上方0.1寸处，眶内侧壁凹陷中。

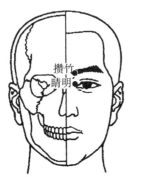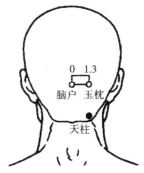

图 16-38　足太阳膀胱经头颈部腧穴定位

攒竹：沿睛明穴直上，眉毛内侧凹陷中，额切迹处。

天柱：第 2 颈椎棘突上际，斜方肌外缘凹陷中，横平哑门。

2. 背腰部（图 16-39）

体表标志：脊椎、肩胛骨上角、肩胛骨下角、肩胛冈内侧端、肩胛骨内侧缘、髂嵴、髂后上棘、骶角、骶管裂孔。

体位：俯坐或俯卧位。

取法：膀胱经腰背部腧穴以脊椎棘突结合体表解剖标志定取横线；以肩胛骨内侧缘至后正中线折量 3 寸，分成 2 等份，定取纵线中点的垂直线即 1.5 寸，为本经第 1 侧线；肩胛骨内侧缘的垂直线为本经第 2 侧线。

大杼：第 1 胸椎棘突下，后正中线旁开 1.5 寸取穴。

风门：两手下垂，两肩胛骨上角连线横平第 2 胸椎棘突，该椎棘突下后正中线旁开 1.5 寸取穴。

肺俞：两手下垂，两肩胛冈内侧端连线横平第 3 胸椎棘突，该棘突下后正中线旁开 1.5 寸取穴。

心俞：两肩胛冈内侧端连线横平第 3 胸椎棘突，向下推 2 椎，第 5 胸椎棘突下后正中线旁开 1.5 寸取穴。

膈俞：两手下垂，两肩胛骨下角连线横平第 7 胸椎棘突，该棘突下旁开 1.5 寸取穴。横平至阳。

肝俞：两肩胛骨下角连线横平第 7 胸椎棘突，向下推 2 椎，第 9 胸椎棘突下后正中线旁开 1.5 寸取穴。

胆俞：两肩胛骨下角连线正直第 7 胸椎棘突，向下推 3 椎，第 10 胸椎棘突下后正中线旁开 1.5 寸取穴。

脾俞：两手下垂，肩胛骨下角与髂嵴最高点连线中点横平第 12 胸椎，向上推 1 椎，第 11 胸椎棘突下后正中线旁开 1.5 寸取穴。

胃俞：肩胛骨下角与髂嵴最高点连线中点横平第 12 胸椎，该椎棘突下后正中线旁开 1.5 寸取穴。

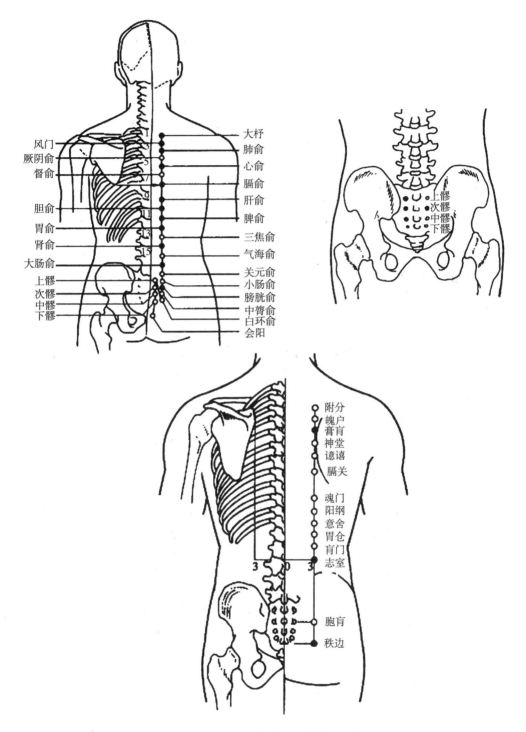

图 16-39　足太阳膀胱经背腰部腧穴定位

　　肾俞：肩胛骨下角与髂嵴最高点连线中点横平第 12 胸椎，向下推 2 椎，第 2 腰椎棘突下后正中线旁开 1.5 寸取穴。横平命门。

大肠俞：两髂嵴连线横平第 4 腰椎棘突，该棘突下后正中线旁开 1.5 寸取穴。横平腰阳关。

膀胱俞：两髂后上棘连线横平第 2 骶椎棘突，骶正中嵴旁开 1.5 寸。横平次髎。

次髎：两髂后上棘连线横平第 2 骶椎棘突，髂后上棘与第 2 骶椎棘突连线中点的凹陷处，适对第 2 骶后孔中是穴。

膏肓：两手下垂，两肩胛冈内侧端连线横平第 3 胸椎棘突，向下推 1 椎，第 4 胸椎棘突下后正中线旁开 3 寸，肩胛骨内侧缘垂直线处。

志室：两髂嵴连线横平第 4 腰椎，向上推 2 椎，第 2 腰椎棘突下后正中线旁开 3 寸。横平命门、肾俞。

秩边：尾骨上方左右骶角连线横平骶管裂孔，骶管裂孔旁开 3 寸。横平第 4 骶后孔。

附注：本经腰背部第 1、2 侧线不是垂直线，取穴时应随人体自然曲线内收或外展。

3. 大腿部（图 16-40）

体表标志：腘横纹、股二头肌腱、半腱肌腱。

体位：俯卧或直立位。

取法：定取腘横纹。

委中：腘横纹中点，正当股二头肌腱与半腱肌腱之间。

4. 小腿部（图 16-41）

体表标志：腓肠肌。

体位：俯卧或直立位。

取法：伸直小腿或足跟上提。

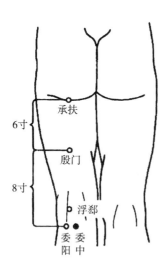

图 16-40　足太阳膀胱经大腿部腧穴定位

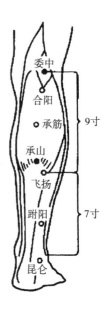

图 16-41　足太阳膀胱经小腿部腧穴定位

承山：委中直下，腓肠肌两肌腹与肌腱交角处，伸足或足跟上提时，腓肠肌肌腹出现的尖角，呈"人"字形沟之顶端凹陷中。

5. 足部（图 16-42）

体表标志：外踝尖、跟腱、跟骨、甲根角。

体位：侧卧位。

取法：定取外踝尖、趾甲角平分线、趾甲外侧缘垂直线与甲体基底缘水平线的交点、第 5 趾骨外侧。

昆仑：外踝尖与跟腱之间凹陷中。

申脉：外踝尖直下，外踝下缘与跟骨之间凹陷中。与照海内外相对。

至阴：足小趾外侧甲根角侧后方（沿角平分线方向）0.1 寸，趾甲外侧垂直线与甲体基底缘水平线的交点处。

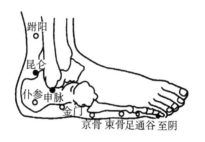

图 16-42　足太阳膀胱经足部腧穴定位

第三节　腧穴定位示教（三）

【教学目的】

在学习腧穴的基础上，通过示教，掌握足少阴肾经、手厥阴心包经、手少阳三焦经、足少阳胆经、足厥阴肝经、奇穴中临床常用腧穴的定位，教师先在实体上进行腧穴定位的示范操作，然后学生分组进行练习，教师指导，要求学生能准确取穴。

【教学器材】

点穴彩笔，实体模特。

【教学内容及步骤】

（一）足少阴肾经腧穴定位

基准穴点：太溪。

1. 足部（图 16-43）

体表标志：内踝尖、跟腱。

体位：卧位或坐位。

取法：足底取穴宜足趾跖屈，定取足底第 2、3 趾蹼缘与足跟的连线、内踝尖。

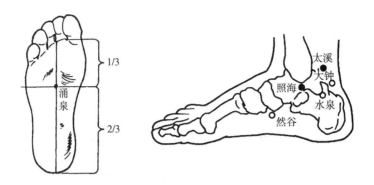

图 16-43   足少阴肾经足部腧穴定位

涌泉：足心，足趾跖屈时凹陷处中央，第 2、3 趾蹼缘与足跟连线的前 1/3 与后 2/3 交界凹陷处。

太溪：内踝尖与跟腱之间的凹陷处。

照海：由内踝尖向下推至其边缘的凹陷中，在内踝尖下 1 寸。与申脉内外相对。

2. 小腿部（图 16-44）

体表标志：跟腱、跟腱前缘。

体位：卧位或坐位。

取法：定取内踝尖、跟腱前缘。

复溜：内踝尖上 2 寸，跟腱前缘。

3. 腹部（图 16-45）

体表标志：耻骨联合、肚脐。

体位：仰卧位。

取法：借助任脉腧穴定取。

大赫：脐下 4 寸，前正中线旁开 0.5 寸。横平中极。

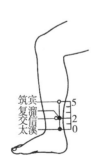

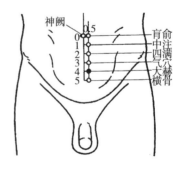

图 16-44   足少阴肾经小腿部腧穴定位   **图 16-45   足少阴肾经腹部腧穴定位**

（二）手厥阴心包经腧穴定位

1. 前臂部（图 16-46）

体表标志：肘横纹、肱二头肌腱、掌长肌腱、桡侧腕屈肌腱、腕掌侧远端横纹。

体位：仰卧或正坐位，屈肘仰掌。

取法：自肘横纹至腕掌侧远端横纹分为 12 等份，每等份为 1 寸。为方便取穴，应先定取曲泽、大陵，再取其间的其他腧穴。

曲泽：微屈肘，肘横纹中，肱二头肌腱尺侧缘，尺泽尺侧肌腱旁凹陷中。

大陵：腕掌侧远端横纹中点，掌长肌腱与桡侧腕屈肌腱之间。横平神门、太渊。

间使：大陵直上 3 寸，前臂 12 寸之下 1/4 分界点，掌长肌腱与桡侧腕屈肌腱之间。与支沟内外相对。

内关：大陵直上 2 寸，前臂 12 寸之下 1/6 分界点，掌长肌腱与桡侧腕屈肌腱之间。与外关内外相对。

附注：取大陵、内关、间使时，若两手一侧或双侧摸不到掌长肌腱，则以桡侧腕屈肌腱尺侧定取。

2. 手部（图 16-47）

体表标志：掌骨、指甲、甲根角。

体位：仰卧或正坐位，屈肘仰掌。

取法：定取第 3 掌骨、中指尖端指甲游离缘。

劳宫：握拳时当中指指尖所到处，第 2、3 掌骨之间，偏于第 3 掌骨处。

中冲：中指尖端的中央。

附注：国标（GB/T12346-2006）增加了劳宫、中冲的第 2 种定位，分别为：劳宫：在掌区横平第 3 掌骨关节近端，第 3、4 掌骨之间偏于第 3 掌骨。中冲：中指末节桡侧指甲根角侧上方（沿角平分线方向）0.1 寸。可作了解，一般以第 1 种定位为主。

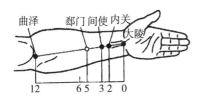

图 16-46　手厥阴心包经前臂部腧穴定位

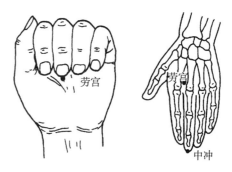

图 16-47　手厥阴心包经手部腧穴定位

（三）手少阳三焦经腧穴定位

基准穴点：翳风、角孙。

1. 手部（图 16-48）

体表标志：指甲、甲根角、掌指关节、腕背侧远端横纹、指总伸肌腱。

体位：正坐位，伏掌。

取法：定取指总伸肌腱（作抗阻力伸指伸腕）、指甲角平分线、指甲尺侧缘垂直线与甲体基底缘水平线的交点、第 4 掌骨尺侧。

关冲：无名指尺侧甲根角侧上方（沿角平分线方向）0.1 寸，指甲尺侧缘垂直线与甲体基底缘水平线的交点处。

中渚：手背，第 4 掌指关节近端，4、5 掌骨间凹陷处。

阳池：俯掌，伸指伸腕，沿 4、5 掌骨间向上推至腕背侧远端横纹中，指总伸肌腱尺侧缘凹陷中。横平阳溪、阳谷。

2. 前臂部（图 16-49）

体表标志：尺骨、桡骨、腕背侧远端横纹。

体位：正坐位，俯掌。

取法：定取腕背侧远端横纹、尺骨与桡骨之间。

外关：腕背侧远端横纹上 2 寸，尺、桡骨之间。与内关内外相对。

支沟：腕背侧远端横纹上 3 寸，尺、桡骨之间。即外关上 1 寸，与间使内外相对。

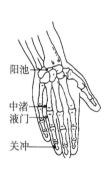 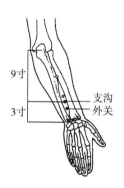

图 16-48　手少阳三焦经手部腧穴定位　　图 16-49　手少阳三焦经前臂部腧穴定位

3. 肩部（图 16-50）

体表标志：三角肌、肩峰角、肱骨大结节。

体位：正坐位，垂臂屈肘。

取法：定取三角肌上端、肩峰角与肱骨大结节之间。

肩髎：在三角肌上方，肩峰角与肱骨大结节两骨间。屈臂外展时，肩峰外侧缘前后呈现两个凹陷的后一凹陷中，垂肩时肩髃后约寸许处。

4. 颈部（图 16-51）

体表标志：耳垂、乳突。

体位：正坐位。

取法：定取耳垂、乳突。

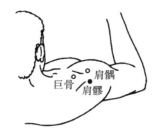

图 16-50 手少阳三焦经肩部腧穴定位

翳风：耳垂后方，乳突下端前方凹陷中。

5. 头面部（图 16-51）

体表标志：耳廓、屏上切迹、耳尖、下颌骨髁状突、眉梢。

体位：正坐位。

取法：折耳廓定取耳尖、定取耳屏上切迹与下颌骨髁状突之间的凹陷。

角孙：折耳廓向前，当耳尖正对发际处。

耳门：耳屏上切迹与下颌骨髁突之间的凹陷中。听宫直上，微张口取穴。

丝竹空：眉梢凹陷中。

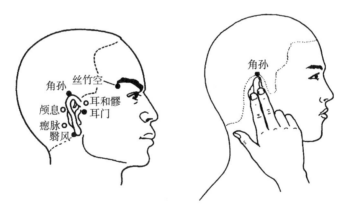

图 16-51 手少阳三焦经颈、头面部腧穴定位

（四）足少阳胆经腧穴定位

1. 头面部（图 16-52）

基准穴点：风池。

体表标志：目外眦、瞳孔、眶骨、下颌骨髁状突、发际、耳尖、屏间切迹、眉毛、胸锁乳突肌、斜方肌。

体位：正坐位。

取法：定取屏间切迹与下颌骨髁状突之间的凹陷、瞳孔垂直线、胸锁乳突肌与斜方肌之间。

瞳子髎：目外眦外侧 0.5 寸凹陷中。

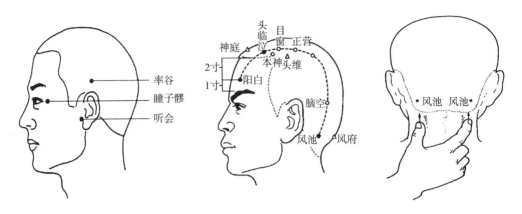

图 16-52　足少阳胆经头面部腧穴定位

听会：屏间切迹与下颌骨髁突之间凹陷中。听宫直下，微张口取穴。

率谷：耳尖直上入发际1.5寸。角孙直上，入发际1.5寸。咀嚼时，以手按之有肌肉鼓动。

阳白：瞳孔直上，眉上1寸，约当眉中至前发际连线的下、中1/3交界点。

头临泣：目正视，瞳孔直上入发际0.5寸，正当神庭与头维弧形连线的中点处。

风池：项部枕骨下两侧，胸锁乳突肌与斜方肌之间凹陷中。横平风府。

附注：头临泣取穴时的弧形连线，其弧度应与前发际弧度相应。

2. 肩部（图16-53）

体表标志：肩峰、第7颈椎。

体位：正坐位。

取法：定取第7颈椎、肩峰最外侧点。

肩井：于第7颈椎下取大椎穴，当大椎与肩峰最外侧点连线的中点。

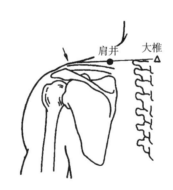

图 16-53　足少阳胆经肩部腧穴定位

3. 侧胸部（图16-54）

体表标志：锁骨、乳头、肋骨。

体位：正坐或侧卧位。

取法：定取第 7 肋间隙、女性定取锁骨中线。

日月：乳头直下，第 7 肋间隙中。女性在锁骨中线与第 7 肋间隙交点处。

4. 侧腹部（图 16-55）

体表标志：肋骨、肚脐。

体位：侧卧位。

取法：定取 11 肋游离端与脐。

带脉：第 11 肋游离端垂线与脐水平线的交点处。横平神阙。

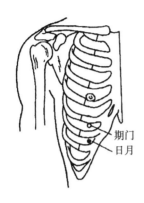

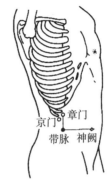

图 16-54　足少阳胆经侧胸部腧穴定位　　　图 16-55　足少阳胆经侧腹部腧穴定位

5. 大腿部（图 16-56）

体表标志：股骨大转子、骶管裂孔、髂胫束。

体位：侧卧位。

取法：注意环跳穴侧卧屈股的取穴姿势；定取股骨大转子最凸点与骶管裂孔连线；稍屈膝，大腿稍内收提起时可触摸到髂胫束。

环跳：侧卧，伸下腿，上腿屈髋屈膝，当股骨大转子最凸点与骶管裂孔连线的外 1/3 与内 2/3 交点处。

风市：直立垂手，掌心贴于大腿时，中指尖所指髂胫束后缘凹陷中。

6. 小腿部（图 16-57）

体表标志：腓骨小头、腓骨、外踝尖。

体位：坐位或卧位。

取法：自腘横纹（平髌尖）至外踝尖分为 16 等份，每份 1 寸折量取穴。

阳陵泉：当腓骨头前下方凹陷处。

光明：外踝尖上 5 寸，外踝尖至腘横纹连线中点下 3 寸，腓骨前缘取穴。

悬钟：外踝尖上 3 寸腓骨前缘取穴。

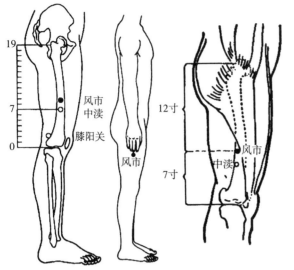

图 16-56　足少阳胆经大腿部腧穴定位

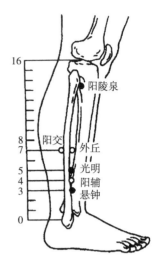

图 16-57　足少阳胆经小腿部腧穴定位

7. 足部（图 16-58）

体表标志：趾长伸肌腱、跖骨底结合部、第 5 趾长伸肌腱、外踝、趾蹼、赤白肉际。

体位：坐位，足平置。

取法：定取趾长伸肌腱；4、5 跖骨底结合部前方；第 5 趾长伸肌腱。

丘墟：外踝的前下方，当第 2~5 趾抗阻力伸展时，趾长伸肌腱的外侧凹陷处。

足临泣：第 4、5 跖骨底结合部的前方，第 5 趾长伸肌腱外侧取穴。

侠溪：第 4、5 趾间，趾蹼缘后方赤白肉际处。

（五）足厥阴肝经腧穴定位

1. 足部（图 16-59）

体表标志：趾甲、甲根角、跖趾关节、跖骨、趾蹼、赤白肉际。

体位：坐位或卧位。

取法：定取趾甲角平分线、趾甲外侧缘垂直线与甲体基底缘水平线的交点、第 1 跖骨外侧。

大敦：足大趾末节外侧甲根角侧后方（沿角平分线方向）0.1 寸，趾甲外侧缘垂直线与甲体基底缘水平线交点处。

行间：足背第 1、2 趾间，趾蹼缘后方赤白肉际处。

太冲：循足背第 1、2 跖骨间向后推移至跖骨底结合部之前方凹陷中，或可触及动脉搏动处。

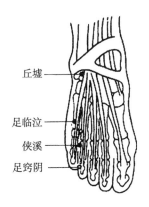
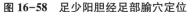

图 16-58　足少阳胆经足部腧穴定位

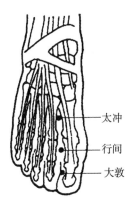

图 16-59　足厥阴肝经足部腧穴定位

2. 大腿部（图 16-60）

体表标志：腘横纹、半腱肌肌腱。

体位：正坐或仰卧位，屈膝。

取法：定取半腱肌肌腱。

曲泉：屈膝，腘横纹内侧端，当半腱肌肌腱内缘凹陷中。

3. 胁肋部（图 16-61）

体表标志：腋窝、肋骨、乳头、锁骨。

体位：坐位或侧卧位。

取法：定取 11 肋游离端、第 6 肋间隙。

章门：侧卧举臂，从腋前线的肋弓软骨缘下方向前触摸第 11 肋游离端，其下际是穴。或上臂自然下垂，屈肘，肘尖所达之处即是。

期门：自乳头直下循按两肋，即第 6 肋间隙中是穴。女性在锁骨中线与第 6 肋间隙交点处。

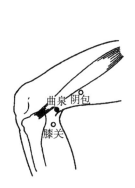
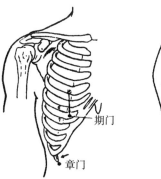
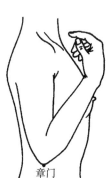

图 16-60　足厥阴肝经大腿部腧穴定位　　　　图 16-61　足厥阴肝经胁肋部腧穴定位

（六）奇穴定位

1. 头颈部（图 16-62）

体表标志：眉毛、目外眦、眶下缘、舌下系带及左右静脉。

体位：坐位。

取法：四神聪以百会为基准穴点取之。

四神聪：在头顶部，当百会穴前后左右各旁开 1 寸，共 4 穴。

太阳：在颞部，当眉梢与目外眦之间向后约一横指（中指）凹陷处。

球后：在面部承泣稍外上方，当眶下缘外 1/4 与内 3/4 的交界处。

金津、玉液：在口腔内，将舌尖抵在上腭，舌下系带两侧静脉上，左侧为金津、右侧为玉液。

翳明：在颈部翳风（耳垂后方，乳突下前方）后 1 寸。

附注：后神聪恰逢前后发际正中连线的中点处，即前发际正中直上 6 寸。

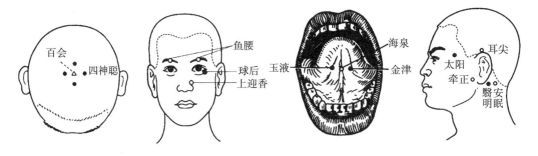

图 16-62　头颈部奇穴定位

2. 躯干部（图 16-63）

体表标志：脐中、后正中线、脊柱、颈椎棘突、胸椎棘突、腰椎棘突、肩胛骨内侧缘、肩胛骨下角、髂嵴。

体位：仰卧或坐位。

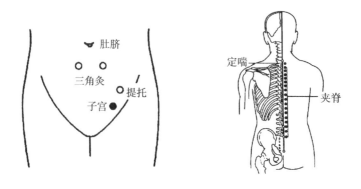

图 16-63　躯干部奇穴定位

取法：在下腹部定取胃经与脾经循行线中间；依据体表解剖标志定位法中腰背部肩胛骨下角、髂嵴等固定标志定取横线，肩胛骨内侧缘至后正中线分为6等份，每等分为0.5寸定取纵线。

子宫：在下腹部，脐中下4寸，前正中线旁开3寸（即胃经与脾经循行线中间）。横平中极。

定喘：在第7颈椎棘突下，后正中线旁开0.5寸。横平大椎。

夹脊：在背腰部，当第1胸椎至第5腰椎棘突下两侧，后正中线旁开0.5寸，一侧17穴，左右共34穴。

3. 四肢部

（1）上肢奇穴（图16-64）

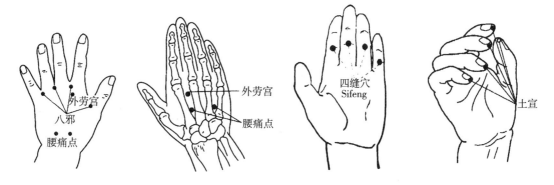

图16-64 上肢部奇穴定位

体表标志：指关节、指甲、指蹼、掌指关节、赤白肉际。

体位：仰卧或坐位。

取法：定取指蹼缘后方赤白肉际与指甲游离缘。

腰痛点：在手背，第2、3掌骨间及第4、5掌骨间，腕背侧远端横纹与掌指关节的中点处，一手2穴，左右共4穴。

外劳宫：在手背，第2、3掌骨间，掌指关节后约0.5寸凹陷处。与劳宫前后相应。

八邪：在手背，第1~5指间，指蹼缘后方赤白肉际处，一手4穴，左右共8穴。

四缝：在手指，在第2~5指骨掌侧，近端指间关节横纹的中央，一手4穴，左右共8穴。

十宣：在手十指尖端，距指甲游离缘0.1寸，一手5穴，左右共10穴。

（2）下肢奇穴（图16-65）

体表标志：髌骨、腓骨、胫骨、趾关节、趾蹼、赤白肉际。

体位：俯卧或坐位

取法：定取髌底、趾蹼缘后方赤白肉际。

百虫窝：屈膝，髌底内侧端上3寸。血海上1寸。

胆囊：在小腿外侧，当腓骨小头直下2寸。

阑尾：在小腿，犊鼻下 5 寸，胫骨前嵴外一横指（中指）。

八风：在足背，第 1~5 趾间，趾蹼缘后方赤白肉际处，一足 4 穴，左右共 8 穴。

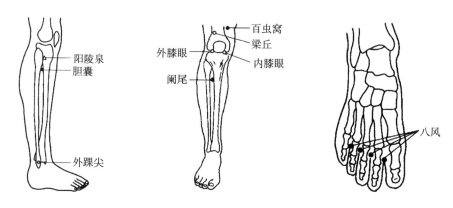

图 16-65　下肢部奇穴定位

第四节　刺灸法操作示教（一）

【教学目的】

在学习刺灸法后，经过纸垫、棉团等练习掌握一定的指力、手法、方法的基础上，通过实训示教，并进行自身练习，掌握临床常用的毫针刺法、三棱针法、皮肤针法、皮内针法、拔罐法等操作，要求学生能熟练操作。

【教学器材】

各种规格毫针若干、镊子、止血钳、酒精灯、三棱针、皮肤针、皮内针、75% 酒精、95% 酒精、脱脂棉、各种规格的玻璃罐若干、实体模特。

【教学内容及步骤】

（一）毫针刺法

1. 毫针进针法练习

教师先在实体上进行进针法的示范操作，然后学生分组进行练习，教师指导。

（1）单手进针法：右手拇、食指持针柄，中指端紧靠穴位，指腹抵住针体中部，当拇、食指向下用力时，中指随之屈曲，将针刺入直至所需深度。

（2）双手进针法

①爪切进针法：用左手拇指或食指端切按在腧穴位置上，右手持针柄，针尖紧靠左手爪甲边缘将针刺入。（图 16-66）

②夹持进针法：用左手拇、食二指持消毒干棉球夹住针身下端，露出针尖，使针尖接触腧穴，右手持针柄，两手同时用力将针刺入。（图 16-67）

③舒张进针法：用左手食、中二指或拇、食二指将所刺腧穴部位的皮肤撑开，使皮肤绷紧，右手持针柄，使针从左手食、中二指或拇、食二指的中间刺入。（图 16-68）

④提捏进针法：用左手拇、食二指将所刺腧穴部位的皮肤提起，右手持针柄，从捏起腧穴上端将针刺入。（图 16-69）

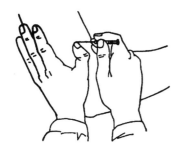

图 16-66　爪切进针法

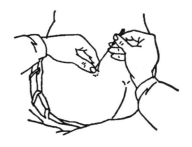

图 16-67　夹持进针法

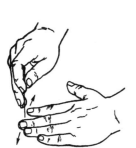
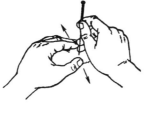

图 16-68　舒张进针法

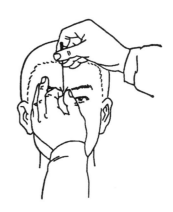

图 16-69　提捏进针法

2. 毫针行针手法练习

教师先在实体上进行手法的示范操作，然后学生分组进行练习，教师指导。

（1）基本手法：提插法（图 16-70）、捻转法（图 16-71）。注意上下提插的幅度、左右捻转的角度要一致。

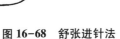

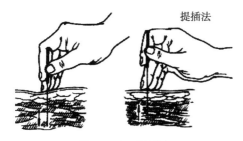

图 16-70　提插法

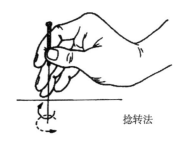

图 16-71　捻转法

（2）辅助手法：循法（图 16-72）、弹法（图 16-73）、刮法（图 16-74）、摇法

（图 16-75）、飞法（图 16-76）、震颤法（图 16-77）。注意手法力度不宜过强、过大。

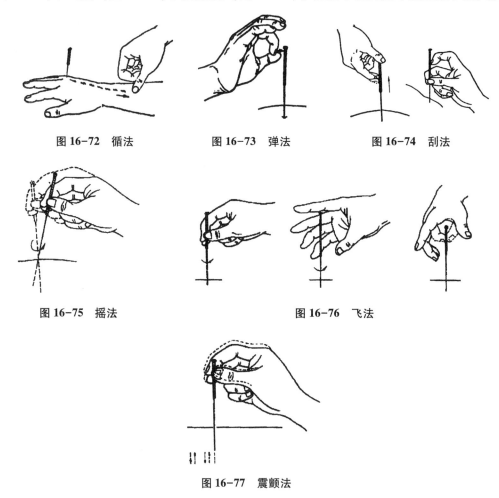

图 16-72　循法　　　　　图 16-73　弹法　　　　　图 16-74　刮法

图 16-75　摇法　　　　　　　　　　图 16-76　飞法

图 16-77　震颤法

3. 毫针补泻手法练习

教师先在实体上进行补泻手法的示范操作，然后学生分组进行练习，教师指导。

（1）捻转补泻法：捻转角度小，频率慢，操作时间短，结合拇指向前，食指向后（左转用力为主）者为补法；反之为泻。

（2）提插补泻法：提插幅度小，频率慢，操作时间短，以下插用力为主者为补法；反之为泻。

（3）徐疾补泻法：进针时徐徐刺入，少捻转，疾速出针者为补法；反之为泻。

（4）呼吸补泻法：病人呼气时进针，吸气时出针为补法；反之为泻。

（5）开阖补泻法：出针后迅速按针孔为补法；反之为泻。

（6）迎随补泻法：进针时针尖顺着经脉循行的方向刺入为补法；反之为泻。

（7）平补平泻法：进针得气后均匀地提插、捻转后即可出针。

（二）三棱针法

教师先在实体上进行三棱针点刺法、散刺法、刺络法的示范操作，然后学生分组进行练习，教师指导。

1. 点刺法练习： 用左手拇食中三指捏紧被刺部位，右手持针，用拇食两指捏住针柄，中指指腹紧靠针身下端，针尖露出 3~5 mm，对准已经消毒好的部位，直刺 2~3 mm，快进快出，轻轻挤压针孔周围，使之出血少许，然后用消毒干棉球按压针孔。（图 16-78）

2. 散刺法练习： 根据病变部位大小的不同，消毒后可由病变外缘向中心环形点刺数针，甚至 10 余针以上。（图 16-79）

3. 刺络法练习： 左手拇指压在被刺部位下端，消毒后右手持三棱针对准针刺部位的静脉，刺入脉中 2~3 mm，立即将针退出，使其流出少许血液，出血停止后，再用消毒干棉球按压针孔。（图 16-80）

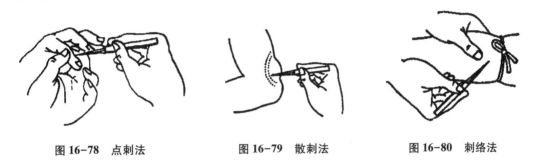

图 16-78　点刺法　　　　　图 16-79　散刺法　　　　　图 16-80　刺络法

（三）皮肤针法

教师先在实体上进行皮肤针持针及叩刺法的示范操作，然后学生分组进行练习，教师指导。

针头对准消毒后的皮肤叩击，运用腕力，使针尖叩刺皮肤后，立即弹起，如此反复叩击。叩击时针尖与皮肤必须垂直，弹刺要准确，强度要均匀，可根据病情选择循经叩刺、穴位叩刺、局部叩刺及轻、中、重不同的刺激强度。（图 16-81）

（四）皮内针法

教师先在实体上进行皮内针的示范操作，然后学生分组进行练习，教师指导。

1. 颗粒（麦粒）式皮内针练习（图 16-82）

消毒后用镊子夹住针柄，对准腧穴，沿皮下横向刺入，针身可刺入 5~8 mm，针柄留于皮外，用胶布顺着针身进入的方向粘贴固定。

2. 揿针（图钉）式皮内针练习（图 16-83）

消毒后用镊子夹住针圈，对准腧穴，直刺揿入，用胶布粘贴固定。亦可将针圈贴在

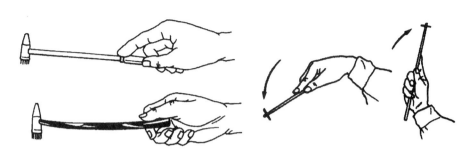

图 16-81　皮肤针持针、叩刺法

小块胶布上，手执胶布直压揿入所刺穴位。

　　注意冬夏留针时间的长短不同，留针期间，每隔 4 小时用手按压埋针处 1~2 分钟，以加强刺激，提高疗效。

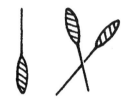

图 16-82　颗粒（麦粒）式皮内针

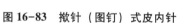

图 16-83　揿针（图钉）式皮内针

第五节　刺灸法操作示教（二）

【教学目的】

　　在学习刺灸法的基础上，通过实训，掌握临床常用的灸法、耳针法，要求学生能熟练操作。

【教学器材】

　　艾条、艾绒、制作艾炷模具、生姜、大蒜、食盐、温灸器、菜刀、菜板、镊子、酒精灯、耳穴探测仪、耳穴压籽板、胶布、75% 酒精、脱脂棉、实体模特。

【教学内容及步骤】

（一）灸法

1. 艾炷灸法练习

　　教师先在实体上进行艾炷灸法的示范操作，然后学生分组进行练习，教师指导。

　　（1）直接灸法：将大、小适宜的艾炷，直接放在皮肤上施灸。注意化脓灸与非化脓灸的掌握，前者的要点在于每壮艾炷必须燃尽，后者的要点在于每壮艾炷燃至患者感到内痛时，即易炷再灸。学生练习只作非化脓灸。（图 16-84）

　　（2）间接灸法：隔姜灸、隔蒜灸、隔盐灸。制作姜片、蒜片，置穴施灸。（图 16-

85）

2. 艾卷灸法练习

教师先在实体上进行艾卷灸的示范操作，然后学生分组进行练习，教师指导。

（1）温和灸法：施灸时将艾条的一端点燃，对准应灸的腧穴或患处，约距皮肤2~3 cm 左右，进行熏灸。（图 16-86）

（2）回旋灸法：施灸时，艾条点燃的一端与施灸部位的皮肤虽然保持一定距离，但不固定，而是向左右方向移动或反复旋转的施灸。（图 16-87）

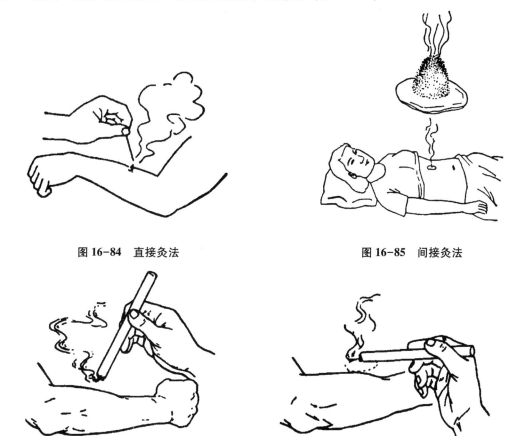

图 16-84　直接灸法　　　　　　　　图 16-85　间接灸法

图 16-86　艾卷温和灸法　　　　　　图 16-87　艾卷回旋灸法

（3）雀啄灸法：施灸时，将艾条点燃的一端与施灸部位的皮肤并不固定在一定的距离，而像鸟雀啄食一样，一上一下施灸。（图 16-88）

3. 温针灸法练习

教师先在实体上进行温针灸法的示范操作，然后学生分组进行练习，教师指导。

将针刺入腧穴，得气后并给予适当的补泻手法后留针，将纯净细软的艾绒捏在针尾上，或用长约 2 cm 左右的艾条，插在针柄上，点燃施灸。（图 16-89）

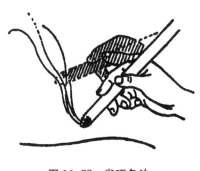

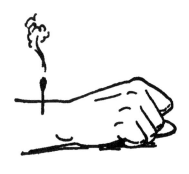

图 16-88　雀啄灸法　　　　　　　　　　图 16-89　温针灸法

4. 温灸器灸法练习

教师先在实体上进行各种温灸器灸法的示范操作，然后学生分组进行练习，教师指导。

施灸时，将艾绒或加掺药物，装入温灸器的小桶，点燃后将温灸器之盖扣好，即可置于腧穴或应灸部位，进行熨灸。（图 16-90、16-91）

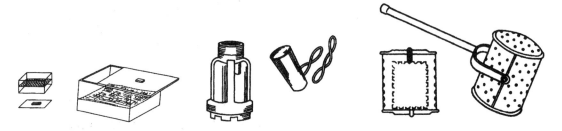

图 16-90　温灸器

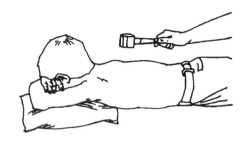

图 16-91　温灸器灸法

（二）耳针

1. 耳廓表面的解剖定位练习（图 16-92）

教师先在实体上进行耳廓表面解剖定位的示范操作，然后学生分组进行练习，教师指导。

耳垂：耳廓下部无软骨的部分。

耳轮：耳廓卷曲的游离部分。

耳轮尾：耳轮向下移行于耳垂的部分。

轮垂切迹：耳轮和耳垂后缘之间的凹陷处。

耳轮脚：耳轮深入耳甲的部分。

耳轮结节：耳轮后上部的膨大部分。

对耳轮：与耳轮相对呈"丫"字形的隆起部，由对耳轮体、对耳轮上脚和对耳轮下脚三部组成。

对耳轮体：对耳轮下部呈上下走向的主体部分。

对耳轮上脚：对耳轮向上分支的部分。

对耳轮下脚：对耳轮向前分支的部分。

耳舟：耳轮与对耳轮之间的凹沟。

三角窝：对耳轮上、下脚与相应耳轮之间的三角形凹窝。

耳甲：部分耳轮和对耳轮、对耳屏、耳屏及外耳门之间的凹窝。由耳甲艇、耳甲腔两部分组成。

耳甲艇：耳轮脚以上的耳甲部。

耳甲腔：耳轮脚以下的耳甲部。

耳屏：耳廓前方呈瓣状的隆起。

屏上切迹：耳屏与耳轮之间的凹陷处。

上屏尖：耳屏游离缘上部的隆起。

下屏尖：耳屏游离缘下部的隆起。

对耳屏：耳垂上方，与耳屏相对的瓣状隆起。

对屏尖：对耳屏游离缘隆起部。

屏间切迹：耳屏和对耳屏之间的凹陷处。

轮屏切迹：对耳轮与对耳屏之间的凹陷处。

外耳门：耳甲腔前方的孔窍。

2. 耳穴的分布规律定位练习

教师先在实体上进行耳穴分布规律的示范操作，然后学生分组进行练习，教师指导。

耳穴在耳廓的分布犹如一个倒置在子宫内的胎儿，头部朝下臀部朝上。其分布的规律是：与面颊相应的穴位在耳垂；与上肢相应的穴位在耳舟；与躯干相应的穴位在对耳轮体部；与下肢相应的穴位在对耳轮上、下脚；与腹腔器官相应的穴位在耳甲艇；与胸腔器官相应的穴位在耳甲腔；与盆腔脏器相应的穴位在涌窝；与消化道相应的穴位在耳轮脚周围等。（图 16-93）

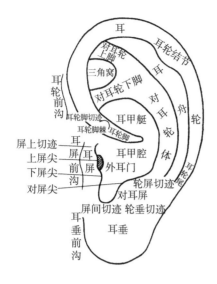

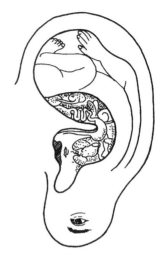

图 16-92　耳廓解剖名称　　　　　　　　**图 16-93　耳穴分布规律**

3. 耳廓分区、常用耳穴名称及定位练习

　　教师先在实体上进行耳廓分区、常用耳廓名称及定位的示范操作，然后学生分组进行练习，教师指导。

　　为方便准确取穴，按耳的解剖将每个部位划分成若干个区（图 16-94），并依区定穴。（图 16-95）

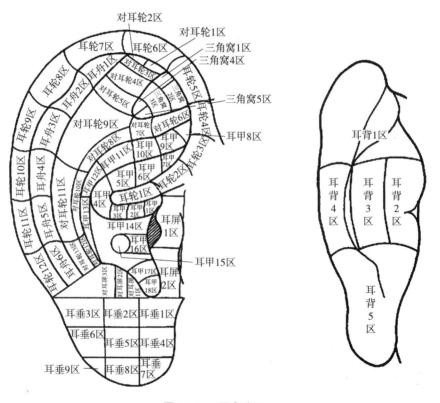

图 16-94　耳廓分区

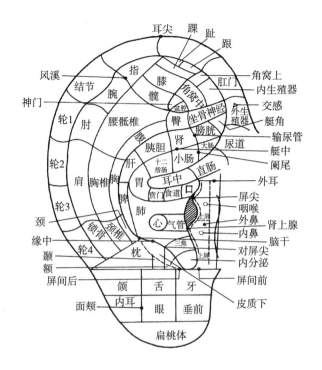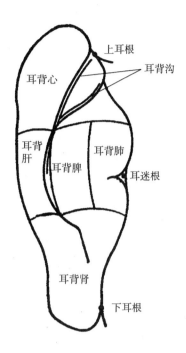

图 16-95 耳穴分布

（1）耳轮

将耳轮分为 12 区。耳轮脚为耳轮 1 区；耳轮脚切迹至对耳轮下脚上缘之间的耳轮分为 3 等份，自下而上依次为耳轮 2 区、3 区、4 区；对耳轮下脚上缘至对耳轮上脚前缘之间的耳轮为耳轮 5 区；对耳轮上脚前缘到耳尖之间的耳轮为耳轮 6 区，耳尖到耳轮结节上缘为耳轮 7 区；耳轮结节上缘到耳轮结节下缘为耳轮 8 区；耳轮结节下缘到轮垂切迹之间的耳轮自上而下分为 4 等份，依次为耳轮 9 区、10 区、11 区和 12 区。

耳尖：在耳轮 6、7 区交界处。

（2）耳舟

将耳舟自上而下分为 6 等份，依次为耳舟 1 区、2 区、3 区、4 区、5 区、6 区。

风溪：在耳舟 1、2 区交界处。

（3）对耳轮

将对耳轮分为 13 区。对耳轮上脚分为上、中、下 3 等份，下 1/3 为对耳轮 5 区，中 1/3 为对耳轮 4 区；再将上 1/3 分为上、下 2 等份，下 1/2 为对耳轮 3 区，再将上1/2 分为前后 2 等分，后 1/2 为对耳轮 2 区，前 1/2 为对耳轮 1 区；对耳轮下脚分为前、中、后 3 等份，中、前 2/3 为对耳轮 6 区，后 1/3 为对耳轮 7 区；将对耳轮体从对耳轮上、下脚分叉处至轮屏切迹分为 5 等份，再沿对耳轮耳甲缘将对耳轮体分为前 1/4 和后 3/4 两部分，前上 2/5 为对耳轮 8 区，后上 2/5 为对耳轮 9 区，前中 2/5 为对耳轮 10 区，后中 2/5 为对耳轮 11 区，前下 1/5 为对耳轮 12 区，后下 1/5 为对耳轮 13 区。

坐骨神经：在对耳轮 6 区。

交感：在对耳轮 6 区前端。

（4）三角窝

将三角窝由耳轮内缘至对耳轮上、下脚分叉处分为前、中、后 3 等份，中 1/3 为三角窝 3 区；再将前 1/3 分为上、中、下 3 等份，上 1/3 为三角窝 1 区，中、下 2/3 为三角窝 2 区；再将后 1/3 分为上、下 2 等份，上 1/2 为三角窝 4 区，下 1/2 为三角窝 5 区。

神门：在三角窝 4 区。

（5）耳屏

将耳屏分为 4 区。耳屏外侧面分为上、下 2 等份，上部为耳屏 1 区，下部为耳屏 2 区。将耳屏内侧面分为上、下 2 等份，上部为耳屏 3 区，下部为耳屏 4 区。

肾上腺：在耳屏 2 区后缘处。

（6）对耳屏

将对耳屏分为 4 区。由对屏尖及对屏尖至轮屏切迹连线之中点，分别向耳垂上线作两条垂线，将对耳屏外侧面及其后部分成前、中、后 3 区，前为对耳屏 1 区、中为对耳屏 2 区、后为对耳屏 3 区。对耳屏内侧面为对耳屏 4 区。

额：在对耳屏 1 区。

枕：在对耳屏 3 区。

皮质下：在对耳屏 4 区。

缘中：在对耳屏游离缘上，对屏尖与轮屏切迹之中点处。

脑干：在对耳屏 3、4 区之间。

（7）耳甲

耳甲标志点（图 16-96）

将耳轮的内缘上，耳轮脚切迹至对耳轮下脚间中、上 1/3 交界处设为 A 点；耳甲内，由耳轮脚消失处向后作一水平线与对耳轮耳甲缘相交，设交点为 D 点；设耳轮脚消失处至 D 点连线的中、后 1/3 交界处为 B 点；设外耳道口后缘上 1/4 与下 3/4 交界处为 C 点。

将耳甲用标志点、线分为 18 个区。从 A 点向 B 点作一条与对耳轮耳甲艇缘弧度大体相仿的曲线；从 B 点向 C 点作一条与耳轮脚下缘弧度大体相仿的曲线。将 BC 线前段与耳轮脚下缘间分成 3 等份，前 1/3 为耳甲 1 区，中 1/3 为耳甲 2 区，后 1/3 为耳甲 3 区。ABC 线前方，耳轮脚消失处为耳甲 4 区；将 AB 线前段与耳轮脚上缘及部分耳轮内缘间分成 3 等份，后 1/3 为 5 区，中 1/3 为 6 区，前 1/3 为 7 区；将对耳轮下脚下缘前、中 1/3 交界处与 A 点连线，该线前方的耳甲艇部为耳甲 8 区；将 AB 线前段与对耳轮下脚下缘间耳甲 8 区以后的部分分为前、后 2 等份，前 1/2 为耳甲 9 区，后 1/2 为耳甲 10 区；在 AB 线后段上方的耳甲艇部，将耳甲 10 区后缘与 BD 线之间分成上、下 2 等份，上 1/2 为耳甲 11 区，下 1/2 为耳甲 12 区；由轮屏切迹至 B 点作连线，该线后方、BD 线下方的耳甲腔部为耳甲 13 区；以耳甲腔中央为圆心，圆心与 BC 线间距离的 1/2 为半径作圆，该圆形区域为耳甲 15 区；过 15 区最高点及最低点分别向外耳门后壁作两条切线，切线间为耳甲 16 区；15、16 区周围为耳甲 14 区；将外耳门的最低点与对耳屏耳甲

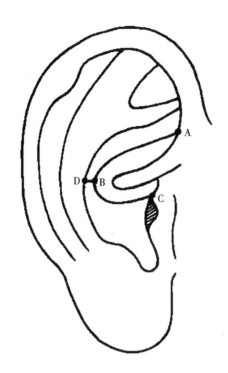

图 16-96 耳甲标志点、线

缘中点相连，再将该线以下的耳甲腔部分为上、下 2 等份，上 1/2 为耳甲 17 区，下 1/2 为耳甲 18 区。

胃：在耳甲 4 区。

小肠：在耳甲 6 区。

大肠：在耳甲 7 区。

肾：在耳甲 10 区。

肝：在耳甲 12 区。

脾：在耳甲 13 区。

心：在耳甲 15 区。

肺：在耳甲 14 区。

内分泌：在耳甲 18 区。

（8）耳垂

将耳垂分为 9 区。在耳垂上线至耳垂下线最低点之间划两条等距离平行线，于上平行线上引两条垂直等分线，将耳垂分为 9 个区，上部由前至后依次为耳垂 1 区、2 区、3 区；中部由前至后依次为耳垂 4 区、5 区、6 区；下部由前至后依次为耳垂 7 区、8 区、9 区。

牙：在耳垂 1 区。

眼：在耳垂 5 区。

内耳：在耳垂 6 区。

（9）耳背

将耳背分为5区。分别过对耳轮上、下脚分叉处耳背对应点和轮屏切迹耳背对应点作两条水平线，将耳背分为上、中、下3部，上部为耳背1区，下部为耳背5区；再将中部分为内、中、外3等份，内1/3为耳背2区、中1/3为耳背3区、外1/3为耳背4区。

耳背沟：在对耳轮沟和对耳轮上、下脚沟处。

（10）耳根

耳迷根：在耳轮脚后沟的耳根处。

4. 耳穴探测、压丸操作练习

教师先在实体上进行使用耳穴探测仪、耳穴探压、压丸的示范操作，然后学生分组练习，教师指导。（图16-97、98）

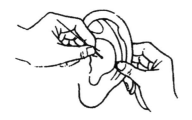 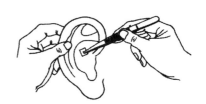

图 16-97　耳穴探压法　　　　　　　图 16-98　耳穴压丸法

第六节　拔罐法操作示教

教师先在实体上进行拔罐法的示范操作，然后学生分组进行练习，教师指导。

1. 火罐法练习

（1）闪火法：用止血钳夹95%酒精棉球手推罐体，罐口朝下，将棉球点燃后，立即在罐内绕1~3圈后，将火退出，迅速将罐扣在应拔的部位，即可吸附在皮肤上。（图16-99）

（2）投火法：用易燃的纸片或棉花，点燃投入罐内后，趁火旺时迅速将罐扣在应拔部位。（图16-100）

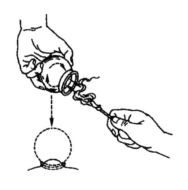 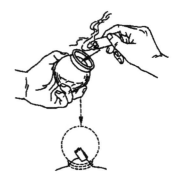

图 16-99　闪火拔罐法　　　　　　　图 16-100　投火拔罐法

2. 起罐法练习

一手握住罐体腰底部稍倾斜，另一手拇指或食指从罐口旁边按压，使气体进入罐中，即可将罐取下。（图 16-101）

3. 留罐法练习

将罐吸附在体表后，使罐吸拔留置于施术部位 5~15 分钟，然后将罐起下。（图 16-102）

4. 走罐法练习

先在所拔部位的皮肤或罐口涂一层凡士林等润滑剂，将罐拔住后，立即用手握住罐体，略用力将罐沿着一定路线反复推拉。（图 16-103）

5. 留针拔罐法练习

在针刺留针时，将罐拔在以针为中心的部位上，留置规定时间后，将罐取下，然后将针取出。（图 16-104）

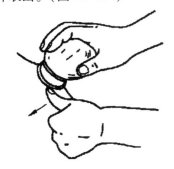

图 16-101　起罐法

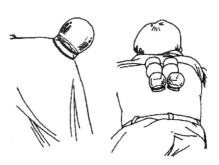

图 16-102　留罐法

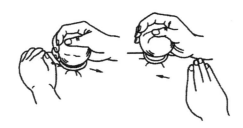

图 16-103　走罐法

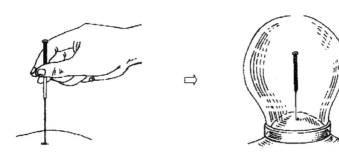

图 16-104　留针拔罐法

6. 刺络拔罐法练习

在应拔部位的皮肤消毒后，用三棱针点刺或用皮肤针叩刺后，再将火罐吸拔于点刺、叩刺部位，使之出血，以加强刺血治疗作用。（图 16-105）

皮肤针叩刺穴位   三棱针刺穴或络

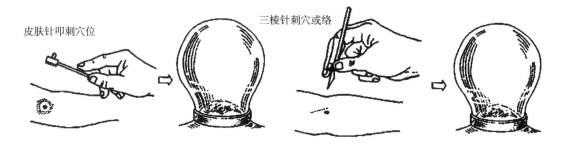

图 16-105 刺络拔罐法

第十七章　推拿学 ▷▷▷

第一节　滚　法

【实习目的】

以第五掌指关节背侧吸附于治疗部位上，以腕关节的屈伸活动与前臂的旋转运动相结合，使小鱼际与手背在治疗部位上持续不断的来回滚动的手法称为滚法。本实习的目的是掌握滚法的动作要领及应用方法。

【实习对象】

学生为主体相互配合。

【实习器材】

按摩床、按摩椅、米袋或沙袋。

【实习步骤】

（一）操作方法

术者手指自然弯曲，用手背第五掌指关节背侧吸定于治疗部位或穴位上，肩部放松，以肘关节为支点，前臂主动摆动，带动腕关节的屈伸，以及前臂的旋转运动，以三、四、五掌指关节为轴，以手掌小鱼际一侧为另一轴，两轴相交形成的手掌掌背三角区域，使之在治疗部位上作持续不断的往返滚动，产生手法功力，作用于组织部位。（图 17-1）

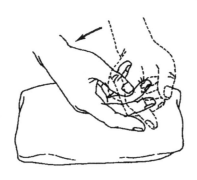

图 17-1　滚法

（二）动作要领

1. 术者肩关节放松，并前屈、外展，使上臂肘部与胸壁相隔约 15 cm 左右，过近、过远均不利于手法操作与用力。

2. 肘关节屈曲，约呈 120°～150° 左右。角度过大不利于前臂的旋转运动；角度过小则不利于腕关节的屈伸运动，同时不能使㨰法的力量有效地发挥。

3. 腕部放松，伸屈幅度要大，手背滚动幅度控制在 120° 左右范围内，腕关节屈约 80°～90°，伸约 30°～40°。

4. 第五掌指关节背侧要吸定，小鱼际及手掌背侧要吸附于治疗部位，不可拖动、跳动或滑动。

5. 㨰法的压力和摆动的幅度、速度要相对一致，不可忽快忽慢、时轻时重，动作要协调而有节律性。

6. 手指自然弯曲，指掌部位均应放松，指掌不宜过于伸直、紧张，致使掌背成平面而影响手部的滚动，也不宜手指用力过度弯曲而导致腕关节紧张，限制滚动的幅度。

7. 术者两脚分开，上身前倾 30°。滚动频率约每分钟 120～160 次。

8. 以颈肩、腰腿或米袋作为练习部位。

（三）临床应用

㨰法有接触面积广、压力大等特点，临床上运用于肩背部、腰臀部以及四肢等肌肉较丰满的部位。常用于治疗神经系统和运动系统病症，如急性腰扭伤、慢性腰痛、肢体瘫痪、运动功能障碍等疾患。除标准㨰法外，临床根据不同的病情也有一些变化，如在需要刺激量小的时候，常常采用以小鱼际为力点的小鱼际㨰法；在需要刺激量大的时候，常常采用以小指、无名指、中指的掌指关节突起处为力点，附着于治疗部位的掌指关节㨰法；在患者较肥胖或施治部位范围较广的腰背以及下肢部位，当需要刺激量较大时，也可以采用前臂㨰法。也可采用前臂尺侧吸定于治疗部位，沉肩，屈肘，以肩关节为支点，上臂作主动摆动，带动前臂的旋转运动，使前臂在治疗操作部位上作来回往返的滚动。

【注意事项】

1. 在米袋（沙袋）上进行锻炼时，必须将其稳定，以免影响操作。

2. 左右手锻炼时间须相等，以免两手操作技能发生差异。

3. 在锻炼过程中，手法压力须逐渐加强，避免用暴力操作。

【思考题】

1. 什么叫㨰法？

2. 㨰法动作要领是什么？

3. 㨰法临床如何应用？

第二节 一指禅推法

【实习目的】

用大拇指指端、螺纹面或拇指偏峰桡侧面着力于经络穴位或治疗部位上，肩肘关节及上肢肌肉放松，通过腕部的连续摆动和拇指关节的屈伸活动，使大拇指指端产生的力持续不断地作用于经络、穴位或治疗部位上，称为一指禅推法。本实习的目的是掌握一指禅推法的动作要领及应用方法。

【实习对象】

学生为主体相互配合。

【实习器材】

按摩床、按摩椅、米袋或沙袋。

【实习步骤】

（一）操作方法

术者手握空拳，拇指自然伸直盖住拳眼，用拇指指端、偏峰或螺纹面着力吸定于治疗部位或穴位上，沉肩、垂肘、悬腕，以肘关节为支点，前臂作主动摆动，带动腕关节的摆动，拇指掌指关节或指间关节随之屈伸运动，使产生的手法功力轻重交替，持续不断地作用于治疗部位。（图 17-2）

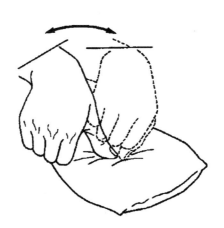

图 17-2　一指禅推法

（二）动作要领

1. 沉肩　肩部放松，忌肩部耸起用力。若肩部未放松，操作则不能持久，易导致上肢酸痛，使动作受到牵制，久则产生职业性劳损。

2. 垂肘　上肢肌肉放松，肘部下垂，略低于腕部，同时注意腕部尺侧略低于桡侧。

3. 悬腕 腕关节自然悬屈，但不可将腕关节用力勾紧，从而影响腕关节的灵活度，应在保持腕关节松弛的状况下，尽量使腕关节悬屈呈 60°~80°。

4. 掌虚 手握空拳，指面不贴掌心，使之虚掌，拇指垂直盖住拳眼，使腕及拇指活动时起稳定作用。

5. 指实 拇指端螺纹或偏峰自然着力，吸定于治疗部位上，避免手指的滑、擦、跳、旋动作。

6. 紧推慢移 紧推慢移就是指在某一治疗部位的操作需要按照一定的频率持续一定的时间，使局部达到一定的刺激量以后，再逐渐移向下一个治疗部位，以提高治疗效果，频率要求每分钟约 120~160 次。避免在治疗部位上少推快移。

7. 姿势 术者两脚分开，上身前倾约 30°，频率约每分钟 120~160 次。

8. 练习部位 以颈肩、腰腿或米袋为练习部位。

（三）临床应用

一指禅推法俗称"棉中裹铁"之术，刺激量中等，指面接触较小，故适用于全身各部，可用于治疗内、外、妇、儿、伤各科的多种疾患，尤以擅长治疗内、妇科疾病。

本法在临床应用时根据部位和病情，姿势不尽相同，如治疗头面部，一般采用偏峰着力，为避免屈指时碰撞头面，操作时其他四指需放开与之配合。推胸腹部时还可结合指摩法操作，称一指禅推摩法。推颈项部时用螺纹面或偏峰吸定，四指向上自然伸直，两手若同时操作，称蝴蝶双飞法。推四肢关节部位时指峰吸定，用劲持续，便于深透。

【注意事项】

1. 一指禅推法临床操作时有屈伸拇指指间关节和不屈伸拇指指间关节两种。屈伸拇指指间关节活动，刺激显得更为柔和。不屈伸拇指指间关节操作，具有力稳、刺激强等特点。临床上应根据术者拇指生理条件及治疗要求而选择相宜的操作方法。

2. 操作中自然压力，不可用蛮力。

3. 频率均等，不可时快时慢。

【思考题】

1. 什么叫一指禅推法？分类操作方法有哪些？

2. 一指禅推法动作要领是什么？

3. 一指禅推法临床如何应用？

第三节 揉 法

【实习目的】

用手指螺纹面、掌根或手掌大鱼际着力吸定于一定治疗部位或某一穴位上，作轻柔缓和的环旋运动，并带动该处的皮下组织一起揉动的手法，称为揉法。根据着力部位的不同分为：指揉法、掌根揉法、大鱼际揉法等。

本实习的目的是掌握揉法的动作要领、分类及应用方法。

【实习对象】

学生为主体相互配合。

【实习器材】

按摩床、按摩椅、米袋或沙袋。

【实习步骤】

（一）操作方法

1. 大鱼际揉法　术者沉肩、垂肘、腕关节放松，呈微屈或水平状，大拇指内收，其余四指自然伸直，用大鱼际附着于治疗部位，稍用力下压，以肘关节为支点，前臂作主动摆动，带动腕部，使大鱼际在治疗部位上作轻柔缓和的环旋转动，并带动该处皮下组织一起揉动。

2. 指揉法　用指腹着力于治疗部位，作轻柔缓和的环旋转动，并带动皮下组织一起揉动的手法。用中指着力的称中指揉法；食、中指着力的称双指揉法；食、中、无名指三指着力的称为三指揉法；用大拇指着力称拇指指揉法。中指、双指和三指揉法要求术者腕关节微屈，将指腹着力于治疗部位，以肘关节为支点，前臂作主动摆动，带动腕关节摆动，使指腹在治疗部位上作轻柔的小幅度的环绕运动。拇指揉法要求腕关节放松，而后作大拇指的掌指关节环旋运动，使指面在治疗部位上作轻柔缓和的小幅度环旋运动，并带动该处皮下组织一起揉动。

3. 掌根揉法　用手掌掌根着力于治疗部位上，作轻柔缓和的环旋转动，并带动该处皮下组织一起揉动的手法。要求术者手掌掌根稍用力下压，腕关节放松，以肘关节为支点，前臂作主动摆动，带动腕及手掌连同前臂作小幅度的回旋运动，并带动该处皮下组织一起揉动。（图 17-3）

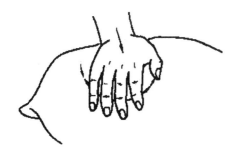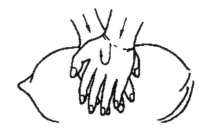

图 17-3　掌根揉法

（二）动作要领

1. 要求吸定治疗部位，操作力达皮下，带动皮下组织一起运动。

2. 操作时腕关节放松，动作要灵活、自然、顺畅、协调而有节律性。

3. 频率每分钟 120~160 次。拇指揉法时频率略缓慢。

4. 大鱼际揉法操作时以前臂作主动摆动，腕关节不可作主动外展摆动。指揉法揉动幅度要小。

5. 术者两脚分开，上身前倾约 30°，频率约每分钟 120~160 次。

6. 以颈肩、腰腿或米袋、沙袋为练习部位。

（三）临床应用

1. 大鱼际揉法着力面积大，而且柔软舒适，刺激更为柔和，老幼皆宜，临床常用于头面部、胸腹部、胁肋部和四肢关节。

2. 指揉法临床上多用于小儿推拿，施术面积小，功力较集中，动作柔和而深沉，适用于全身各部位或穴位。三指揉法临床上常用于颈部，以治疗小儿先天性斜颈，还可用于脐及双侧天枢穴。

3. 掌揉法着力面积较大，刺激柔和舒适，适用于面积大又较为平坦的部位，如腰背部、腹部以及四肢。掌揉腹部，有温中散寒的功效。掌揉腰背部及四肢肌肉，有较好的放松肌肉，解除痉挛的功效，常用于肌肉酸痛或强刺激手法作用后引起的反应，能起到缓解作用。

【注意事项】

1. 操作时用力要轻柔，不可用蛮力。

2. 揉动幅度由小到大，动作要有节律性。

3. 操作中需与摩法相区别。

【思考题】

1. 什么叫揉法？

2. 揉法动作要领是什么？

3. 揉法临床如何应用？

4. 揉法的操作分类有哪些？各自的应用部位有哪些？

第四节　摩　法

【实习目的】

用手掌掌面或食、中、无名三指并拢，指面附着于穴位或部位上，腕关节作主动环形有节律的抚摩运动，称为摩法。手指面着力的手法为指摩法，手掌面着力的手法为掌摩法。

本实习的目的是掌握摩法的动作要领、分类及应用方法。

【实习对象】

学生为主体相互配合。

【实习器材】

按摩床、按摩椅、米袋或沙袋、推拿介质。

【实习步骤】

（一）操作方法

1. 指摩法　术者指掌部自然伸直、并拢，腕关节微屈，将食指、中指或无名指的末节指面附着于治疗部位，沉肩、垂肘，以肘关节为支点，前臂作主动运动，带动腕、指在体表作环旋摩动（顺时针或逆时针方向）。（图17-4）

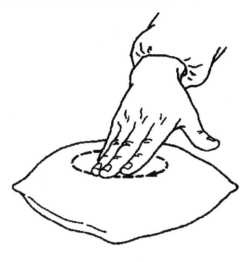

图17-4　指摩法

2. 掌摩法　术者手掌自然伸直，腕关节微背伸，而后将手掌平放于体表治疗部位或穴位，以掌心或掌根部位作为着力点，连同前臂一起作环旋摩动。

（二）动作要领

1. 肩、肘关节及手臂放松，肘关节微屈在 120°~150°之间。

2. 指掌关节自然伸直、并拢。

3. 操作时指面或掌面要紧贴体表治疗部位，可作顺时针或逆时针方向转动。

4. 摩动时压力要均匀，动作要轻柔，一般指摩法操作时宜轻快，频率每分钟 120 次左右，掌摩法操作宜稍重缓，频率每分钟 100 次左右。

（三）临床应用

摩法刺激轻柔和缓，属于轻刺激手法，适用于全身各部位。以胸腹以及胁肋部为常用，具有和中理气功效。用于小腹部有通调水道，调畅气机之功效。在腰背四肢应用，具有行气活血、散瘀消肿之效。由于摩法主要是长时间施术于穴位或部位，通过穴位和经络作用于人体，所以其功用常因所施部位或穴位不同，而体现不同的治疗作用。摩法在动作上和揉法有相似之处，要注意鉴别。摩法着力轻，作用于表皮组织，与表皮关系环旋摩擦。揉法着力稍重，作用于皮下组织，与表皮关系吸定。

【注意事项】

1. 手法要先轻后重，腕关节作主动环转活动时，要灵活轻巧，不可滞涩不畅。

2. 用力应平稳均匀，不可过于按压。

3. 皮表滞涩者可应用推拿介质。

【思考题】

1. 什么叫摩法？

2. 摩法动作要领是什么？

3. 摩法临床如何应用？

4. 摩法的分类？

5. 摩法与揉法在操作上有何区别？

第五节　擦　法

【实习目的】

用指、掌贴附于体表一定治疗部位，作直线往返的快速摩擦运动的手法，称为擦法。

本实习的目的是掌握擦法的动作要领及应用方法。

【实习对象】

学生为主体相互配合。

【实习器材】

按摩床、按摩椅、米袋或沙袋、推拿介质。

【实习步骤】

（一）操作方法

术者腕关节伸直，使前臂与手掌近似相平。用手掌的小鱼际部、大鱼际部或全掌，贴附于体表的治疗部位，稍用力向下按压，肩关节放松，以肩关节为支点，上臂作主动运动，带动前臂以及手掌在体表作均匀的上下或左右往返摩擦移动，使治疗部位产生一定的热量。用小鱼际着力摩擦的，称为小鱼际擦法。由大鱼际着力摩擦的，称为大鱼际擦法（图 17-5）。由全掌着力摩擦的，称为掌擦法。

（二）动作要领

1. 上肢放松，腕关节平伸，使前臂和手掌处于同一水平线上。

2. 着力部位要紧贴治疗部位，动作要稳。

3. 以肩肘关节屈伸为主，无论是上下摩擦还是左右摩擦，都必须是直线往返。

4. 动作均匀连续，往返距离要长。

5. 动作要有节奏，频率一般每分钟维持在 100 次左右。

6. 压力要均匀适中，一般以摩擦不使局部皮肤折叠为宜。

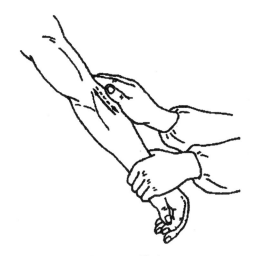

图 17-5 擦法

7. 擦法的动作要领可以概括为四个字：直、长、匀、快。

（三）临床应用

擦法是一种柔和温热的刺激，临床上应用相当广泛，适用于全身各部位。具有行气活血，温通经络，祛风散寒，祛瘀止痛，宽中理气和健脾和胃的作用。其中掌擦法温热量较低，接触面积大，适用于胸腹，肩背部等面积较大，而又较平坦的部位。大鱼际擦法温热量中等，常用于四肢部，适用四肢关节扭挫伤、劳损等，尤以上肢部为多。小鱼际擦法温热量较高，常用于腰背和臀部，适用于急慢性损伤，风湿痹痛麻木不仁等症。临床上擦后常可配合湿热敷法，可提高疗效。本法属于内功推拿流派的主要手法，掌擦胸腹及腰背部，是其常规手法的一部分。

【注意事项】

1. 手法来回操作须在同一直线上，不能歪斜。

2. 压力不宜过大，表皮过热，既容易擦破皮肤，又使热量不能深透。如压力过轻，则又不易透达于组织深层。

3. 擦法操作时直接接触体表，故操作时可在施术部位涂少许润滑剂（麻油、冬青膏等）介质，既可保护皮肤，又可使热量深透，提高治疗的效应。但若介质过多，影响手法操作不易产生热量，若介质过少，起不到润滑作用，同样影响操作，故必须适量。

4. 擦法操作要求暴露治疗部位，室内保持暖和，以免患者着凉。

5. 擦法使用后，皮肤潮红，因此不可在此处再施行其他手法，否则容易破皮。所以擦法一般都是在使用其他手法之后应用。

6. 操作时术者保持呼吸自然，切忌屏气，须修剪指甲，防止戳破皮肤。

7. 皮肤滞涩者可加介质。

【思考题】

1. 什么叫擦法？

2. 擦法动作要领是什么?

3. 擦法临床如何应用?

第六节　推　法

【实习目的】

用拇指、手掌、拳面以及肘尖紧贴治疗部位，运用适当的压力，进行单方向的直线推动的手法称为推法。

本实习的目的是掌握推法的动作要领及应用方法。

【实习对象】

学生为主体相互配合。

【实习器材】

按摩床、按摩椅、米袋或沙袋。

【实习步骤】

（一）操作方法

1. 拇指平推法　术者用拇指指面着力于一定的治疗部位或穴位上，其余四指分开助力，作大拇指内收运动，使指面在治疗部位或穴位上作直线推动（按经络循行或与肌纤维平行方向推进）。

2. 掌推法　术者用手掌或掌根着力于一定的治疗部位或穴位上，以掌根为重点，运用前臂力量向前推动。（图 17-6）需要增大压力时，可用另一手掌叠于掌背推进。

3. 拳推法　术者手握拳，以食、中、无名、小指四指的指间关节背部突起处着力，向前推动。

4. 肘推法　术者屈肘关节，用尺骨鹰嘴突起处（肘尖）着力于一定的治疗部位，向前推动。（图 17-7）

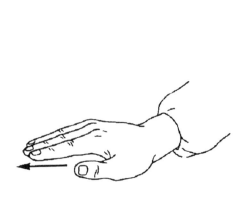

图 17-6　掌推法

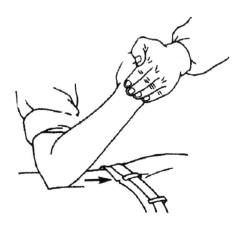

图 17-7　肘推法

（二）动作要领

1. 肩及上肢放松，着力部位要紧贴体表的治疗部位。
2. 操作向下的压力要适中、均匀。
3. 用力深沉平稳，呈直线移动，宜重不宜轻，不可歪斜。
4. 推进的速度宜缓慢均匀，宜缓不宜急，每分钟 50 次左右。

（三）临床应用

推法具有行气止痛，温经活络，调和气血的功效。全身各部均可适用。一般拇指平推法适用于肩背部、胸腹部、腰臀部及四肢部。掌推法适用于面积较大的部位，如腰背部、胸腹部及大腿部等。拳推法刺激较强，适用于腰背部及四肢部的劳损，旧伤及风湿痹痛而感觉较为迟钝的患者。肘推法刺激最强，适用于腰背脊柱两侧华佗夹脊及两下肢大腿后侧，常用于体型壮实，肌肉丰厚，以及脊柱强直或感觉迟钝的患者。推法操作方式与擦法有相似之处，都为直线运动，但平推法是单方向移动，对体表压力较大，推进速度也缓慢，不要求局部发热，其意在于推动气血运行。

【注意事项】

1. 操作时压力不宜过重，否则易引起皮肤折叠而破损。
2. 临床应用时，常在施术部位涂抹少许介质，使皮肤有一定的润滑度，利于手法操作，防止破损。
3. 动作均匀有节奏，不可忽快忽慢和跳动。
4. 通过调整肘关节屈伸角度，以调节肘推的刺激量。

【思考题】

1. 什么叫推法？
2. 推法动作要领是什么？
3. 推的具体分类及临床如何应用？
4. 推法与擦法的区别是什么？

第七节　搓　法

【实习目的】

用双手掌面夹持住治疗部位，相对用力作快速搓动并同时作上下往返移动，称为搓法。

本实习的目的是掌握搓法的动作要领及应用方法。

【实习对象】

学生为主体相互配合。

【实习器材】

按摩床、按摩椅。

【实习步骤】

（一）操作方法

患者肢体放松，术者用双手掌面夹持住肢体的治疗部位，然后相对用力，作往返的快速搓动，并同时上下往返移动。（图 17-8）

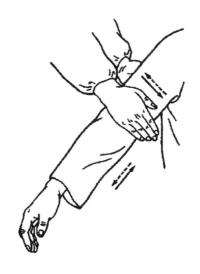

图 17-8　搓法

（二）动作要领

1. 肩及上臂放松。
2. 肘关节微屈，夹持住治疗部位作上下搓动，肘关节屈成 150°~160°。
3. 腕关节放松，动作灵活，两掌协调用力，搓动快速均匀，移动慢。
4. 施力深沉，紧贴治疗部位，动作连续。

（三）临床应用

搓法刺激量中等，属于一指禅推拿流派的辅助手法，常用于两胁、肩关节及四肢，具有行气活血，疏经通络的作用。其操作方法可随不同部位而变化。在肩部，术者可用双掌对称用力搓揉肩部，称搓揉法。在四肢部，手掌夹持肢体对称用力作前后搓动，并使肢体随之转动，称为搓转法，如腕关节的搓法。

在四肢关节部使用，常与抖法配合使用，作为治疗的结束手法，以缓解因重刺激手法可能引起的不良反应。

【注意事项】

1. 双手用力要对称，动作不能滞涩。治疗部位不宜夹得太紧。
2. 操作中动作不宜中断，移动不宜太快。

【思考题】

1. 什么叫搓法?
2. 搓法动作要领是什么?
3. 搓法的临床如何应用?

第八节　抹　法

【实习目的】

用单手或双手螺纹面或掌面紧贴皮肤,作上下、左右、弧形、曲线或任意往返抹动的手法,称为抹法。

本实习的目的是掌握抹法的动作要领及应用方法。

【实习对象】

学生为主体相互配合。

【实习器材】

按摩床、按摩椅、推拿介质。

【实习步骤】

(一) 操作方法

术者用拇指螺纹面、手掌面或大鱼际紧贴于体表,作上下、左右往返或单方向移动。抹法可用单手操作,也可用双手同时操作。操作时可成直线移动,也可根据体表治疗部位作弧形或曲线移动。也可屈食指,用食指中节的桡侧缘作抹法,称为指节抹法。用拇指作抹法称为指抹法(图 17-9)。用大鱼际作抹法称为大鱼际抹法,用手掌作抹法称为掌抹法。

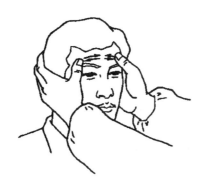

图 17-9　抹法

(二) 动作要领

1. 操作时用力均匀,动作缓和,做到轻而不浮、重而不滞。

2. 指面及掌面紧贴皮肤作缓慢的直线或曲线移动，其余四指要协同助力。

（三）临床应用

抹法轻柔舒适，运用于头面部、颈项部和胸腹部。患者常仰卧，用大鱼际抹前额与面颊部。胸部操作时，术者用两手拇指或手掌自胸部沿肋间隙（顺序由内向外）抹。

【注意事项】

1. 着力部位要紧贴皮肤。

2. 动作要连续轻快，不可用蛮力。

3. 可配合介质应用。

【思考题】

1. 什么叫抹法？

2. 抹法动作要领是什么？

3. 抹法如何应用？起到何治疗作用？

第九节　抖　法

【实习目的】

用单手或双手握住患肢远端，微微用力作连续的，小幅度的快速的抖动称为抖法。本实习的目的是掌握抖法的动作要领及应用方法。

【实习对象】

学生为主体相互配合。

【实习器材】

按摩床、按摩椅。

【实习步骤】

（一）操作方法

1. 抖上肢法：术者用双手或单手握住患者的手腕或手掌部，将其上肢慢慢地向前外侧抬起约60°左右，然后稍用力作连续的，小幅度的快速抖动，并使抖动的振幅由腕逐渐传递到肩，使肩关节和上肢产生舒松的感觉。

2. 抖下肢法：患者取仰卧位，下肢放松伸直。术者站于其脚后床前，用单手或双手分别握住患者的两踝部，略使下肢呈内旋状，并提起离开床面，然后作连续、小幅度的上下抖动，使髋部和大腿部有舒适放松的感觉。

3. 抖腕部法：患者取坐位，腕关节放松，术者用双手拇指按放于腕背部，其余四指放于手掌侧，稍用力作指间关节屈曲运动，使腕关节做频率较快的、连续的、小幅度的上下抖动。或者术者用食指桡侧抵住腕关节掌侧，稍用力作小幅度的、连续的、频率较快的上下抖动。

（二）动作要领

1. 肩关节放松，肘关节微屈。
2. 以前臂的轻微屈伸带动腕关节运动。
3. 术者需将患者肢体略微牵拉，使其伸直。
4. 抖动幅度要小，频率要快，动作要有连续性和节奏感，每分钟约 160~180 次。

（三）临床应用

抖法是一种和缓、放松、疏导的手法，具有疏通经脉，通利关节，行气活血，松解粘连的功效，适用四肢，尤以肩、上肢为常用。常配合搓法作为上肢或肩部治疗的结束手法。下肢的应用常配合搓法、叩法以及牵引法等。

【注意事项】

1. 被抖动的肢体要自然伸直，放松，使患肢的肌肉处于最佳的松弛状态，否则抖动的力量不宜发挥。
2. 术者呼吸自然，不可屏气。
3. 抖动动作轻松，幅度不宜太大，肢体的抬高和牵拉要在患者肢体的生理活动范围之内进行。

【思考题】

1. 什么叫抖法？
2. 抖法动作要领是什么？
3. 抖法如何应用？

第十节 振 法

【实习目的】

以指或掌贴附于治疗部位，作频率较高的快速震颤动作的手法，称为振法。

本实习的目的是掌握振法的动作要领及应用方法。

【实习对象】

学生为主体相互配合。

【实习器材】

按摩床、按摩椅。

【实习步骤】

（一）操作方法

患者取坐位或卧位，术者用单手、双手指端或手掌面着力于治疗部位，意念集中于指端或手掌心，然后前臂和手部的肌肉强烈地作静止性用力，使手臂发出快速而强烈的震颤，并使之通过指端或手掌心传递到机体，在治疗部位内产生舒松和温热感。其中以

手指端着力震颤者称为指振法；以手掌面着力震颤者称为掌振法。（图 17-10）

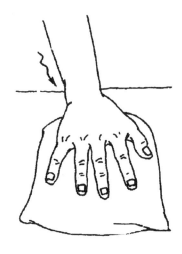

图 17-10　掌振法

（二）动作要领

1. 肩及上臂放松，肘关节微屈。

2. 前臂及手掌部肌肉要强力地静止性用力，使力量集中于手掌或手指上，使被作用的部位发生振动。

3. 施术时意念集中在指端和掌心，呼吸自然放松。

4. 动作要连贯、持续，一般维持在 3 分钟以上，频率要快，每分钟要求 300 ~ 400 次。

（三）临床应用

振法刺激柔和舒适，适用于全身各部位和穴位，是一种频率较快的刺激。掌振法常用于胸腹部和肩背部，具有温中理气，健脾和胃，行气止痛，疏经通络之功效。指振法常用于胸腹及头面部，具有疏经通络，镇静安神的功效。

振法一般单手操作，也可以双手同时操作，以增强振动的功力，即双手重叠交叉附着于治疗部位，两上肢同时静止性用力，产生震颤传入机体内。振法功力的产生，术者可以配合推拿功法中的少林内功的锻炼，以增进功力。治疗后患部常有温热感。

【注意事项】

1. 施术时除前臂和手部肌肉静止性用力外，其他部位均要放松。

2. 施术中不可过分用力向下按压。

3. 不可屏气。

4. 施术时着力部位不离开施术部位，并且震颤不可中断。

【思考题】

1. 什么叫振法？

2. 振法动作要领是什么?

3. 振法有何临床作用?

第十一节　按　法

【实习目的】

用拇指指面或掌面按压一定的部位或穴位，逐渐用力深压，按而留之，称为按法。指面着力的称指按法，用掌面着力的称掌按法。

本实习的目的是掌握按法的动作要领及应用方法。

【实习对象】

学生为主体相互配合。

【实习器材】

按摩床、按摩椅。

【实习步骤】

(一) 操作方法

1. 指按法：拇指伸直，拇指面着力，逐渐用力下压，使病人产生酸、麻、重、胀和走窜等感觉，持续数秒后，渐渐放松。其余四指握拳或张开，起支持及协同助力作用。

2. 掌按法：肘关节伸直，上肢自然下垂，掌根、鱼际或全掌着力，单掌或双掌交叉重叠按压体表，按而留之，然后逐渐减轻按压力量，继而再重复按压。(图 17-11)

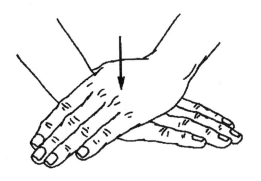

图 17-11　掌按法

(二) 动作要领

1. 按压方向要垂直，用力由轻至重。

2. 按而持续，或有节奏下按。

3. 前臂用力，指按法操作时，手腕微屈。

4. 着力部位要紧贴体表，不能移动。

（三）临床应用

按法刺激量偏强，临床上常与揉法结合使用，组成按揉复合手法，即在按压力量达到一定深度时再作小幅度的缓缓揉动，使手法既有力而又柔和。指按法适用于全身各部，尤以取经穴及阿是穴为常用，具有较好的行气活血、开通闭塞、缓急止痛的功效。一般指按穴位时，不移动，但在经络途径上按压时，则要循经络路线进行缓慢的螺旋形移动。掌按法有接触面积大，压力重而刺激缓和的特点，适用于面积大而又较平坦的腰背部、腹部、下肢等部位，具有疏经通络，温中散寒、行气止痛的功效。

【注意事项】

1. 操作时要按而留之，不宜突然松手。

2. 忌粗暴施术以及迅猛使力，从而造成组织损伤，给患者造成不必要的痛苦，使局部组织产生保护性肌紧张，手法力量不易透达到组织深部。

3. 掌按腰背部时，按压的力略重，做到力达病所。在腹部按压时，力量不宜过强，手掌要随患者呼吸而起伏。

【思考题】

1. 什么叫按法？

2. 按法动作要领是什么？

3. 按法有何临床作用？

第十二节　点　法

【实习目的】

用拇指指端或屈指第二节关节（拇、食、中指）突起的部位点按治疗部位及穴位，称为点法。

本实习的目的是掌握点法的动作要领及应用方法。

【实习对象】

学生为主体相互配合。

【实习器材和药品】

按摩床、按摩椅。

【实习步骤】

（一）操作方法

术者以大拇指指端或屈指的骨凸部位，着力于施术部位或穴位上，按而压之，戳而点之。

1. 拇指端点法　手握空拳，拇指伸直并紧靠于食指中节，用拇指指端点按治疗部位，逐渐垂直用力下压。

2. 屈指点法　术者屈拇指、食指或中指以突起部（食、中指第一指间关节突起部）点按体表的治疗部位，逐渐垂直用力按压。

（二）动作要领

1. 点压方向要垂直于治疗部位。
2. 前臂及腕用力点压。
3. 用力由轻到重，平衡而持续，力量逐渐增加。

（三）临床应用

本法接触面积小压力强，是一种刺激性很强的手法，用力集中，其操作也较按法省力，适用于全身各部位或穴位。使用时常根据病情，以及操作的具体部位或穴位而定。如点头维、点风池可开窍醒脑，祛风止痛等。若在骨缝处的穴位或足背部，治疗手足酸痛麻木等症，则以用点法为适宜。

【注意事项】

1. 拇指端点法时，拇指螺纹面必须紧贴于食指外侧缘，以免由于用劲过度而戳伤拇指指间关节。
2. 本法操作结束时继以揉法，不宜突然松手。

【思考题】

1. 什么叫点法？
2. 点法动作要领是什么？
3. 点法有何临床作用？

第十三节　捏法、拿法、捻法

【实习目的】

用拇指和食指或和其他手指对称夹住肢体，相对用力挤捏并逐渐移动称为捏法。用大拇指和食中两指对称，或用大拇指和其他四指对称性的用力，提拿一定的部位进行一紧一松的拿捏称为拿法。用拇指指面和食指桡侧缘夹持住患者手指等部位，进行搓捻的手法称为捻法。

本实习的目的是掌握捏法（捏脊）、拿法、捻法的动作要领及应用方法。

【实习对象】

学生为主体相互配合。

【实习器材】

按摩床、按摩椅。

【实习步骤】

(一) 操作方法

1. 捏法　术者用拇指指面顶住皮肤，用食指或其他指指面将皮肤夹紧提起，一松一紧向前挤压推进，动作须轻快柔和有连贯性。用大拇指与食、中两指对称用力捏，称为三指捏法。用大拇指与其余四指对称用力捏，称为五指捏法。用大拇指与食指中节桡侧面用力捏，称为两指捏法。

2. 拿法　术者用大拇指及其他手指，或大拇指和食中两指对称性用力，夹住治疗部位的肌肤逐渐用力内收，将治疗部位的肌肤提起，并作轻重交替而连续的一紧一松的捏提和捏揉动作。(图 17-12)

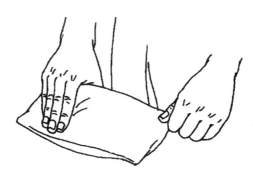

图 17-12　拿法

3. 捻法　用拇指和食指指腹捏住一定的部位，作对称的快速搓捻动作称为捻法。

(二) 动作要领

1. 捏法
(1) 手指微屈，用拇指和手指的指腹捏挤肌肤。
(2) 捏挤的动作灵活，均匀而有节律性。
(3) 移动应顺着肌肉的外形轮廓循序而动。
2. 拿法
(1) 操作时肩、肘、腕关节放松，动作灵活而柔和。
(2) 手掌空虚，指腹贴紧患部。
(3) 蓄劲于内，贯注于指，作连续性的一松一紧活动。
3. 捻法
(1) 用力要轻巧柔和，灵活协调。
(2) 移动要慢，搓捻动作要有连贯性。

(三) 临床应用

1. 捏法　本法刺激较重，适用于浅表的肌肤，常用于背脊、四肢以及颈项部，有舒筋通络、行气活血的功用。尤其常用于小儿脊柱两旁，往往双手操作称捏脊疗法，常用以治疗小儿消化系统病症。民间也常在头面、颈部使用提捏法治疗外感头痛或咽痛等。

2. 拿法　拿法临床运用相当广泛，常用于头部、颈项部、肩背部和四肢等部位。拿风池穴具有发汗解表、开窍醒神的功效。拿肩井可作为推拿手法治疗结束之法，拿后能通调周身气血，使人精神振奋。

3. 捻法　捻法刺激量较小，常用做辅助手法或结束手法，具有舒筋活血、消肿止痛、滑利关节的作用，常用于指、趾等四肢小关节。

【注意事项】

1. 捏法

1. 不可用指甲掐压肌肤。

2. 不可以跳动，要有连贯性和节律性。

3. 对外伤肿胀之局部慎用本法。

2. 拿法

1. 不可用指端、爪甲内扣。

2. 用力要由轻到重，不可突然用力或使用暴力。

3. 拿法刺激较强，临床上常配合搓揉运动，以缓和刺激。

3. 捻法

1. 搓捻动作不可呆滞。

2. 捻法动作并非简单，需要勤加练习。

【思考题】

1. 什么叫捏法、拿法、捻法？

2. 捏法、拿法、捻法动作要领是什么？

3. 捏法、拿法、捻法有何临床作用？

第十四节　掐法、拨法

【实习目的】

用拇指爪甲，切取一定的部位或穴位、骨缝处用力按压，称为掐法。用大拇指指端或其余四指指端做与患部筋腱成垂直方向弹拨的手法称为拨法。

本实习的目的是掌握掐法、拨法的动作要领及应用方法。

【实习对象】

学生为主体相互配合。

【实习器材】

按摩床、按摩椅。

【实习步骤】

（一）操作方法

1. 掐法　术者以单手或双手拇指指甲端，在治疗穴位上重按而掐之。

2. 拨法　拇指伸直，其余四指微曲分开，依附于附近肢体，拇指端着力向下按压至一定的部位，作与肌纤维方向垂直的弹拨运动。或用其余四指指端着力重复以上动作。

（二）动作要领

1. 掐法

（1）取穴要准。

（2）垂直用力按压，由浅入深，不揉动。

（3）操作次数一般掌握 4~5 次，或中病即止，不宜反复长期使用。

2. 拨法

（1）按压至一定的深度。

（2）拨的方向与肌纤维方向垂直。

（三）临床应用

1. 掐法　本法是重刺激手法之一，以指甲为着力点，刺激集中而尖锐，在穴位上应用能以甲代针。适用于头面及手足部位，临床上主要用于急救，具有开窍醒神的功效。

2. 拨法　拨法刺激量较强，有松解粘连、舒筋通络之功效。常用于腰臀、四肢或项背部。如拨环跳穴治疗梨状肌损伤有较好疗效。

【注意事项】

1. 掐法　修剪指甲，光滑圆润，施术时避免刺破皮肤，操作时间不宜过长，掐法后继用揉法，以缓和刺激减轻局部不适感。

2. 拨法　当按压到相应的治疗部位后，患者常常有痠胀感或酸痛感，术者手下也常常可触及条索状的紧张痉挛的肌肉或肌腱，以指端顶住条索状物进行拨动。若达不到相应的深度不能起到相应的治疗作用。当肌肉丰厚，单手力量不足时，可用双手拇指重叠下按拨动以增加刺激量。用力要适当，太轻达不到治疗作用，过重往往引起患者肌肉紧张，难以透达治疗部位，若强行拨动则易造成新的损伤反而加重病情。

【思考题】

1. 什么叫掐法、拨法？

2. 掐法、拨法动作要领是什么？

3. 掐法、拨法有何临床作用？

第十五节　踩跷法

【实习目的】

用单足或双足踩踏人体一定部位以防治疾病的方法为踩跷法。

本实习的目的是掌握踩跷法的动作要领及应用方法。

【实习对象】

学生为主体相互配合。

【实习器材】

按摩床。

【实习步骤】

（一）操作方法

患者俯卧位，胸前以及大腿前各垫 3~4 只软枕，使腰部腾空（一般离床 10 cm 左右）。术者双手攀住预设的横木或铁环，以调节自身重量和控制踩踏的力量，然后技巧性用双足踩踏病人的腰部（足尖向前），并作适当的弹跳动作。踩踏时以足前部着力于治疗部位，足跟提起运用膝关节的伸屈运动，使身体一起一落，对腰部进行一压一弹的连续性刺激，一般可连续弹压 10 次左右。

（二）动作要领

1. 足尖不可离开患者腰部。

2. 术者弹压起落动作须与患者呼吸相配合，即弹起时患者呼气，压下时患者呼气。

3. 踏踩的力量和次数，根据患者的体质和病情适可而止。

4. 踩踏的力量和速度，要均匀而有节奏。

（三）临床应用

踩跷法属于重刺激手法，临床适用于体质较强的患者，常用于腰椎间盘突出症的治疗，有理筋整复之功效，临床仅用于腰部。踩 20 次略事休息再继续进行，可反复 2~3 遍。本法刺激强度大需谨慎使用，患者有心、肝、肾疾病、肺结核、胃肠道溃疡病、类风湿性脊柱炎、骨结核及体弱患者不宜使用。

【注意事项】

1. 在操作过程中，患者不可屏气，以免胸胁屏伤。

2. 力量和次数不可勉强从事，在施术过程中，患者难以忍受或不配合，应立即停止使用本法，以防意外。

3. 需排除骨质病变，对年老体弱、脊柱强直、心血管疾病、骨质疏松以及脊柱骨折等患者禁用。

【思考题】

1. 什么叫踩跷法?
2. 踩跷法动作要领是什么?
3. 踩跷法有何临床作用?

第十六节　拍法、击法、弹法

【实习目的】

用虚掌平稳而有节奏地拍打治疗部位的手法称为拍法。用拳、掌、指以及桑枝棒击打体表的方法,称为击法。用拳击打的方法称为拳击法;用手掌击打称为掌击法;用指端击打称为指击法;用桑枝棒击打称为棒击法;用手指弹击治疗部位或穴位的手法称为弹法。

本实习目的是掌握拍法、击法、弹法的动作要领及应用方法。

【实习对象】

学生为主体相互配合。

【实习器材】

按摩床、按摩椅、桑枝棒。

【实习步骤】

(一) 操作方法

1. 拍法　术者手指自然并拢,掌指关节微屈,腕关节放松,运用前臂力量或腕力,使整个虚掌平衡而有节奏地拍打体表的治疗部位。

2. 击法

(1) 拳击法:术者手握空拳,腕关节伸直,肘关节作屈伸运动,用拳背、拳心或拳眼击打治疗部位。

(2) 掌击法:术者手指自然松开微屈,腕关节伸直或略背伸,以掌根、掌心或侧掌为着力点,运用前臂的力量有节奏地击打治疗部位,分别称为掌根击法、掌心击法和侧击法。

(3) 指尖击法:术者手指自然弯曲,五指分开成爪形,而后作腕关节的伸屈运动,使小指、无名指、中指、食指、拇指指端如雨点下落状轻击治疗部位。

(4) 棒击法:用特制的桑枝棒击打体表的方法,术者手握棒的一端,用棒体平击治疗部位。

3. 弹法

(1) 食指弹法:术者用拇指指腹紧压住食指指甲,而后作伸指运动,将食指迅速弹出,连续弹击治疗部位。

(2) 中指弹法:术者用拇指指腹紧压住中指指甲,而后作伸指运动,将中指迅速弹出,连续弹击治疗部位。

（3）中食指弹法：术者用食指抵于中指指腹，或中指甲抵于食指，用力将中食二指作实然的反向运动动作。

（二）动作要领

1. 拍法

（1）动作要求平稳而有节奏，用虚掌同时拍打治疗部位。

（2）腕关节放松，用力均匀。

（3）本法可单手操作也可双手同时操作，动作协调，使两手一上一下有节奏地交替进行。

2. 击法

（1）腕关节要挺直，不能有屈伸动作。

（2）运用肘关节伸屈力量进行击打。

（3）动作宜轻快而有节奏。

（4）幅度要小，频率要快。

（5）指尖击法运用腕力进行叩击，腕关节放松。

（6）棒击法力量由轻到重，一个部位连续击打 3~5 下即可。不可用棒尖点击体表，使棒体大部分平衡地击打治疗部位。

3. 弹法

（1）弹击力要均匀而连续。

（2）弹击强度以不引起疼痛为度。

（3）动作要轻巧而灵活。

（4）连续弹击频率每分钟 160 次左右。

（三）临床应用

1. 拍法　拍法适用于肩背部、腰骶部及下肢部，常和擦法、拿法等配合运用，治疗急性扭伤、肌肉痉挛、慢性劳损、风湿痹痛、局部感觉迟钝、麻木不仁等病症。

2. 击法　击法是辅助手法，本法适用于头顶、肩背、腰臀及四肢部，如百会、大椎、八髎等穴，配合治疗头痛、风湿痹痛和肌肉麻木不仁等症。

3. 弹法　本法可适用于全身各部，尤以头面、颈项部最为常用。对项强、头痛等症常用本法配合治疗。

【注意事项】

1. 拍法

（1）虚掌拍打，忌施暴力，特别是老人及小儿。

（2）拍打背部应在脊柱两侧，不应在肋骨两侧，并配合患者呼吸。

（3）拍打应顺肌纤维方向进行。

（4）对外伤性肿胀禁用拍打。

2. 击法

（1）施拳背击法时应稳健，注意整个拳背皆平正地接触治疗部位，切忌于关节突起处着落，否则易引起局部疼痛及损伤。

（2）拳心击法操作时，整个拳必须紧贴治疗部位。

（3）拳眼击法操作时，用力应均匀，不宜过猛。

（4）掌击法时，切忌击打骨骼突起部位，以免到引起不必要的疼痛。

（5）侧击法时，着力宜虚不宜实，实证施重击法，虚证施轻击法。

（6）指尖击法时，腕关节伸屈幅度要小，频率略快。

（7）棒击法时，用力要快速短暂，垂直叩击体表，头部、肾区等重要部位，禁使棒击法。

3. 弹法

（1）弹击时，不可用拙力。

（2）头面部操作时，弹击力量宜轻巧，在四肢关节处则可略重。

（3）动作连贯，不可时断时续。

【思考题】

1. 什么叫拍法、击法、弹法？

2. 拍法、击法、弹法动作要领是什么？

3. 拍法、击法、弹法有何临床作用？

第十七节　摇　法

【实习目的】

以患肢关节为轴心，使肢体作被动环转活动的手法，称为摇法。

本实习的目的是掌握摇法的动作要领及应用方法。

【实习对象】

学生为主体相互配合。

【实习器材】

按摩床、按摩椅或方凳。

【实习步骤】

（一）操作方法

术者用一手握住或夹住被摇关节的近端以固定肢体，另一手握住关节的远端肢体，然后作缓和的环转运动，使被摇动的关节作顺时针或逆时针方向的摇动。此法用于颈项部、腰部以及四肢关节。

1. 颈部摇法

患者取坐位，颈项部放松，术者站于其背后或侧方，用一手扶住其头顶后部，另一手托住其下颏部，双手作相反方向用力，使头部向左或向右缓缓转动。（图 17-13）

2. 肩部摇法

（1）托肘摇肩法：患者取坐位，肩部放松，患肢自然屈肘，术者站于其患侧，上身略前倾，一手扶住患者肩关节上部，同时另一手托起患者肘部（使患者前臂搭于术者的前臂部），然后作缓慢的顺时针或逆时针方向的转动。（图17-14）

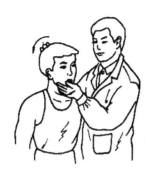 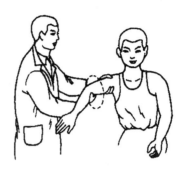

图17-13　颈部摇法　　　　　图17-14　托肘摇肩法

（2）大幅度摇肩法：患者取坐位，患肢放松，自然下垂，术者成丁字步，站于患者侧方，两手掌相对，夹住患者的腕部，而后慢慢地将患肢向上向前托起，同时位于下方的手逐渐翻掌，当患肢前上举到160°时，呈虎口向下，并握住其腕部，另一手则由腕部沿上肢内侧下滑移至肩关节上部，此时可略停顿一下，两手协调用力（即按于肩部的手将肩关节略向下、向前按压，握腕之手则略上提，使肩关节伸展），随后使肩关节向后作大幅度的环转运动。如此周而复始，两手上下交替，协同动作，连续不断。（图17-15）

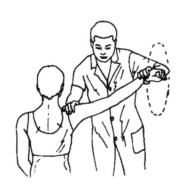

图17-15　大幅度摇肩法

（3）肘关节摇法：患者取坐位或卧位，术者一手扶住患者肘部，另一手拉住患者腕部，而后作肘关节的环转运动。

（4）腕关节摇法：术者一手握住患肢腕关节的上端，另一手握住其手掌部，先作腕关节的拔伸，而后将腕关节作顺时针或逆时针方向的环转摇动。

（5）掌指关节或指间关节摇法：术者一手握住患掌或患指的近端，另一手捏住患者手指，作掌指关节拔伸或指间关节拔伸，而后作掌指关节或指间关节的顺时针方向或逆时针方向的环转摇动。

（6）腰部摇法：患者取坐位，腰部放松伸直，术者坐于其后或站于其后，用一手按住其腰部，另一手扶住患者对侧肩部，前臂按于颈项部，两手协同用力，将其腰部作缓慢的环转摇动。

（7）髋关节摇法：患者取仰卧位，患肢屈膝屈髋，术者站于患侧，一手扶住膝部，另一手握住其足跟部（踝部），两手协同动作，使其髋关节屈曲至90°左右，然后作顺时针方向或逆时针方向的环转运动。（图17-16）

（8）膝关节摇法：患者取仰卧位，患肢屈膝屈髋，术者站于其侧方，一手扶住膝关节上方，另一手握住其小腿下端，两手协同用力，使膝关节屈曲至90°左右，然后作膝关节顺时针或逆时针方向的缓缓环转运动。

（9）踝关节摇法：患者取仰卧位或取坐位，下肢伸直，术者站于其足后，一手托住其足跟，另一手握住其足趾部，稍用力作牵引拔伸踝关节，并在此基础上做踝关节的环转运动。（图17-17）

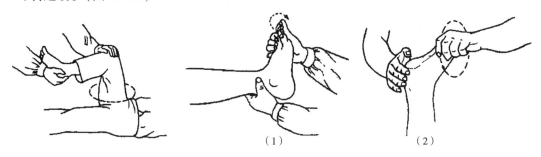

（1）　　　　　　（2）

图 17-16　髋关节摇法　　　　**图 17-17　踝关节摇法**

（二）动作要领

1. 摇转的幅度要由小到大，逐渐增大。
2. 操作时动作要缓和，用力要平稳，摇动速度宜缓慢，不宜急速。

（三）临床应用

摇法具有舒筋活血、滑利关节、松解粘连和增强关节活动功能等作用，适用于颈项部、腰部以及四肢关节。常用于治疗颈项部、腰部以及四肢关节酸痛和运动功能障碍等病症。

【注意事项】

1. 摇转的幅度大小，要根据病情恰如其分地掌握，做到因势利导，适可而止。
2. 注意摆转的幅度必须限制在关节正常生理许可范围之内，或者在患者忍受范围内进行。

【思考题】

1. 什么是摇法？

2. 摇法动作要领是什么？

3. 摇法临床如何应用？

第十八节　扳　法

【实习目的】

用双手向同一方向或相反方向用力，使关节伸展、屈曲或旋转的一类手法，称为扳法。

本实习的目的是掌握扳法的动作要领及应用方法。

【实习对象】

学生为主体相互配合。

【实习器材】

按摩床、按摩椅或方凳。

【实习步骤】

（一）操作方法

术者要一手固定住患者关节的近端，另一手作用于关节的远端，然后双手作相反方向或同一方向相互用力，使关节慢慢被动活动至有阻力时，再作一短促的、稍增大幅度的、有控制的、突发性的扳动。

1. 颈椎扳法

（1）**环枢关节扳法**：患者坐于低凳上，头稍后仰，术者站于患者侧方，一手拇指顶按住第二颈椎的棘突，另一手肘部托起患者的下颌部，手掌绕过对侧耳后，夹住其枕骨部，然后逐渐用力将颈椎向上拔伸。在拔伸的基础上，同时使颈椎旋转至有阻力的位置，随即作一个有控制的、稍增大幅度的快速扳动，顶按棘突的拇指同时协调用力下按。此时常可听到"喀喀"一声，并且术者拇指下有棘突的跳动感，表示手法成功。此法主要用于治疗寰枢关节半脱位。（图17-18）

（2）**颈椎斜扳法**：患者取坐位，头略前屈，颈部放松，术者站于其侧后方，用一手扶住其后脑部，另一手托起下颌部，两手协同动作，使头向患侧慢慢旋转，（即左侧病变，向左侧旋转；右侧病变向右侧旋转）。当旋转至一定幅度时（即有阻力时）稍为停顿片刻，随即用劲再作一个有控制的、稍增大幅度（约5°~10°）的快速扳动，此时也常可听到"咔嗒"的响声，一经扳动，随即松手。（图17-19）

（3）**颈椎卧位牵引扳法**：患者取仰卧位，术者站于其头前，一手在下托起患者头部，另一手托住患者下颌部，然后使患者头部缓慢旋向一侧，至极限位后，再做一个有控制的向上的牵引力扳动，常可听到"咔嗒"的响声。

（4）**颈椎坐位侧屈扳法**：患者取坐位，术者站于其侧后，用一手抱住患者头部，并靠近胸部，另一手按住患者对侧肩部，然后两手协调用力，缓缓将患者颈椎侧屈至极限位置（有阻力时）再复原，反复操作时5次左右。或术者站于其侧后方，用一手扶住患者头部侧面，另一手按住患者同侧的肩部，两手协同用力，使颈椎缓缓做向健侧侧旁运动，弯至有阻力时，再作一个稍增大幅度的，有控制的突发性的扳动，此时可听到"咔嗒"响声。

2. 胸椎扳法

（1）扩胸扳法：患者取坐位，令其双手十指交叉扣住，并抱住颈项部，术者站于其后，用一侧膝部顶住其背部，用双手掌托住患者两肘部，使患者身体缓缓地作前俯后仰被动动作数次后，在作后伸运动同时，再作扩胸扳动（数次后作挺胸后伸扳动）。（图 17-20）

（2）胸椎对抗复位法：患者取坐位，双手交叉扣置于脑后项部，身体略前倾，术者站于其后，用一侧膝部顶住患部，用双手从患者腰部伸入其上臂之前，前臂之后，并握住前臂下段，而后嘱患者作前俯后仰运动数次之后，在作后伸运动时，医生两手同时向上、向后牵拉，膝部同时将患椎向前，向下方顶按，上下协调动作，对抗用力，使其胸椎运动。

（3）整脊法：患者仰卧位，全身放松，两手交叉抱于胸前，术者站于患者右侧，一手从患者颈部下方穿过，另一手手掌平伸扶于患者背部脊柱，先将患者身体向上托起，再利用其自身重量向下放回，胸椎即会发出"咔嗒"响声，再向上移动垫于脊柱上的手掌，直至到达胸椎上端。

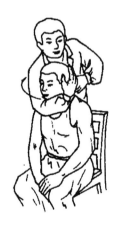 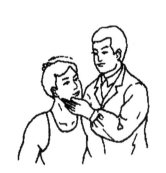 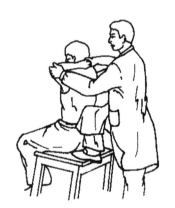

图 17-18　环枢关节扳法　　　　图 17-19　颈椎斜扳法　　　　图 17-20　扩胸扳法

3. 腰椎扳法

（1）直腰旋转扳法：患者取坐位，腰椎伸直，术者与其相对而立，用双腿夹住患者一侧下肢，一手抵住患者近术者侧的肩后部，另一手从患者另一侧腋下伸入，并抓住其肩前部，两手同时用力作相反方向扳动，使腰椎旋转到最大限度时，再作一个稍增大幅度、有控制的突发性扳动。（图 17-21）

（2）腰椎旋转定位扳法：患者取坐位，骑跨于治疗床上，或助手用双膝部夹住患者健侧的下肢，使骨盆相对固定，两手自然下垂或双手交叉相扣抱置于脑后颈项部。术者站于其侧后方，一手拇指按于需要扳动（偏歪）之棘突上，另一手从患侧腋下穿出并按住其颈项部（或抓住对侧肩部），然后嘱患者主动慢慢弯腰，当前屈至术者拇指指上感到棘突活动时，即稳住此体位，然后向患侧侧弯至一定幅度，使病变节段被限制在这个脊柱曲线的顶点上，接着再做脊柱的旋转运动，将患者腰部向患侧旋转至最大限度，此时，术者按于颈项部的手用力下压，肩肘部上抬，作一个稍增大幅度的、有控制的突发性扳动，同时拇指用力顶推棘突，常可听到"咔嗒"的响声，并且拇指下有棘突的跳动感，表示手法复位成功。（图17-22）

（3）腰椎斜扳法：患者取侧卧位，位于下面的腿自然伸直，上面的腿屈髋屈膝。术者面对患者而立，一手掌按住其肩前部，另一手用肘部或手掌抵住其臀部，而后双手协同用力，作相反方向的缓缓推动（即手掌用力）将肩部向后推动，肘部用力将臀部向前按压，使其腰椎被动扭转，当旋转至最大限度时（有阻力时），再作一个稍增大幅度的、有控制的突发性扳动，此时可听到"喀嗒"的响声，显示手法成功。（图17-23）

（4）腰椎后伸扳法：患者俯卧于床上，术者一手紧压患者腰部，另一手托住患者单侧或双侧下肢的膝部，缓缓提起，当腰椎后伸至最大限度时，两手协同用力，向相反方向扳动腰椎。（图17-24）

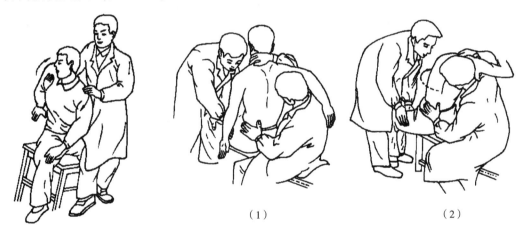

（1）　　　　　　　　　　　　　　　（2）

图17-21　直腰旋转扳法　　　　　图17-22　腰椎旋转定位扳法

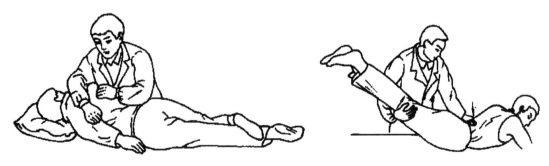

图17-23　腰椎斜扳法　　　　　图17-24　腰椎后伸扳法

4. 骶髂关节扳法

（1）强屈复位扳法：患者仰卧，两下肢自然伸直，术者站于患者患侧，用一手臂托住患者小腿后侧，另一手扶住患侧下肢的臀部外上侧，以固定髋关节。而后逐渐屈曲髋关节的和膝关节至最大限度，再将该下肢外展外旋，此时术者一手下按髂嵴，另一手抬肘，两手协同同时用力作屈髋伸膝动作，并嘱患者踝关节作自行蹬空动作。此法用于骶髂关节前脱位。

（2）后伸复位扳法：患者侧卧位，患侧在上，健侧在下，术者站于其后侧，一手托住患者大腿下端的前侧，另一手放于髂骨翼的背侧，向后牵拉大腿，使髋关节后伸，达最大阻力时，两手协同用力，一手向前推动髂骨翼，另一手向后牵拉扳动髂骨，使其向前旋转复位。此法治疗骶髂关节后脱位。

（3）骶髂关节后脱位扳法：患者侧卧，患侧在上，双手交叉抱于胸前，健侧下肢略屈髋，使腰椎处于中立位，患侧下肢屈膝屈髋，足跟搁置于健侧下肢的腘窝部，使骨盆与床面成垂直状。术者一手按于患者肩部，另一手用掌根抵住患侧髂后上棘，在患者全身放松情况下，作脊柱扭转运动至最大限度时，两手协同用力，按肩之手稳定身体，同时按于髂后上棘之手作一个有控制的、突发性的、向前（患肢股骨纵轴方向）推压扳运动，即可复位。

5. 肩关节扳法

（1）肩关节外展扳法：患者取坐位，肩关节放松，术者站于患肩前面或者后侧。一手掌按住其肩部为支点，另一手握住其肘部（或者用前臂托住患肢的肘部），作患肩外展运动，至90°时，两手协同用力，一按一提，作肩关节外展扳法。

（2）肩关节内收扳法：患者取坐位，屈肘关节将患肢放于胸前，术者站于其后侧，紧靠其背部稳住其身体，用自己与患者患肩同侧的手扶住患肩，另一手托住患肢的肘部作肩关节内收至有阻力时，两手同时运动作肩关节内收扳动。

（3）肩关节后伸扳法：患者取坐位，患肢自然下垂放松，术者站于其侧方，用自己与患肩同侧的手扶住患肩，另一手握住其腕部，使患肢后伸、屈肘，手背贴于背部缓缓上提至最大限度时，而后沿脊柱向上扳动。

6. 肘关节扳法

患者取坐位，上肢放松，术者站于其侧后方，用一手扶住肘关节后上方，另一手握住其腕部，反复伸屈肘关节运动，至肘关节伸直至最大限度时，两手同时均匀，作相反方向运动扳动肘部。

7. 腕关节扳法

患者取坐位，术者站于其前方，一手握住患者前臂的下端，另一手握住其手掌部，先将腕关节拔伸，在拔伸的基础上再作腕关节的屈伸扳法，或左右侧屈扳法。

8. 踝关节扳法

患者取仰卧位，术者站于患者足跟后方，一手托住其足跟部，另一手握住其跖趾部，先作拔伸，在此基础上再作踝关节的屈伸扳法以及内、外翻扳法。

（二）动作要领

1. 顺应关节的生理功能。

2. 扳法是一个有控制有限度的被动运动，要分阶段进行，即先使要扳的关节极度伸展或旋转，在此基础上再作一个突发性的，稍增大幅度的，有控制的扳动。

3. 突发性扳动的动作要干脆利落，用力要短暂、迅速，发力要快，时机要准，力度适当，收力及时。

4. 扳时不强求关节弹响。

（三）临床应用

扳法具有舒筋活络、滑利关节、松解粘连、整复错缝等功效，适用于脊柱以及四肢关节等处。常用以治疗四肢关节、运动功能障碍，以及脊椎小关节错位等病症。

【注意事项】

1. 操作时，不能超出或违反关节的生理功能范围，忌强拉硬扳，急躁从事。

2. 不能强求关节的弹响声，在颈椎和腰椎应用扳法时，可闻及响声。但由于疾病性质不同，在实际操作中若不能获得这种响声，不要勉强从事，以免使用暴力蛮力，造成不必要的扭伤，带来不良后果。

【思考题】

1. 什么叫扳法？

2. 扳法动作要领是什么？有何临床作用？

第十九节　拔伸法

【实习目的】

属于运动关节类手法，一手固定关节一端，另一手作对抗性牵引用力，或以自身体重固定一点，两手握住关节远端，徐徐用力，使关节牵拉伸展，达到整复错缝的作用，称为拔伸法。

本实习的目的是掌握拔伸法的动作要领及应用方法。

【实习对象】

学生为主体相互配合。

【实习器材】

按摩床、按摩椅或方凳。

【实习步骤】

（一）操作方法

术者手握患者关节的远端，沿患肢纵轴方向牵拉、拔伸，或者术者用手分别握住患肢关节的两端，向相反方向用力拔伸、牵引。

1. 颈椎拔伸法

（1）坐位：患者取坐位，头呈中立位或稍前倾位，术者站于患者后方或侧方，一手拇指食指托住患者枕部，一手肘弯部托住患者下颏，两部同时逐渐用力向上拔伸。（图 17-25）

（2）仰卧位：患者取仰卧位，颈部放松，术者站于其头顶部，一手托其枕部，另一手托住其下颏部，然后两手同时运动，向后牵拉颈部。

2. 肩关节拔伸法

患者坐于低凳上，患肢放松，术者站于其侧面方，双手握住其腕部，慢慢向上作上举运动，至最大限度时，作持续性向上牵拉肩部运动。（图 17-26）

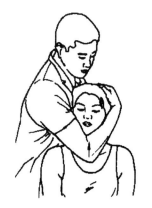

图 17-25　坐位颈椎拔伸法

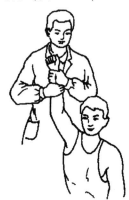

图 17-26　肩关节拔伸法

3. 腕关节拔伸法

患者取坐位，术者与患者对面而坐（或站），用双手握住患肢掌部，逐渐用力拔伸，并嘱患者身体向另一侧倾斜，形成对抗用力。或术者一手握住患者前臂下端，另一手握住其手掌部，两手同时向相反方向用劲，逐渐牵拉拔伸腕部。

4. 指间关节拔伸法和掌指关节拔伸法

术者一手握住患者腕部或手掌部，另一手捏住患者手指，两手同时用力作相反方向拔伸运动（掌指关节拔伸）。或术者一手捏住手指近侧指骨，另一手捏住患者同一手指的远侧的指骨，两手同时用力向相反方向拔伸指间关节。

5. 肘关节拔伸法

患者取坐位，上肢放松，术者用一手固定肘关节的近端，另一手握前臂远端，先作前臂的外旋，而后逐渐加力拔伸肘部，同时嘱患者身体向对侧倾斜对抗，或助手用双手固定上臂对抗。

6. 腰椎拔伸法

患者取俯卧位，双手用力抓住床头，或者患者取仰卧位，助手用双手抓其腋下，以固定患者的身体。术者站于其足后，用双手分别握住两踝关节上部，逐渐用力向后牵拉，如此持续牵拉 1~2 分钟。（图 17-27）

7. 髋关节拔伸法

患者仰卧位，双手抓住床边，或由助手固定骨盆。术者双手握住患肢的踝部或用腋下夹住踝关节平面以上部位，并屈肘用前臂托住小腿后侧，握住对侧手臂下 1/3 处，另一手扶住患肢膝上部位，逐渐用力向后拔伸髋关节。

8. 膝关节拔伸法

患者俯卧位，患肢屈曲 90°，术者站于患侧，用一侧膝部按住大腿后侧下端，用双手握其踝部，向上拔伸膝关节。或患者下肢自然伸直，助手双手（或用肘部）抱住患侧大腿远端，术者双手握住小腿，两手协调用力，向相反方向持续拔伸。

9. 踝关节拔伸法

患者取仰卧位，术者用一手托住患肢足跟部或握住小腿部，另一手握住患肢的五趾端，两手同时运动向后用力，逐渐牵拉、拔伸踝关节。（图 17-28）

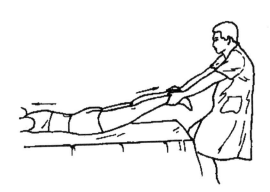

图 17-27　腰椎拔伸法

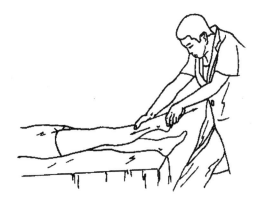

图 17-28　踝关节拔伸法

（二）动作要领

1. 动作要平稳而柔和。
2. 用力要均匀而持续，力量由小到大逐渐增加。
3. 拔伸的力量和方向以患者的关节生理的活动范围或耐受程度而定。

（三）临床应用

本法具有整复关节、肌腱错位，解除关节间隙软组织的嵌顿，松解软组织粘连、挛缩等作用，运用于颈椎、腰椎以及四肢关节。多用于治疗四肢关节伤筋、错位、脱臼以及颈、腰椎关节、椎间盘的病变。

【注意事项】

1. 拔伸时不可突发性的猛力牵拉。
2. 要根据不同的部位和病情，适当控制拔伸力量和方向，防止造成不良后果。

【思考题】

1. 什么叫拔伸法？

2. 拔伸法动作要领是什么？

3. 拔伸法有何临床作用？

第二十节　背　法

【实习目的】

将患者反背起后进行一系列技巧性动作以治疗脊柱病变的一种手法，称为背法。
本实习的目的是掌握背法的动作要领及应用方法。

【实习对象】

学生为主体相互配合。

【实习器材】

按摩床、按摩椅。

【实习步骤】

（一）操作方法

术者和患者背靠背站立，双足分开与肩部等宽，用两肘部套住患者的肘弯部，然后
弯腰屈膝，将患者反背起使其双脚离地，臀部抵住腰部，利用患者自身重力，牵伸腰部
片刻，作左右摆动，使患者腰部及下肢也随之作左右摆动（使错位的小关节和痉挛的肌
肉得以松动），然后伸膝挺臀，使患者腰部达到牵伸抖动的作用。（图17-29）

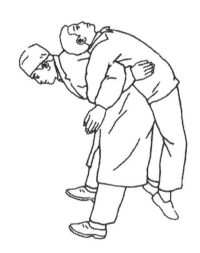

图17-29　背法

（二）动作要领

1. 臀部顶住患者腰部。

2. 左右摆动和伸膝挺臀动作要相互协调，顺序操作，一气呵成。

3. 让患者头颈部靠在术者背部，呼吸自然。

4. 放下患者时，要先使患者两足先着地，再以两手扶其大腿慢慢放下。

（三）临床应用

背法是一种技巧性较强的手法，具有理筋正骨的作用，适宜于胸腰部的损伤，本法可使胸肋关节和腰椎关节起到牵伸作用，同时配合上下振动，左右摇动等动作，使两侧肌肉过伸，解除肌肉痉挛，促使扭错的腰椎小关节复位。临床上对胸胁迸伤、岔气、急性腰扭伤、腰椎小关节紊乱和腰椎间盘突出症等均有一定的效果。

【注意事项】

1. 患者肌肉要放松，不可紧张、屏气。

2. 若患者身材高大，术者可站在踏板上操作，使患者两脚离地，以保证操作顺利进行。

【思考题】

1. 什么叫背法？

2. 背法动作要领是什么？

3. 背法临床如何应用？